증례 중심의

얼라이너 교정 필수 포인트

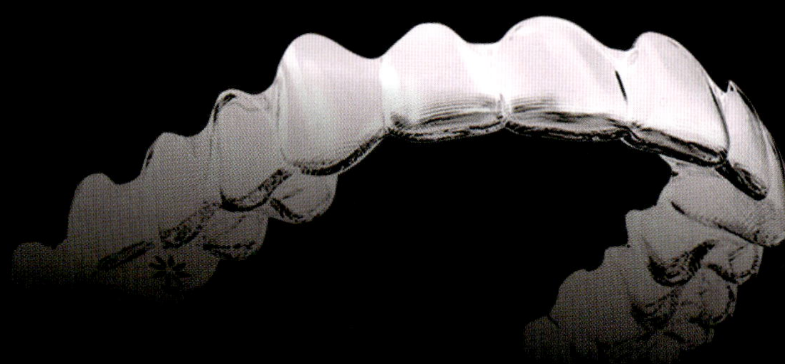

증례 중심의

얼라이너 교정 필수 포인트

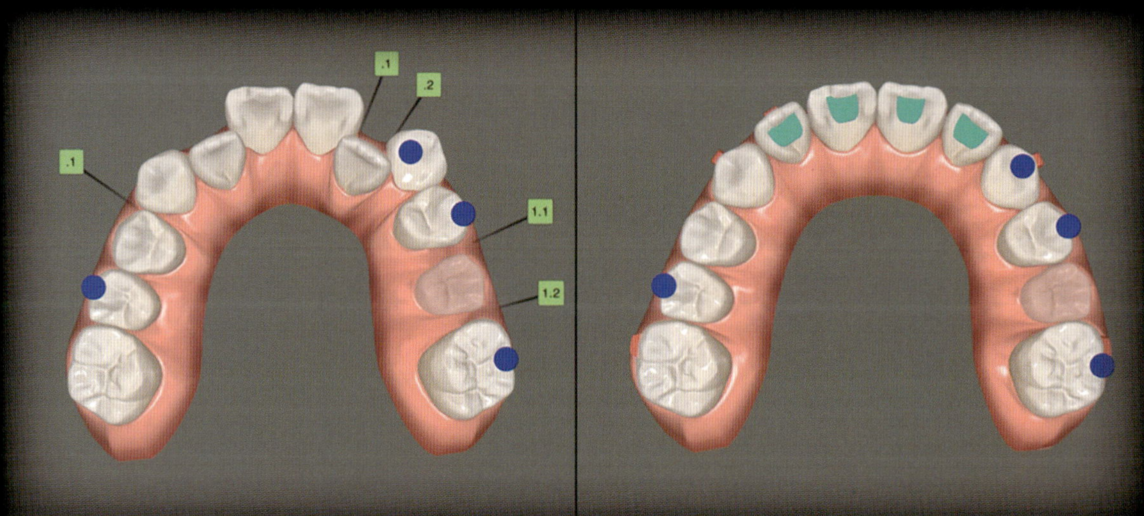

Yasukouchi Kouji (安河内康史) 저

최 형 주 역

나래출판사

Narae Publishing, Inc.

SK V1 Tower 1507
Younmujang 5 gagil 25, Sungdong-gu,
Seoul 04782, Korea
TEL: +82-2-922-7080
FAX: +82-2-922-0841
E-mail: nrpub@naver.com
Website: www.nrbooks.kr

GP がアライナー矯正を行うときに外せないポイントをやさしく症例に沿って解説した本
安河内康史 著
医歯薬出版株式会社 (東京), 2024.

This book was originally published in Japanese under the title of:
GP Ga Araina Kyosei Wo Okonau Toki Ni Hazusenai Pointo Wo Yasashiku
Syorei Ni Sotte Kaisetsu Shita Hon
(Aligner Orthodontics for General Practitioners: Essential Techniques with Case Studies)
by Yasukouchi, Kouji
© 2024 1st ed.
ISHIYAKU PUBLISHERS, INC.
7-10, Honkomagome 1 chome, Bunkyo-ku,
Tokyo 113-8612, Japan

증례 중심의 **얼라이너 교정** 필수 포인트

발행일	2025년 10월 5일
저자	Yasukouchi Kouji
역자	최형주
발행인	최용원
편집디자인	이유미
표지디자인	이유미
교정·교열	한인수
발행처	**나래출판사** (등록 제2012-000051호/1994.6.10)
주소	서울시 성동구 연무장 5가길 25, 성수역 SK V1 Tower 1507호
전화	(02) 922-7080
팩스	(02) 922-0841
이메일	nrpub@naver.com
홈페이지	www.nrbooks.kr

ISBN 979-11-7133-194-9

정가 80,000원

Printed in Korea

증례 중심의

얼라이너 교정 필수 포인트

저자 약력

Yasukouchi Kouji (安河内 康史)
야스코우치치과의원 원장

1996년 규슈대학 치학부 졸업
1996~2001년 규슈대학 치학부 제2구강외과
2001년 야스코우치치과의원 근무
2011년~ 야스코우치치과의원 원장

소속 스터디그룹

PABC
FLAT

소속학회

일본구강외과학회
일본치주병학회
일본현미경치과학회
일본디지털교정치과학회
일본임상치과 CADCAM학회
일본얼라이너교정치과연구회

감사의 글

『증례 중심의 얼라이너 교정 필수 포인트』를 읽어주셔서 정말 감사드립니다. 본서를 완성하기까지 많은 분들이 지원 및 협력해주신 것에 대하여 진심으로 감사의 말씀을 드립니다.

우선 본서를 집필하는 데 있어서 전문적인 지식과 풍부한 경험을 전해주신 선생님들과, ALIGNER RADIO 선생님들을 비롯한 많은 교정의 선생님들께 깊은 감사의 뜻을 표합니다. 이 귀중한 조언과 선진적인 지견이 본서의 내용을 더욱 실천적이게 하여 GP의 임상 현장에 도움이 되었다고 생각합니다.

또한, 본서의 기획 단계부터 출판에 이르기까지 끊임없이 도와주신 의치약출판사 여러분들께도 깊은 감사의 말씀을 드립니다. 특히 편집자인 Matsuzaki Kazu-masa 님은 거듭된 교정 작업과 자세한 내용 조사에 많이 힘써 주셨습니다. 그러한 협력이 없었다면 본서가 이러한 형태로 만들어질 수 없었을 것입니다.

그리고 매일의 진료 업무 도중에 본서의 집필을 도와주신 야스코우치치과의원 직원 여러분께도 감사의 뜻을 표합니다. 여러분의 이해와 협력, 그리고 무엇보다 매일의 훌륭한 업무가 없었다면 이 책은 완성되지 못했을 것입니다.

마지막으로 스터디그룹 PABC에서 18년이 넘는 연구와 배움의 기회를 계속해서 제공해주신 덕분에 이 책을 완성할 수 있었습니다. 대표 Ando Shun 선생님을 비롯한 회원 여러분께도 진심으로 감사드립니다.

본서가 일반 치과의사 여러분이 얼라이너 교정을 도입 및 적용할 때 도움이 되어 많은 환자분들의 미소를 만드는 데 공헌할 수 있게 되기를 진심으로 바랍니다.

야스코우치치과의원
Dr. Yasukouchi Kouji

역자 약력

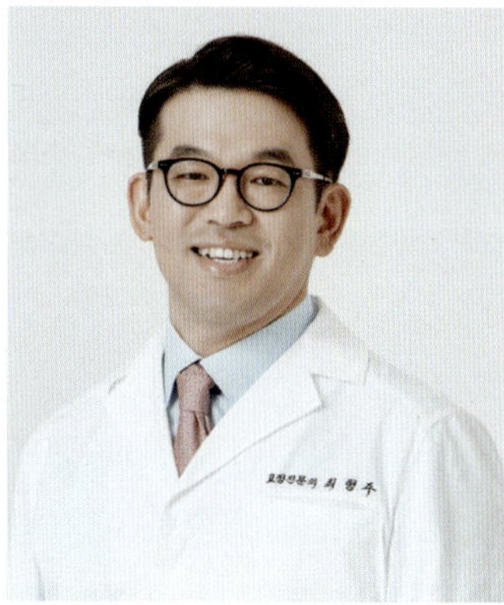

최 형 주 (HyungJoo Choi)

서울대학교 치과대학 졸업
서울대학교 치의학대학원 박사
서울대학교 치과병원 교정과 수련 및 치과교정과 전문의
미국 UCLA 치과병원 교정과 펠로우
인비절라인 팩컬티
서울대학교 치과대학 외래 교원
서울바른치과교정과치과의원 원장

Graduated from the School of Dentistry at Seoul National University
PhD at the School of Dentistry, Seoul National University
Orthodontic Specialty Certification at Seoul National University Dental Hospital
Fellow Doctor in Orthodontics at UCLA in the US

Adjunctive Professor at Seoul National University
Seoul Barun Orthodontic Clinic

역자 서문

얼라이너 교정은 더 이상 의심의 대상이 아닙니다. 한동안 치과의사와 환자들은 얼라이너를 극히 제한된 경우에만 사용하며 종합적 치료에는 부적절하다고 여겨 왔습니다. 그러나 디지털 시스템의 비약적 발전, 재료의 개선, 임상 경험의 축적을 통해 효과가 충분히 입증되었고 지금도 진화하고 있습니다. 이제 우리의 질문은 "가능한가?"에서 "어떻게 하면 더 효율적이고 안전하게 치료할 것인가?"로 옮겨갔습니다.

지금 투명교정에 관심을 갖고 진료에 적용하려는 선생님들께 가장 큰 고민은 "어떻게 안전하고 예측 가능하게 첫걸음을 뗄 것인가?"일 것입니다. 이 책은 바로 그 첫걸음을 위한 실전형 입문서입니다. 진단 – 계획 – 스테이징 – 평가 – 리파인의 임상 흐름을 차근차근 정리해, 초심자도 곧바로 적용할 수 있도록 구성했습니다.

이 책의 강점은 케이스마다 강조하는 체크리스트, 실패를 줄이는 디테일, 그리고 솔직한 증례 평가입니다. 예컨대 초기 치료 계획의 명확화, 라운드 트립 최소화, 불필요한 구치 정출 억제, 정중선 관리 등은 초보자와 일반 치과의사가 가장 먼저 체득해야 할 안전장치들입니다. 그 결과 "무엇을 먼저 보고, 무엇을 건드리지 말아야 하는지"가 명확해집니다. 임상에서 중요한 것은 많이 움직이는 것이 아니라 안전하게, 필요한 만큼만 움직이는 것입니다. 또한 이 책은 계획대로 진행되지 않은 증례도 숨김없이 제시해 독자가 반면교사로 삼을 수 있게 합니다.

이 한국어판이 초심자에게는 첫 성공을, 개원가 선생님들께는 지속 가능한 표준을 확립하는 데 도움이 되길 바랍니다. 환자에게 더 나은 결과를, 술자에게는 더 큰 확신을 주는 것이 이 번역의 목표였습니다.

2025년 8월
서울바른치과교정과치과의원
최 형 주

목차

본서의 부록 동영상 이용에 대하여

아래의 URL 또는 QR 코드를 스캔하여 웹페이지에 접속해주세요. 페이지 상의 항목을 클릭/탭하면 동영상을 시청할 수 있습니다.

http://www.ishiyaku.co.jp/ebooks/447270/

또한 본문에 표시되어 있는 QR 코드를 스캔하여 해당 동영상을 직접 재생할 수 있습니다.

[동작 환경]
Windows 10 이상의 Microsoft Edge, Google Chrome 최신 버전
macOS 12 이상의 Safari 최신 버전
Android 11.0 이상의 Google Chrome 최신 버전
iOS/iPadOS 15 이상의 Safari 최신 버전

◆ 주의사항

- 고객이 부담하는 통신요금에 대하여 충분히 이해하고 나서 이용해주세요.
- 본 콘텐츠를 무단으로 복제, 상영, 공중 송신(송신 가능화 포함), 번역 및 번안하는 것은 법률로 금지되어 있습니다.

Chapter 0

얼라이너 교정치료의 로드맵

환자 내원 및 초진 컨설팅

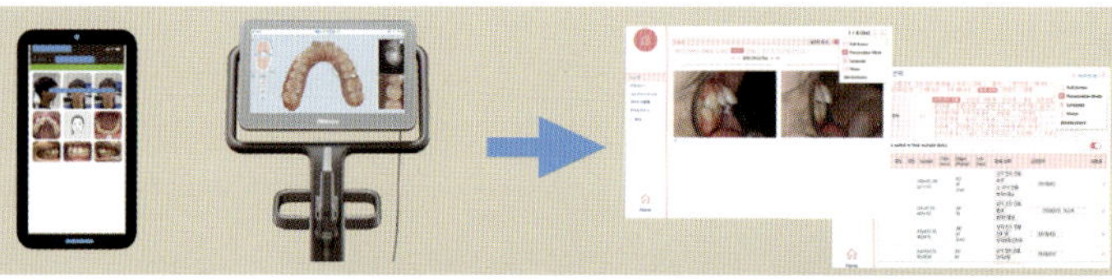

교정 검사

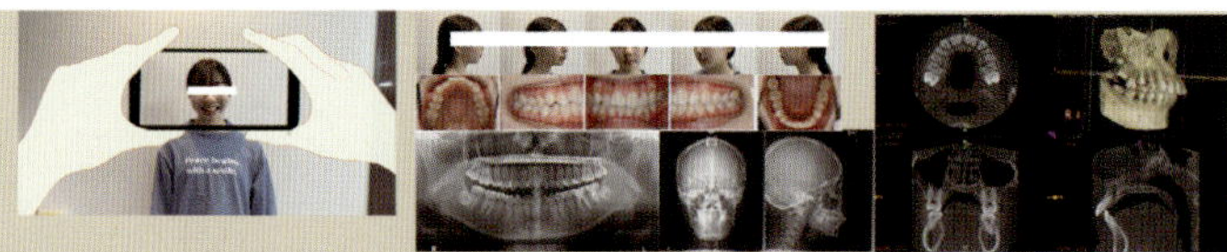

증례 제출

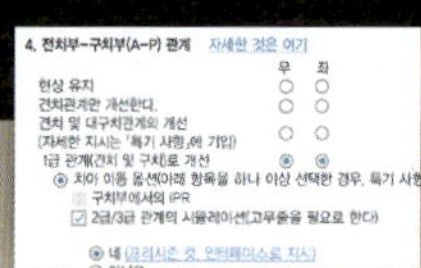

- 증례 자료 제출
- ClinCheck 생성을 위한 텍스트 입력

ClinCheck 수정

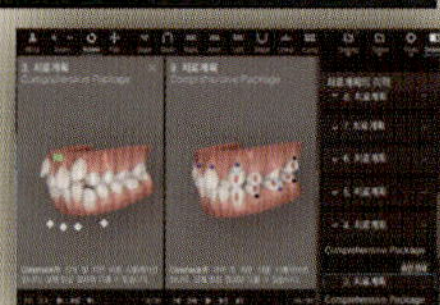

- 최종 위치의 조정 및 결정
- 이동계획의 조정 및 결정
- 어태치먼트의 조정 및 결정

2nd 치료계획 및 발주

- ClinCheck 6.0을 사용하여 설명

얼라이너 장착

- 발치
- 어태치먼트(attachment) 장착

치료 관리

- OrthoComm
- Progress accessment

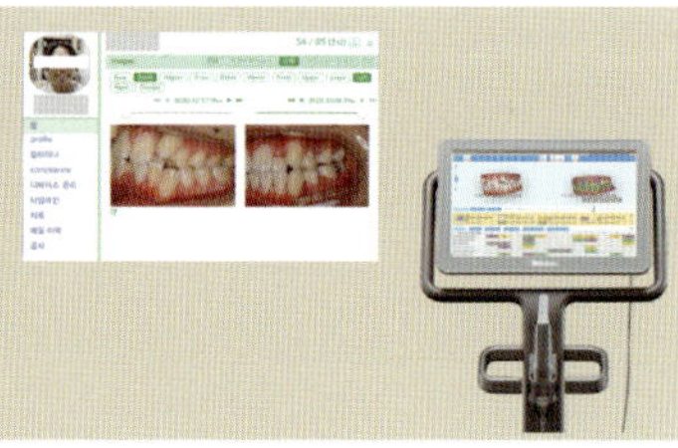

환자 내원 및 초진 컨설팅

2023년경부터 성인교정 상담으로 내원하는 신규 환자의 대부분이 얼라이너 교정에 대해 궁금해하고 있다. 물론 본원이 브라켓 교정을 거의 하고 있지 않기 때문이기도 하지만, 확실히 환자들이 갖고 있는 인식이 달라진 것 같다. 주위에서 얼라이너 교정을 하고 있는 사람을 보았기 때문일 것이다.

그에 따라 교정의 초진 컨설팅 방법도 달라졌다. 2022년 정도까지는 iTero+ClinCheck 5.0을 통해 간단히 치료 결과를 자동으로 보여주는 것으로 관심을 끌었는데, 최근에는 별로 필요로 하지 않는 것 같다. 자신의 치열이 얼라이너 치료로 교정 가능한지, 실제로 하게 되었을 때의 통원 빈도나 사용 시간 등 보다 구체적인 내용을 묻는 일이 많아졌다. 예약에 빈자리가 있으면 초진 시부터 교정 검사까지 하는 일도 증가했다. 따라서 증례를 통해 축적된 경험치를 이야기하기 위한 OrthoComm 같은 관리 애플리케이션이 필수가 되었다.

현재 얼라이너 교정은, 임플란트 치료가 결손 보철의 표준인 것처럼 교정치료의 표준이 된 것같다. 구강 내 스캐너 및 CBCT와 GP의 필수 아이템은 증가하였고, 치과의료의 진화 속도는 빨라지고 있다.

【교정환자 관리 소프트웨어 및 OrthoComm】

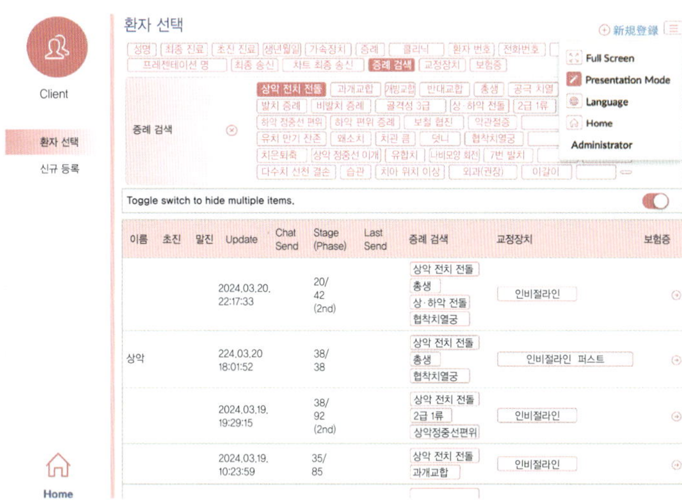

자신이 설명하기 쉬운 키워드로 정렬(검색)할 수 있어 치료 전/후나 치료경과를 바로 설명할 수 있다.

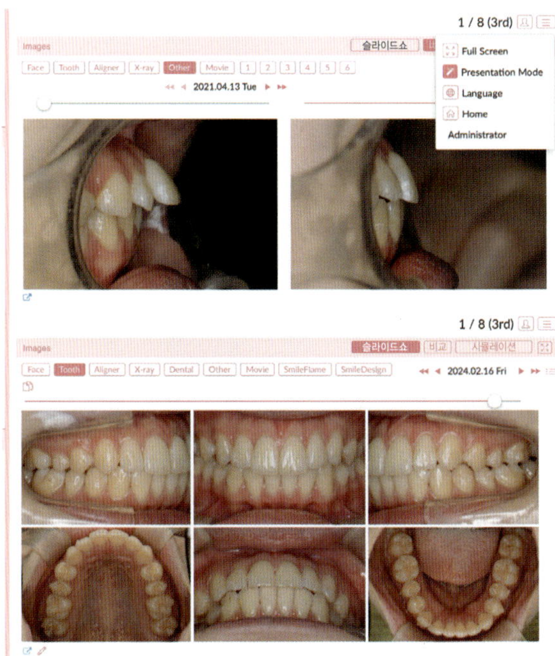

교정치료 전용 환자관리 애플리케이션이 있어 GP이긴 하지만 교정치료에 진심으로 임하고 있는 자세를 보여줄 수 있다.

증례 제출

제조사에 주문하여 얼라이너를 만드는 시스템의 필두인 인비절라인은 제조사의 지시에 따라 증례의 자료를 제출하는 것으로부터 시작한다. 다른 제조사에서도 제출 방법, 사용감 등은 다소 차이가 있지만, 치아 이동 시뮬레이션을 만들 수 있는 자료를 제출하여 소프트웨어를 사용할 수 있게 된다.

인비절라인(성인)의 경우는 아래 체크 포인트로 치료 방침의 개요를 결정하고 상세한 지시 사항은 「11. 특기 사항」에 텍스트 입력한다. 언뜻 보기에 이 작업이 귀찮아 보이지만 얼라이너 교정의 경험이 적을 때는 증례와 치료계획을 정리할 수 있는 좋은 방법이라 생각된다. 또한, 경험이 쌓이면 몇 분 안에 끝낼 수 있다.

본원에서는 1~3개의 모니터에 교정 검사로 채득한 데이터를 영사하여, 이 체크 항목에 따라 교정 검사의 진단을 이미지화 한다. 방사선사진 및 CBCT 데이터는 한번 내보내기(export)하여 파일 형식을 정리하는 것이 필요하지만, 사진은 모두 「사진」 애플리케이션에서 drag & drop 할 수 있어 편리하다.

Digital dentistry는 편리하게 자료를 꺼내는 것과 저장 관리도 중요 포인트이므로, 이 방법도 비용이 들지 않고 직원이 관리하기 쉬운 방법의 하나로서 참고하면 좋을 것이다.

【증례 제출 시의 선택 항목/인비절라인】

1. 대상이 되는 치열궁(양악인지 상·하악 중 하나인지 선택)
2. 치아 이동의 제한[예를 들어 브릿지, 골성 유착, 임플란트 등]
3. 어태치먼트
4. 전치부-구치부(A-P) 관계
5. 수평피개
6. 수직피개
7. 바이트램프(bite ramp, 얼라이너에 들어가는 상악 절치 설측면의 돌기물)
8. 정중선선
9. 구치부의 반대교합 개선(해당하는 경우)
10. 공간과 총생(arch length, discrepancy)
11. 특기 사항

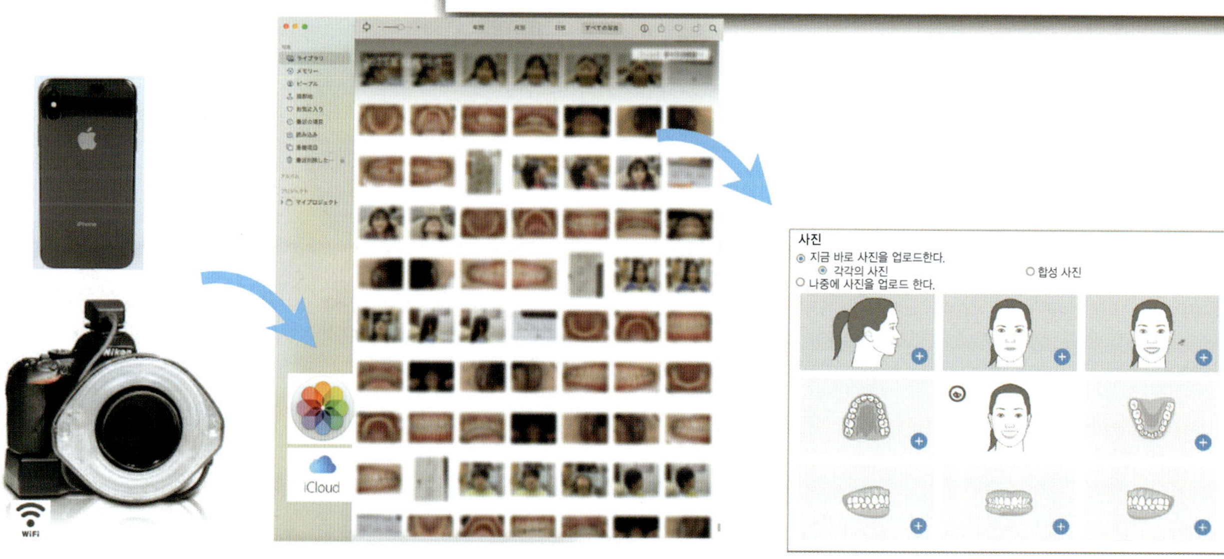

인비절라인 증례 자료의 제출은 물론, ClinCheck 생성을 위한 텍스트 입력 1~11(성인의 경우)을 한다.

교정 검사 후 재빨리 제출하는 것도 포인트지만, 자료를 신속하게 분석하여 치료계획의 개요를 머릿속에 떠올리는 것이 중요하다. 나는 모니터에 모두 띄워놓고 진행하고 있다.

머릿속에 떠올릴 수 있으면 체크는 5분이면 가능하다. 체크 항목을 재빨리 완료하여 「특기사항」에 정확한 지시 코멘트(프롬프트)를 할 수 있으면 실제 ClinCheck 생성을 보다 효율적으로 완성할 수 있다.

이 체크 항목에 따라 교정 검사 진단을 머릿속에 떠올려 나가는 것이 효율적일 수 있다.

2. 치아 이동의 제한[예를 들면 브릿지, 골성 유착, 임플란트 등]
- ◉ 없음(전체 치아의 이동)
- ○ 이 치아들을 이동하지 않는다.

	8	7	6	5	4	3	2	1	1	2	3	4	5	6	7	8	
우	8	7	6	5	4	3	2	1	1	2	3	4	5	6	7	8	좌

선생님은 방사선사진 및 기타 진단 기록 전체를 준비하고, 진단의 책임을 진다.

3. 어태치먼트(어태치먼트 설치 지시는 치료 방침을 참조)
- ◉ 필요에 따라 어태치먼트를 설치한다.
- ○ 이들 치아에는 어태치먼트를 설치하지 않는다.
  - ☐ 전체 치아를 선택

	8	7	6	5	4	3	2	1	1	2	3	4	5	6	7	8	
우	8	7	6	5	4	3	2	1	1	2	3	4	5	6	7	8	좌

7. 바이트램프(얼라이너에 끼워진 상악 절치 설측면의 돌기물) 자세한 것은 여기
- ○ 하악 절치의 압하가 1.5mm 이상인 경우, 자동적으로 프리시즌 바이트램프를 설치한다.
- ◉ 아래의 상악 전치 설측에 바이트램프를 설치한다.
  - ◉ 절치
    - 주석: 상악 전치의 압하 기능(pressure area)이 설치되는 경우 바이트램프가 우선된다.
    - ☑ 중절치
    - ☑ 측절치
  - ○ 견치
- ○ 없음

※증례에 따라서는 과도한 수평피개로 인해 바이트램프를 설치할 수 없는 경우가 있다.

4. 전치부-구치부(A-P) 관계 자세한 것은 여기

	우	좌
현상 유지	○	○
견치관계만 개선한다.	○	○
견치 및 대구치관계의 개선 (자세한 지시는 「특기 사항」에 기입)	○	○
1급 관계(견치 및 구치)로 개선	◉	◉

- ◉ 치아 이동 옵션(아래 항목을 하나 이상 선택한 경우, 특기 사항에 양과 순서를 제시하세요)
  - ☐ 구치부에서의 IPR
  - ☑ 2급/3급 관계의 시뮬레이션(고무줄을 필요로 한다)
    - ◉ 네 (프리시즌 컷, 인터페이스로 지시)
    - ○ 아니오
  - ☐ 순차적인 원심이동
    - 프리시즌 컷: 얼라이너의 강도나 내구성을 손상시키는 경우가 있다.
    - ○ 네(치료방침 또는 ClinCheck 치료계획의 확인 시에 기입)
    - ○ 아니오
- ○ 하악 전치 유도(MA)(하악 전방유도 스테이지에서는 치료 방침 적용이 제한된다)
  - 얼라이너를 양호하게 유지하고 최적의 효과를 얻기 위해서는 하악 전방유도 시작 시에 제1대구치의 존재가 필요하다. 드물게 치열궁의 공간이나 치관장 등 몇 가지 요인이 겹쳐 하악 전방유도 기능을 설치할 수 없는 경우가 있다. 자세히 알아보기
- ○ 악교정 외과용 시뮬레이션
  - A-P(전후적) 관계의 개선을 위한 발치는 「공간과 총생」 항목 내 「발치」란의 그림을 사용하 여 지시해주세요.

5. 수평피개
- ◉ 배열 후 수평피개를 표시
- ○ 수평피개 유지(IPR이 필요할 수 있음)
- ○ 수평피개를 IPR로 개선

6. 수직피개
- ○ 배열 후의 수직피개를 나타낸다.
- ○ 수직피개를 유지한다(IPR이 필요한 경우가 있다).
- ○ 수직피개를 개선
  - ☐ 상악
    - ☐ 전치부를 정출
    - ☐ 구치부를 압하
  - ☐ 하악
    - ☐ 전치부를 정출
    - ☐ 구치부를 압하
  - ☐ 기타(외과적 악교정 시뮬레이션 등)는 특기 사항에서 자세히 적어주세요.
- ◉ 과개교합을 개선
  - ☑ 상악
    - ☑ 전치부를 압하
    - ☑ 구치부를 정출
  - ☑ 하악
    - ☐ 전치부를 압하
    - ☑ 구치부를 정출
  - ☐ 기타(외과적 악교정 시뮬레이션 등)는 특기 사항에서 자세히 적어주세요.

8. 정중선
- ◉ 배열 후의 정중선을 확인
- ○ 정중선을 유지(IPR이 필요한 경우가 있다)
- ○ 정중선을 IPR로 개선한다.
  - ☐ 상악
    - 오른쪽으로 이동
    - 왼쪽으로 이동
  - ☐ 하악
    - 오른쪽으로 이동
    - 왼쪽으로 이동

9. 구치부의 반대교합(해당하는 경우)
- ○ 개선하지 않는다.
- ◉ 개선한다.

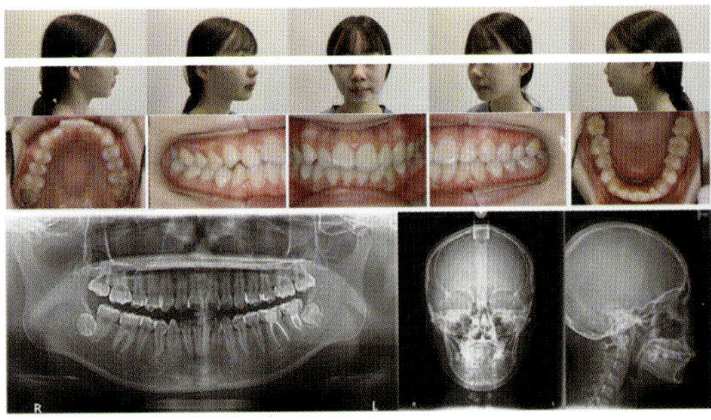
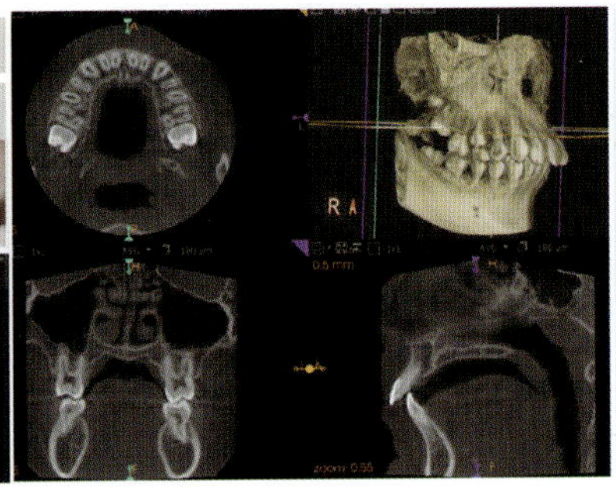
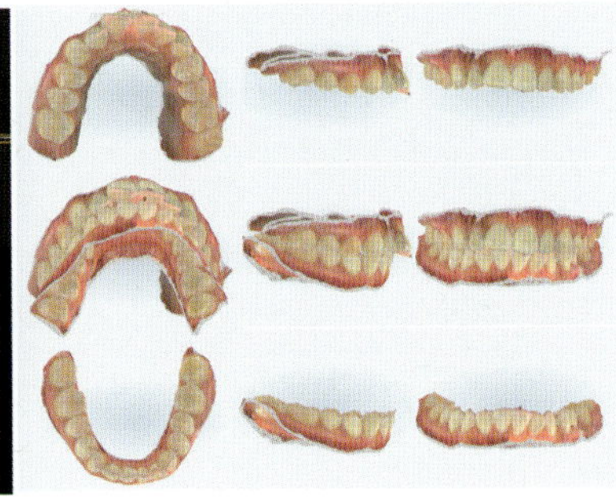

「특기사항」이 특히 중요하여, 어떻게 정리하여 조목별로 텍스트화할 수 있는지가 열쇠가 된다. ChatGPT 등의 생성계 AI와 구조는 같다.

① 수직피개, 수평피개
② 상악 전치의 3차원적 위치
③ 하악의 중앙선은 치아의 이동을 할지, bite jump를 이용할지
④ 고무줄을 이용할지
⑤ 대략적인 이동계획(한 치아 단위 이동/순차 이동/일괄 이동)을 기입하는 것을 추천한다.

11. 특기 사항

기입 예

상악

수직피개 1.5mm, 수평피개 1.5mm으로 해주세요.
상악 정중선은 1.0mm 왼쪽으로 이동해주세요.
상악은 제2대구치로부터 한 치아 단위의 원심이동을 해주세요. 제2대구치가 2mm 원심이동 종료 후에 제1대구치의 이동을 시작해주세요.

하악

하악 정중선은 0.5mm만큼 왼쪽으로 치아를 이동해주세요. 그 후에 bite jump로 상악 정중선을 맞춰주세요.
상악 제2대구치의 이동에 맞추어 하악 제2대구치를 이동시켜주세요.

현재 인비절라인에서는 이러한 코멘트를 영어로 번역해 해외 엔지니어에게 전달하는 경우와, 국내 기공사가 그대로 받아서 ClinCheck를 생성하는 경우의 두 종류가 있다. 영어로 번역해도 알기 쉽도록 짧은 문장을 항목별로 쓰는 것이 좋다. 앞으로는 AI가 이해하기 쉬운 지시 코멘트(프롬프트)가 포인트가 될 수 있으므로, 이러한 소프트웨어에 익숙해지는 것도 앞으로의 치과에서 중요한 스킬 중 하나라고 생각한다. 스마트폰을 사용할 수 없는 것과 마찬가지로, 디지털을 사용할 수 없으면 돈이 드는 시대다.

ClinCheck 수정

인비절라인의 경우는 교정의의 지시에 따라 제조사가 초기 치료계획을 생성한 뒤 ClinCheck 프로 6.0을 사용하여 최종 위치와 이동계획을 교정의가 수정하고 결정한다.

현재 상태에서 치아의 위치는 주로 「3D 컨트롤」, 이동계획은 「지시 코멘트(프롬프트)」로 실시한다. 전자에서 치아의 위치를 의사가 결정하고, 후자에서 이동계획(스테이징)을 수정하는 느낌이다. 증례 제출의 지시 코멘트에 따라서도 다를 수 있지만, 본원에서 제조사가 생성한 치료계획 1을 그대로 사용한 것은 이동이 적은 몇몇 증례로 제한되므로 「술자의 체크」에서 치료계획의 차이가 생긴다.

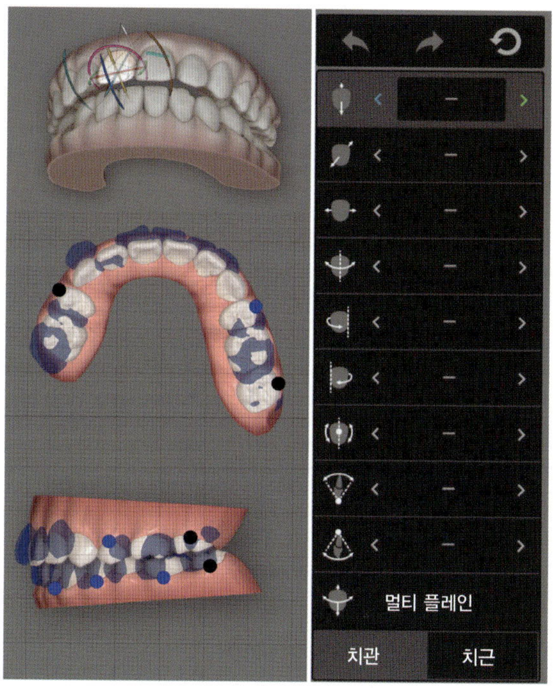

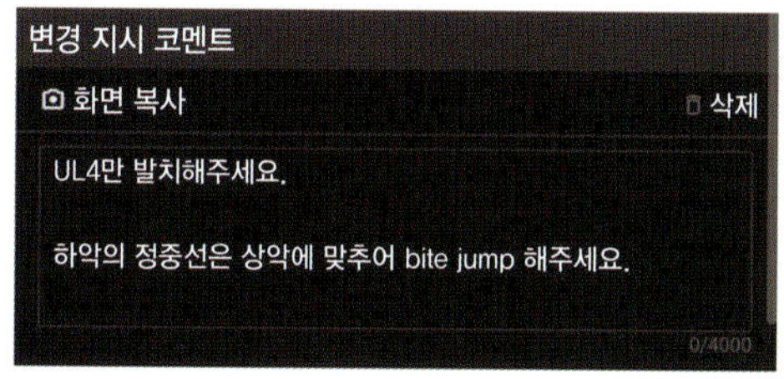

동영상 0

동영상 1

1툴바

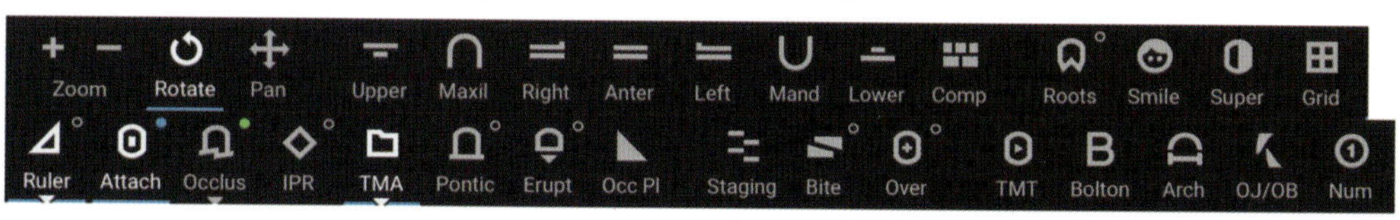

툴바가 많아 한번 보고는 알기 어려울 수 있지만, 이러한 기능은 교정치료 뿐 아니라 앞으로의 디지털 의료에서 빼놓을 수 없는 것이 될 것이다. 수년 이내에 이러한 작업은 모든 치과 의원에서 일반적인 작업이 되지 않을까? 우선 모두 시작해보기 바란다.

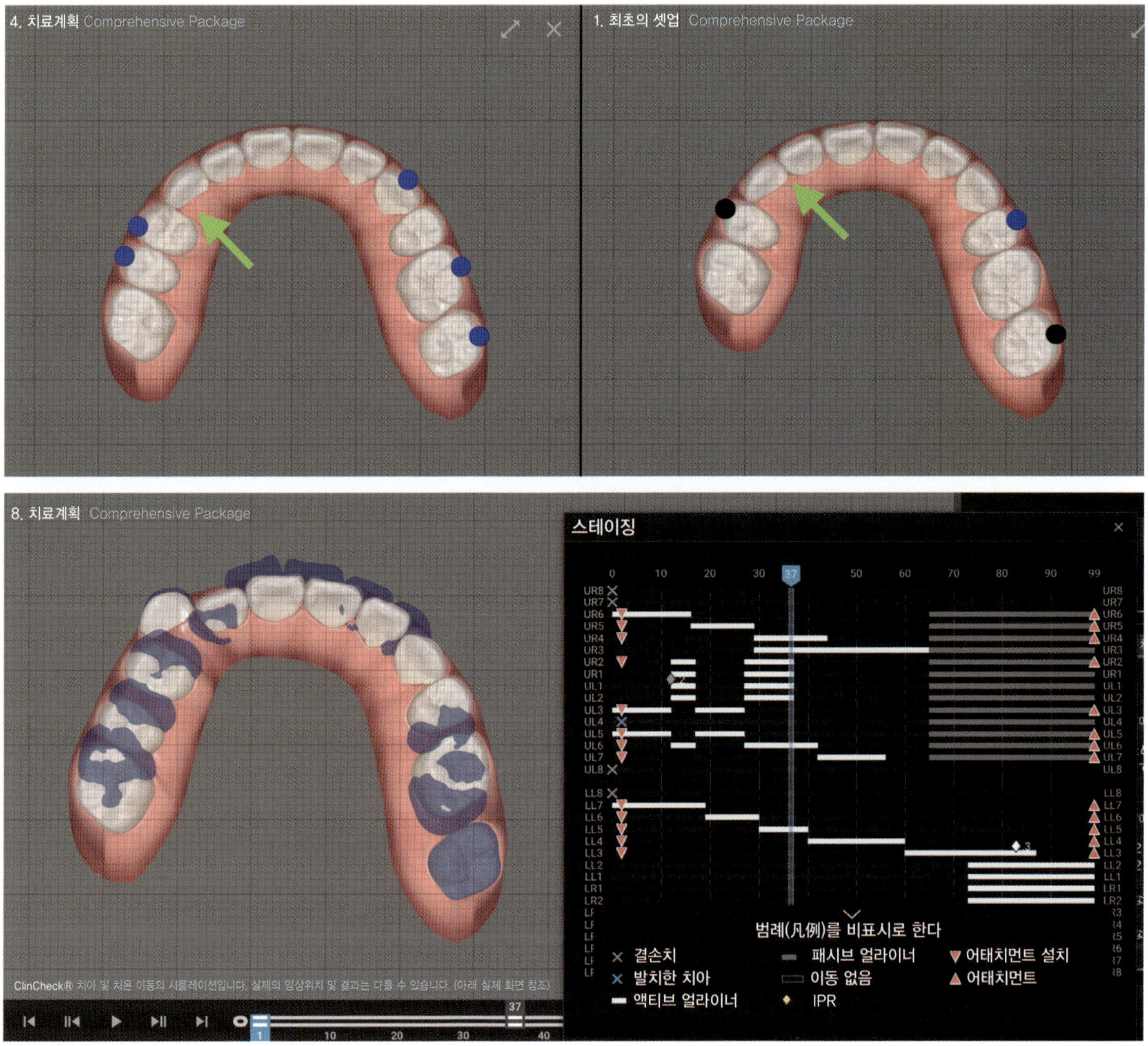

발치 비발치의 설정은 직접 할 수 없으므로 지시 코멘트로 한다.

3D 컨트롤로 할 수 없는 부분(스테이징 등)을 지시 코멘트로 한다.

과거의 역사로부터 보면 애플리케이션은 매우 진화하고는 있다. 스테이징을 직접 조정할 수 없는 것을 필두로 현재 상태의 ClinCheck도 어딘가 아쉬운 부분도 있지만 진화의 과정이라고 생각하고 싶다.

3D 컨트롤의 과제

발치•비발치의 설정을 직접 할 수 없다.
치아의 회전축을 설정할 수 없다.
교합평면의 3차원적인 수정이 어렵다(불가능은 아니다).
악관절이나 하악 운동, auto rotation이 반영되지 않는다.
두부 방사선사진(치료 전-술 후)의 겹침 기능이 없다.
두부 방사선사진과 ClinCheck의 겹침이 불가능하다.
안면 스캐너와는 연동할 수 없다.
스테이징을 직접 수정할 수 없다.

인비절라인에서는 「라이브 업데이트」 기능이 있어 치료계획 생성에 필요한 시간이 현격히 줄었다. 스테이징을 직접 조정할 수 없는 것에 따른 것이긴 하지만 인비절라인의 현재 상태라면 치료계획 생성 기간이 격감할 수 있다. 즉, 소아의 얼라이너 교정에도 인비절라인으로 대응하기 쉬워졌다.

「smile view」에서의 2D 매칭이나 CBCT와의 매칭도 이제는 선진적인 것은 아니지만 갖추었으면 하는 옵션이다. 인비절라인 ClinCheck 화면에서만 할 수 있는 작업도 증가하고 있으므로 사용자는 부지런히 공부해서 능숙하게 사용해야 한다.

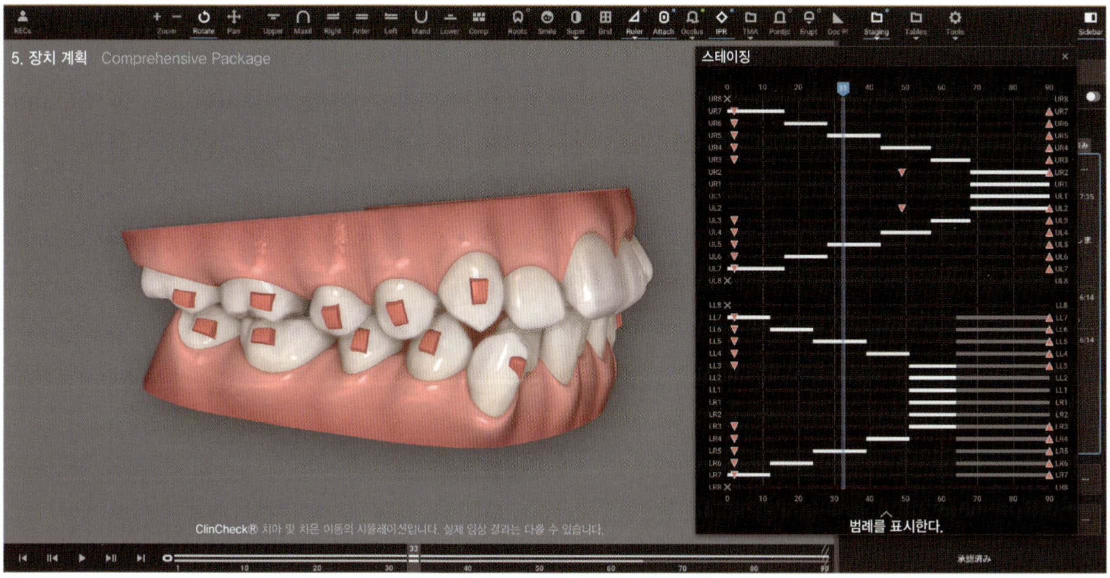

스테이징의 직접 수정은 현재 불가능하므로 지시 코멘트로 캐드 디자이너에게 수정해달라고 한다.

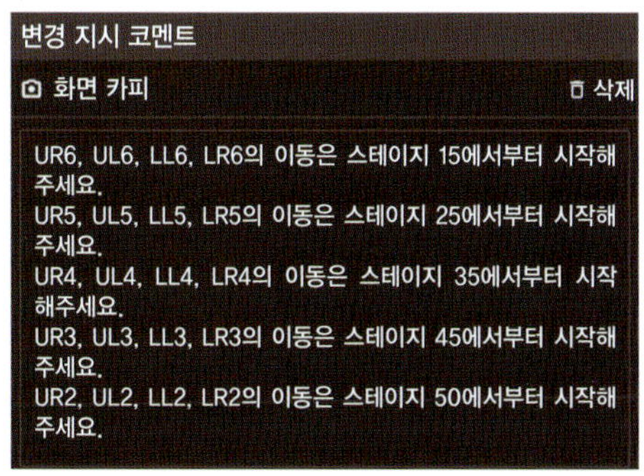

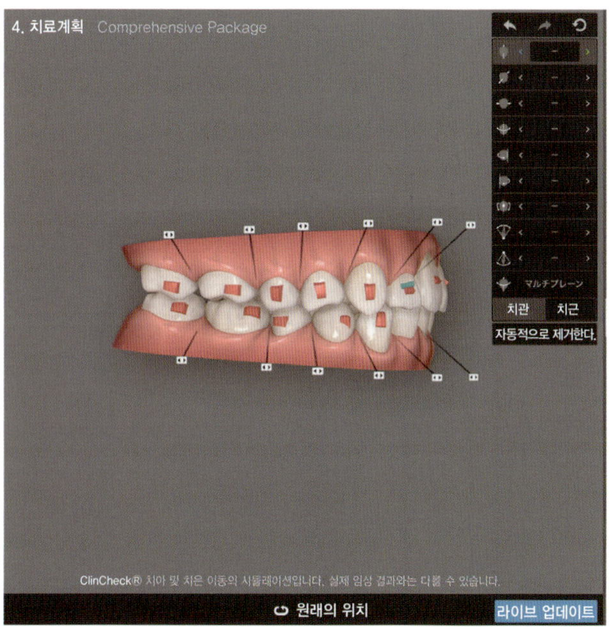

3차원적 위치의 이동량을 조정하여 「라이브 업데이트」 기능으로 이동계획을 본다.
이전보다 개선되고 있지만, 아직 지시 코멘트에 의존하여 재조정하는 부분도 많다.

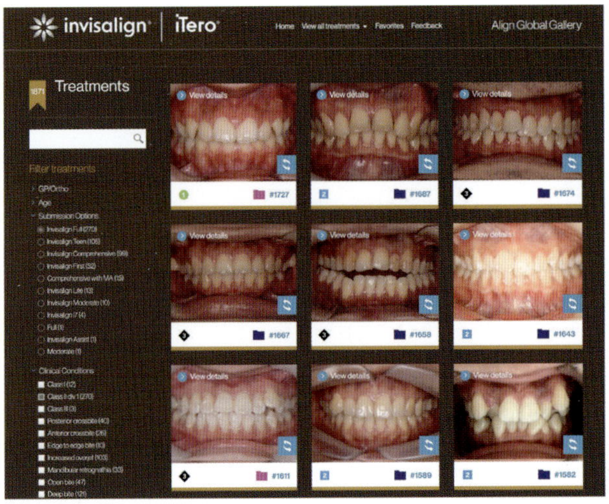

스테이징 패턴은 글로벌 갤러리를 보고 참고하는 것도 좋다.

인비절라인의 경우는 스마트폰 앱으로 환자 파일을 제작하여 제출하면 「smile view」 기능을 사용할 수 있다. 이른바 smile line의 2D 매칭이다. 이 매칭은 각 회사마다 있지만 인비절라인에서는 현재 초진 시에만 사용할 수 있는 기능이다. 환자에 대한 어필뿐만 아니라 실제 임상에서도 유용하다.

전치부 보철물을 시적할 때 얼굴 모습, 스마일, 치아의 미묘한 균형을 확인하는 것과 같은 작업을 2D이긴 하지만 이 기능을 통해 수행할 수 있다. 이 스마일 라인을 참고하여 교합평면을 조정하는 것 역시 매우 중요하다.

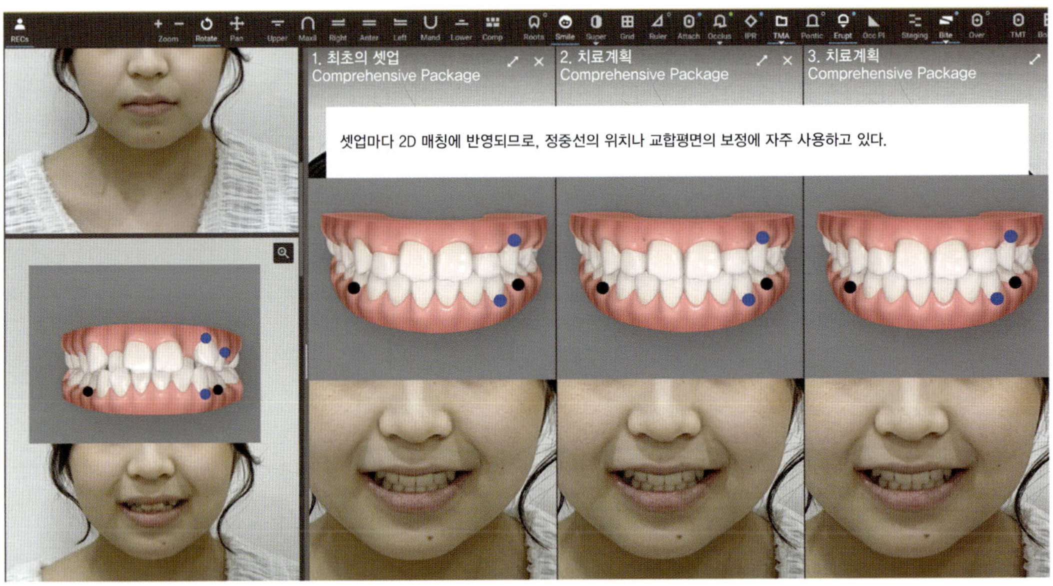

셋업마다 2D 매칭에 반영되므로, 정중선의 위치나 교합평면의 보정에 자주 사용하고 있다.

치료계획 1, 2, 3에서 교합평면 및 smile line, 치아의 수평적인 angulation도 미세하게 조정하고 있다. 반대로 2D 매칭을 하지 않고 ClinCheck를 진행해버리면 교합평면이나 전치의 위치가 미세하게 어긋났다고 느껴, 나중에 매칭을 해보고 그때 했더라면 좋았을 거라는 경험도 하게 될 것이라 생각한다. 물론 완전히 반영되는 것은 아니지만 교정의 정밀도를 높이기 위해 당연히 이루어져야 할 처치의 하나라고 생각한다.

Chapter 1 얼라이너 교정이란? 그 매력

매력 1
환자에게 인기가 높고 심미적인 가철식 교정장치다.

본원에서는 교정치료를 위해 내원하는 환자의 대부분이 얼라이너 교정을 처음부터 희망한다. "얼라이너 장치라면 교정치료를 하고 싶다"라는 환자도 많다.

GP가 얼라이너를 사용하여 적정한 교정치료를 할 수 있으면 지금까지 이상으로 많은 환자를 도울 수 있다. 교정 희망 환자 수 자체도 증가할 것이다.

필자의 느낌(그림 1)으로 환자는 이미 「기본적인 치열 교정은 얼라이너로 하는 것」이라고 인식하고 있는 것 같다.

얼라이너라는 장치의 심미성이 그 큰 요인의 하나인데, 수년 전과 비교하면 「아프지 않다」 「무섭지 않다」 「지인이 하고 있다」 「마우스피스로 할 수 있는 거라면 하고 싶다」라는 이유가 증가한 것 같다.

그리고 최근에는 "내 치열을 얼라이너로 교정치료할 수 있는가?" "발치하여 얼라이너 교정을 하고 싶은데 가능한가?"라는 질문을 받게 되었다. 본원에서는 현재 외과적 교정의 가능성이 있는 분, 또는 얼라이너 관리를 할 수 없는 분에 대해서는 전문의에게 소개하는 방침을 취하고 있다.

많은 환자의 지지를 배경으로 하여 GP에서 교정치료의 표준은 얼라이너가 되고 있다.

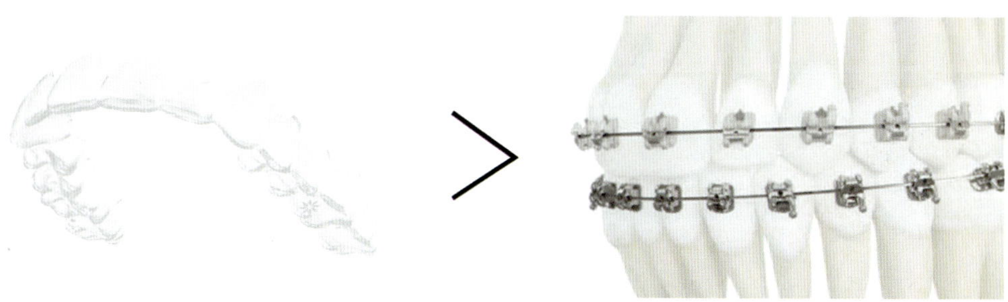

그림 1 입안에 들어가는 교정장치로는 「금속 와이어」보다 「투명 마우스피스」가 인기 있다.

매력 2
디지털 도구로 치료계획에서부터 치료경과 관찰까지 할 수 있다.

그림 2는 디지털 도구의 PC 화면이다. 인비절라인을 비롯한 제조사 주도의 교정에서는 일반적인 스펙의 PC에서도 온라인 소프트웨어를 사용하여 치료계획(그림 3, 시뮬레이션)을 제작(디자인)하고, 그것을 근거로 약 1주일마다 교환하는 얼라이너를 공장에서 대량 생산해준다.

얼라이너 교정의 최대 점유율을 자랑하는 인비절라인에서는 그림 2와 같은 술전 및 술후 smile을 2D적으로 매칭하는 것도 간단히 할 수 있게 되었다. 본원에서는 치료계획 제작 시와 2nd 컨설팅(치료계획 설명) 시에 사용되고 있으며 디지털 도구는 환자도 알기 쉽다.

또한 iTero가 있으면 이동계획이 순조롭게 진행되고 있는지를 확인할 수 있는 소프트웨어 「Progress accessment」를 사용할 수 있다(그림 4). 물론 모든 것을 소프트웨어에 맡길 수는 없지만, 치료경과에 참고할 수 있다. 최근에는 IOS에 어떠한 애플리케이션이 부속되어 있는지도 구입의 결정적인 요인이 된다. 또한 진행 상황은 WEB 상의 다른 애플리케이션으로 경과 관리를 할 수 있는 선택지도 있다(→자세한 것은 그림 6 참조).

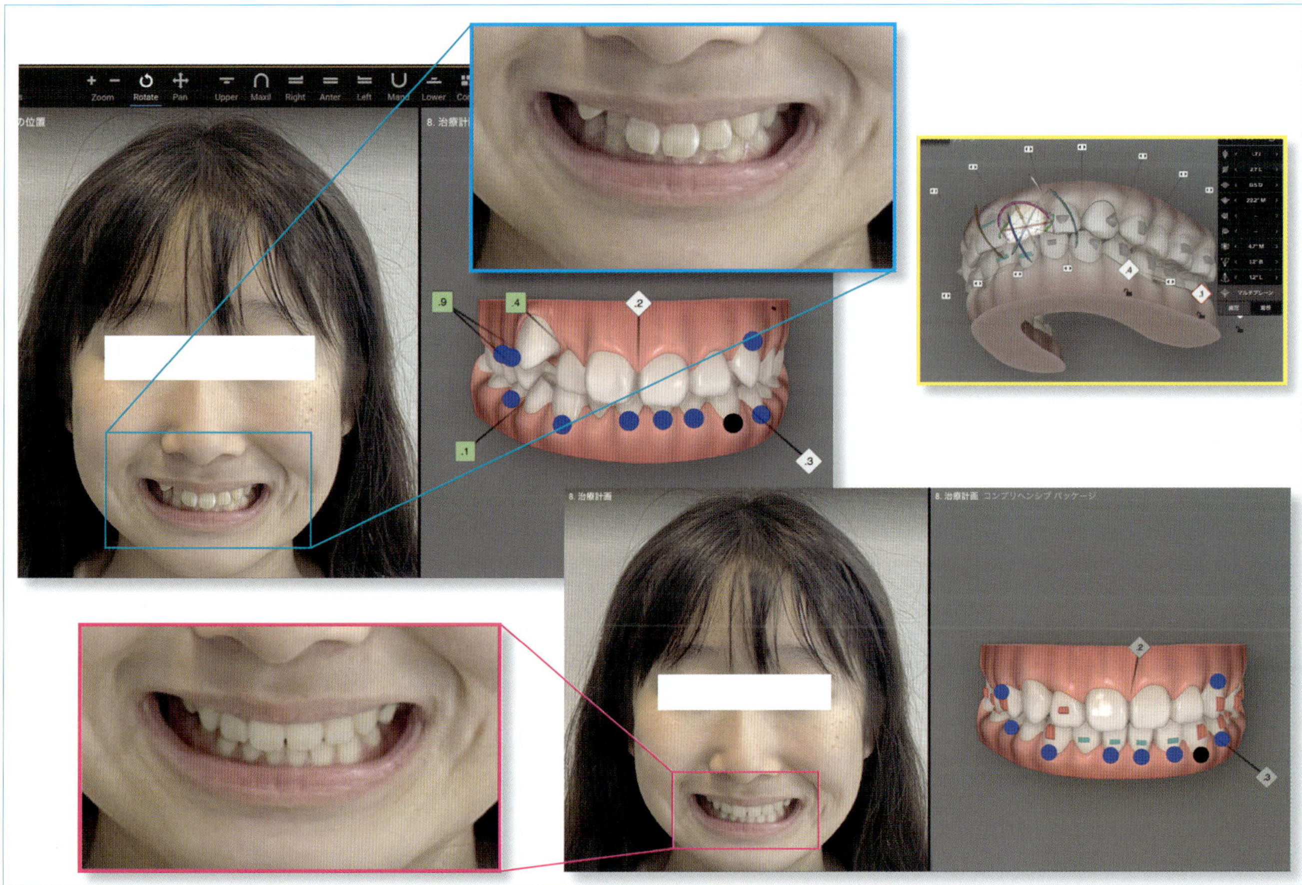

그림 2 디지털 도구의 PC 화면.
3D 컨트롤로 PC 상에서 수정할 수 있다. 치료계획이 smile에 정확하게 반영되게 되었다.

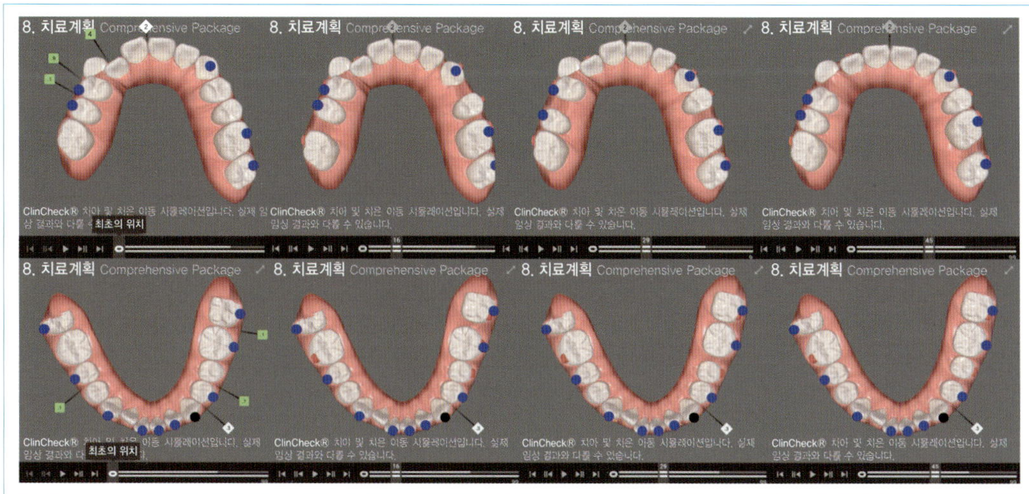

그림 3 치료계획(이동 플랜).
인비절라인의 이동계획 제작 소프트웨어, ClinCheck 6.0. 진화가 뚜렷함.

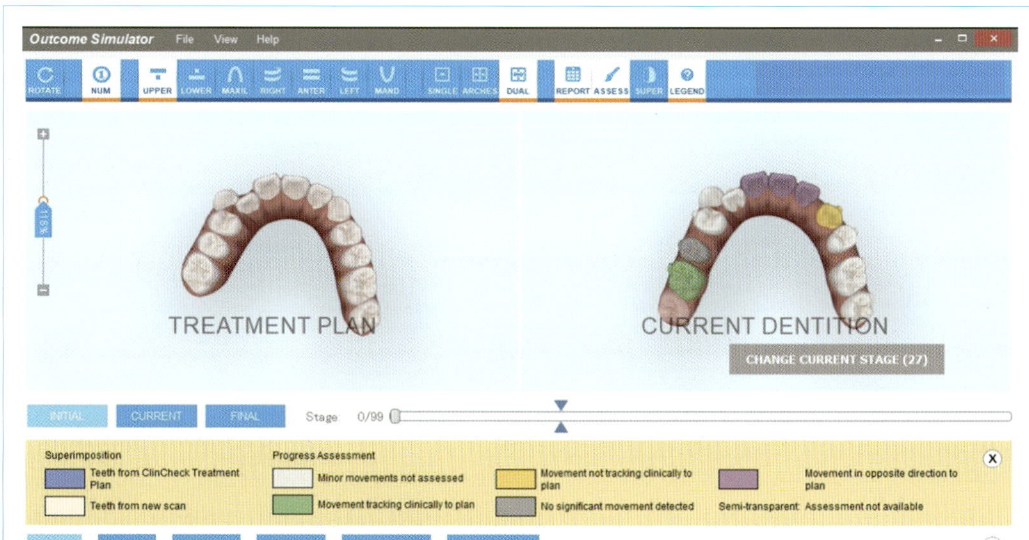

Planned movement direction	2	3	4	5	6	7	8	9	10	11	12	14	15
Translation Buccal/Lingual										Ling			
Translation Mesial/Distal		Dist	Dist				Mes	Dist	Dist	Dist			
Extrusion/Intrusion			Int										
Angulation Mesial/Distal			Dist										
Inclination Buccal/Lingual		Buc								Ling			
Rotation Mesial/Distal		Dist								Mes			

그림 4 Progress assessment(iTero 부속 애플리케이션). 치아의 이동 상황을 확인할 수 있다.
이것만 믿고 맡길 수는 없지만, 치아의 이동량, 즉 진행 상황의 참고가 되어 유용하다. 순조롭게 이동하고 있는 치아는 초록색, 주의가 필요한 치아는 노란색으로 되어 있어 색으로 바로 판별할 수 있다.

매력 3
환자와 술자(GP) 모두 부담이 적다.

얼라이너는 환자 친화적인 소재이지만, 치료 준비에서도 디지털 기기에 의해 환자와 술자 모두에게 친화적으로 진화하고 간소화되었다. 지금까지의 교정치료에서는 전악 교정에서 셋업 모델을 제작하기 위해 환자는 여러 번 인상 채득을 해야 했다. 제작 측도 거기에 매우 힘을 들여야 했다. 그러나 현재는 PC, iPhone과 IOS(그림 5)만 있으면 훨씬 간단하고, 게다가 디지털 옵션도 사용할 수 있다.

자세한 것은 Chapter 2에서 다룬다. 교정치료를 시작하고 얼마되지 않은 무렵의 가장 큰 스트레스는 와이어 밴딩의 어려움, 장치 이탈이나 구내염으로 인한 응급 내원이었다. 능숙한 전문의는 그럴 일이 없겠지만, 초심자, 특히 GP에서는 얼라이너로 교정치료를 함으로써 그 스트레스가 매우 줄어 치료에 집중할 수 있게 될 것이다. 그리고 영상을 사용한 디지털 테크놀로지에 대응하고 있는 것으로 환자에게 좋은 인상을 주기 쉽다.

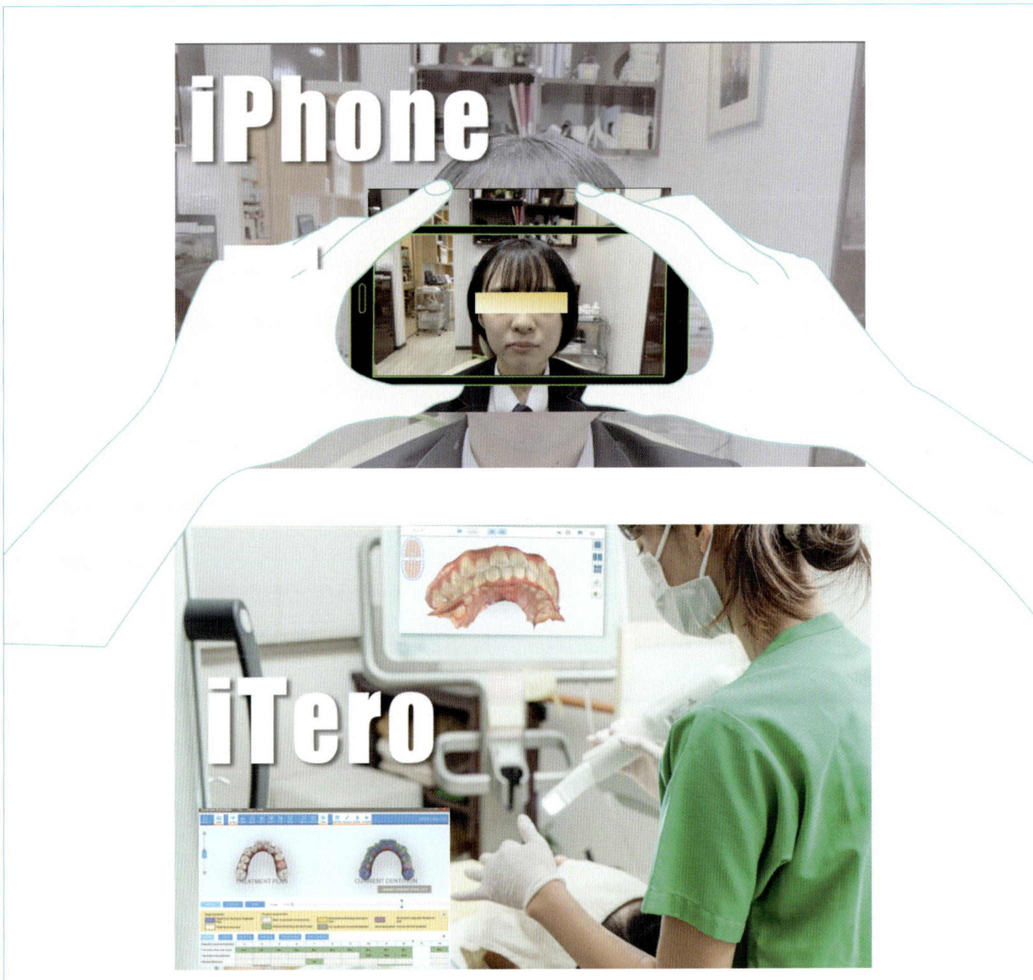

그림 5 iPhone과 IOS.
iPhone과 Mac mini(M1~)의 최소 스펙으로도 많은 것을 할 수 있다. 불충분하다고 느껴질 때 스펙을 높여도 충분하다.

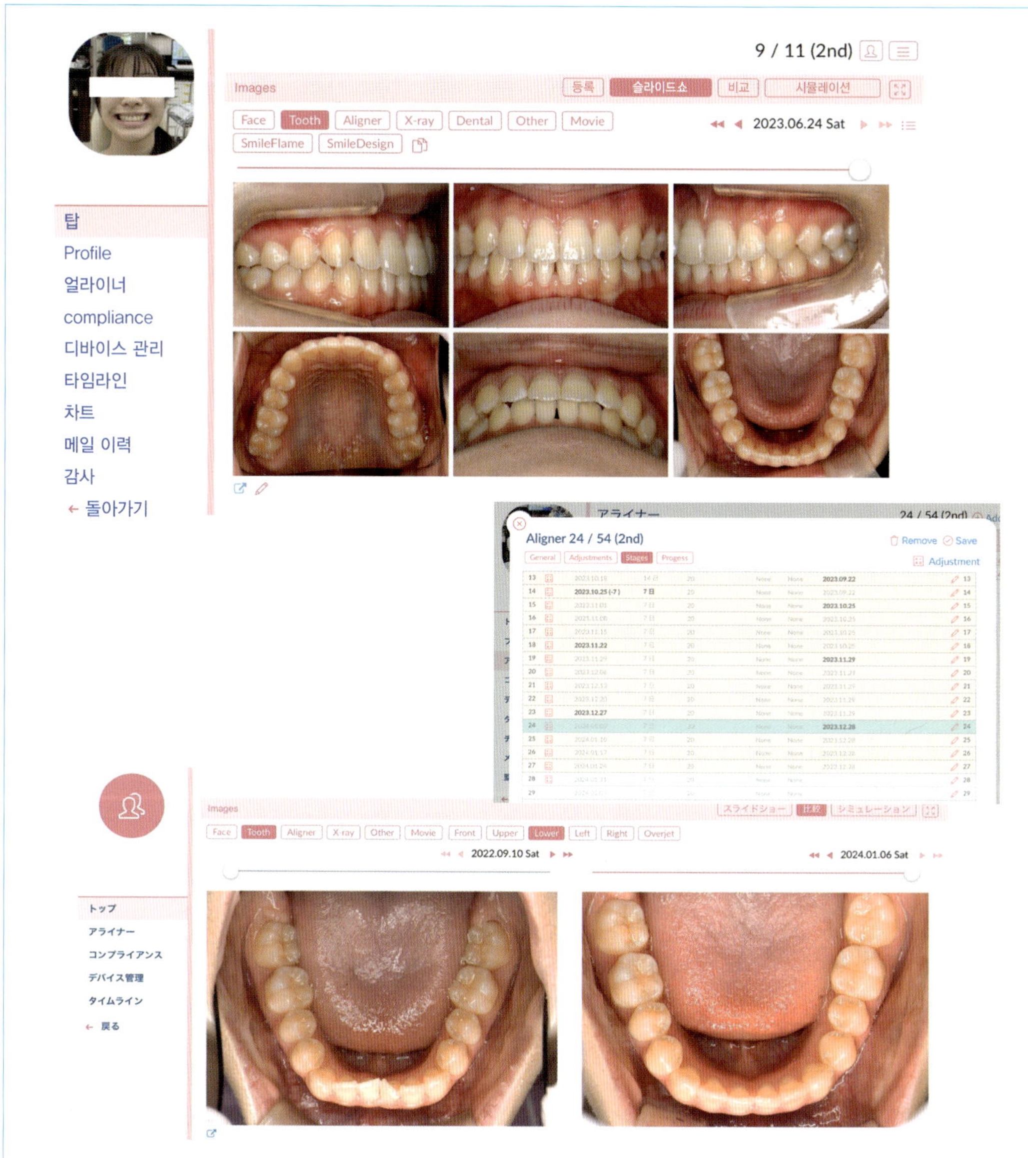

그림 6 Ortho–Comm(애플리케이션).
현재 사용 중인 얼라이너의 개수 및 진행 상황을 직원과 환자가 공유할 수 있다.

치료의 경과 관찰에서도 iTero를 가지고 있으면 치료의 진행 상황을 어느 정도 애플리케이션으로 평가할 수 있다(그림 4). 본원에서는 월 1회 내원 시에 사진 촬영과 스캔을 하고, Ortho–Comm이라는 애플리케이션을 사용하여 교정환자 전반의 환자 관리를 하고 있다(그림 5, 6).

얼라이너 교정을 선택함으로써 매번 와이어를 빼고 cleaning, wire bending, 결찰하는 수고가 없어지고 스캔 사진이나 경과 사진을 사용하여 치료경과를 더욱 상세하게 진단할 수 있게 되었다.

최근에는 일상적으로 iPhone을 사용하는 직원이 많으므로 안모 사진과의 조화가 잘 되어 IOS에 관해서는 알지네이트 인상보다 숙달 속도가 빠르다. 앞으로 디지털화하고 싶은 선생님들에게는 iPhone과 IOS를 사용하여 교정에 도입하는 것을 추천한다.

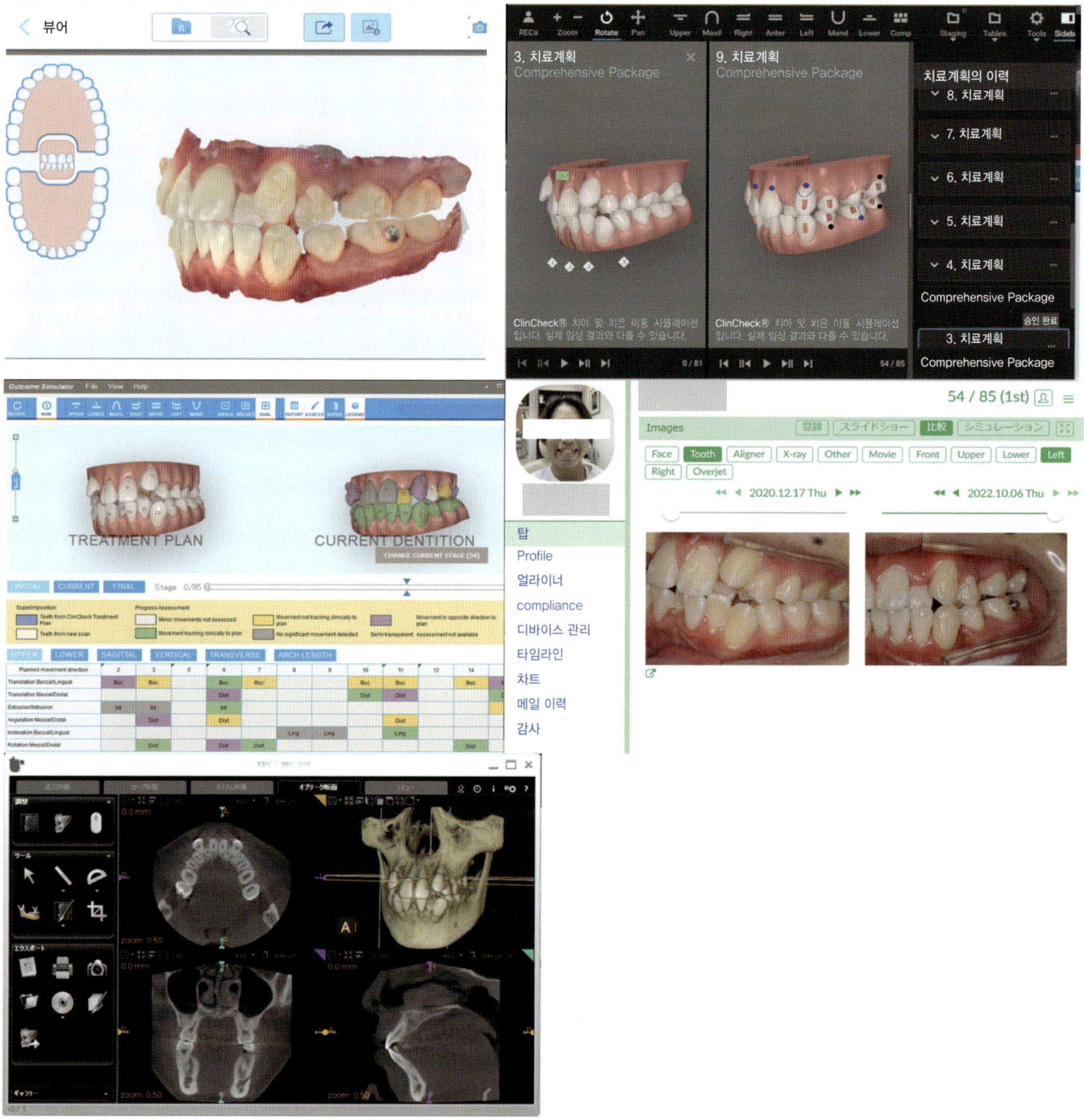

그림 7 모니터에는 ClinCheck, Ortho-Comm, CT(방사선사진)를 준비한다.
모니터가 인터넷에 연결되어 있으면 ClinCheck에 의한 치료계획과 스캔 직후 바로 스캔 데이터를 볼 수 있는 것도 크다. 체어 사이드 모니터가 하나면 매우 힘들다.

매력 4
치료계획을 가시화하여 정밀도 향상을 기대할 수 있다.

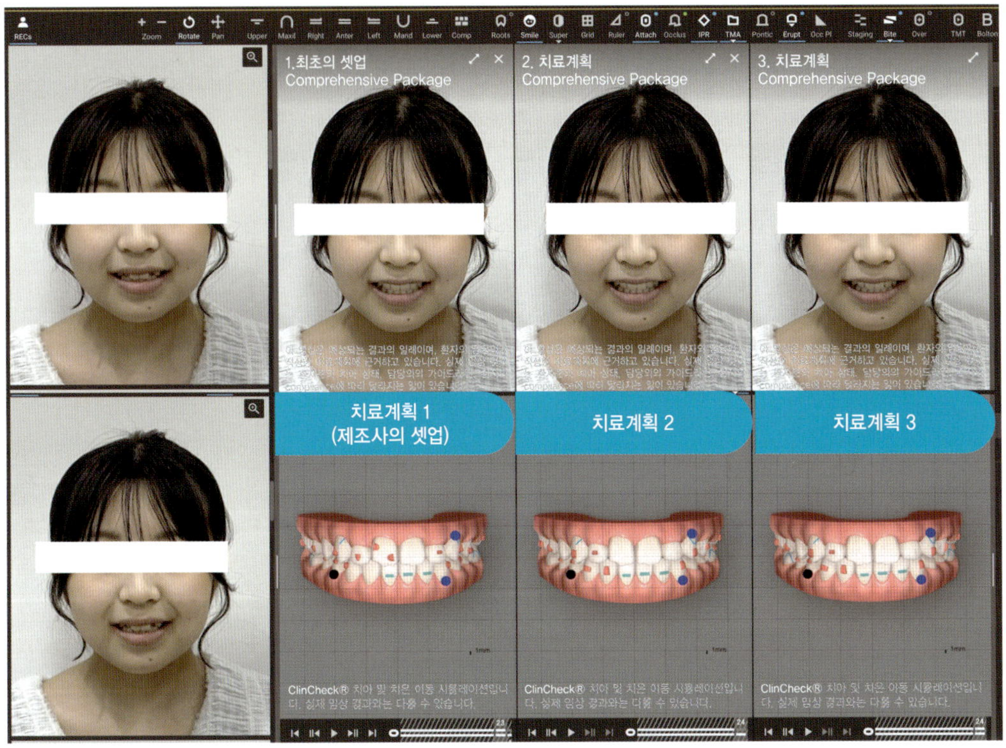

그림 8 각각의 치료계획마다 smile의 변화를 볼 수 있어 완성의 정밀도가 향상된다. 환자 설명에도 사용하기 쉬운데, 계획대로 치아가 이동하지 않았을 때는 기대한 대로 되지 않는 경우도 있다는 것을 환자에게 미리 고지해둘 필요가 있다.

이른바 2D 매칭이라 불리는 기법으로, 스마일 라인을 치료계획에 겹쳐보는 방식이다. 이를 통해 치료계획이 더 명확해지고, 정밀도 또한 향상될 수 있다(그림 8 참조). 이는 단순히 환자 설명에만 그치는 것이 아니라, 각 치료계획을 비교하고 시뮬레이션을 정교하게 다듬는 데에도 활용된다. 특히 중절치의 상·하, 좌·우 위치, 앵귤레이션(각도), 교합평면 등을 확인할 수 있다는 점에서 중요하다. 이는 마치 총의치 치료에서 인공치를 배열하고 시적하는 것과 같은 개념이다.

이러한 매칭 및 중첩 기능을 기본으로 탑재하고 있는 업체, 소프트웨어, 구강스캐너(IOS)도 점점 늘어나고 있다. 현재는 환자의 실제 치아 모습이 그대로 반영되기 때문에, 이 기능의 정밀도도 계속 개선되고 있다. 또한 인비절라인 Japan에서는 2024년 6월부터 동영상을 촬영하여 영상 상에서의 매칭 기능도 사용할 수 있게 되었다.

교합면에서 아름다운 아치가 형성되어 있더라도, 교합평면이나 치축이 안모와 어긋나게 마무리를 할 수는 없다. ClinCheck 상에서 치료계획을 실제 안모로 옮길 수 있다(그림 9).

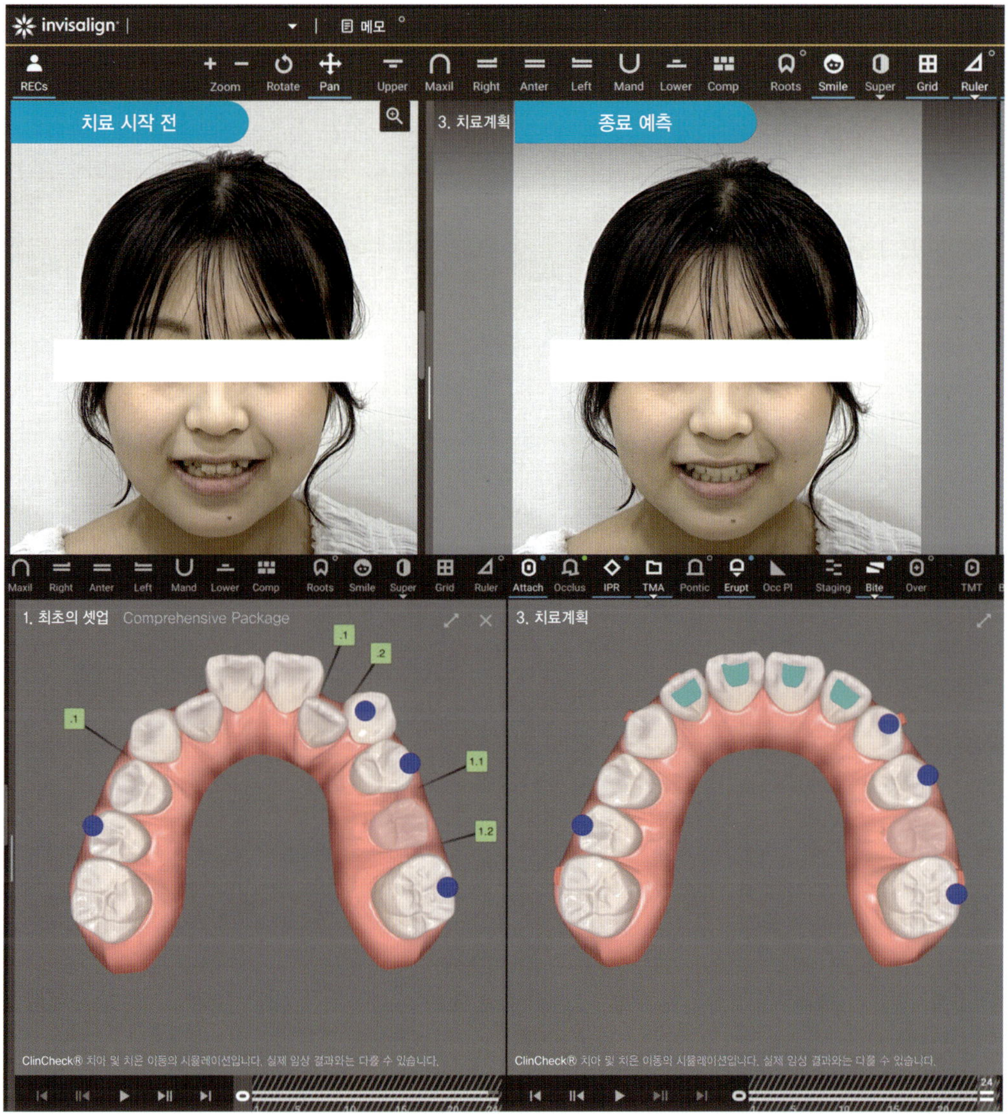

그림 9 치료계획의 시각화, 정밀도 향상.
치료계획, 결과, 치료기간을 가시화할 수 있다. 단, 시뮬레이션대로 진행되지 않는 경우도 있으므로 아직 술자의 손길이 중요하다.

동영상 2

단, 계획대로 치아가 이동하지 않으면 최종 위치도 당연히 달라지게 된다. ClinCheck는 어디까지나 제조되는 얼라이너의 모형이므로 소프트웨어의 정밀도는 매일 향상되어 가지만 그래도 술자의 치료경과 확인은 중요하다. 치료계획, 마무리, 치료기간을 가시화할 수 있다는 장점은 크지만 반드시 시뮬레이션대로 되는 것은 아니다. 아직 술자의 손에 의한 작업도 필요하다는 것을 잊어서는 안 된다. AI는 잘 되지 않는 원인을 규명해줄지 모르지만, 술자의 지식이 없으면 그것은 환자로부터 신뢰받지 못할 것이다.

매력 5
GP와의 친화성이 높다.

얼라이너 교정이 GP와의 친화성이 매우 높다는 것도 주목해야 할 점이다.

원래 교정치료나 보철치료 분야와 디지털의 친화성이 높다. 두부 방사선사진의 치료 전 계측, 치료 전 및 치료 후 비교 등은 디지털 전문 분야이다. 그것을 매일 진화하고 있는 AI가 더욱 자동화에 가깝게 하고 있다. 자동차도 마찬가지다.

불과 몇 년 전까지 디지털 기기는 특히 정밀도 부분에서 아날로그에 뒤떨어지는 부분이 많다는 견해도 강했지만, 교정치과에서는 아날로그보다 디지털이 높은 우위성을 가지고 있다고 생각한다. 이미 브라켓, 와이어, 얼라이너는 디지털로 디자인되어 있으며, 생성도 디지털로 이루어지고 있다. 가까운 미래, 특히 치료 도중 와이어밴딩이 필요해지는 교정치료 증례에서도 와이어밴드를 디지털로 해석하여 기계가 그 자리에서 밴딩해주는 날이 올지도 모른다.

일부 전문가만이 장인의 경지에 도달하는 아날로그보다, 디지털 기기를 사용하는 훈련을 하면 누구나 더욱 능숙하고 효율적으로 할 수 있는 시대가 되었다. 그리고 기술의 성장 속도는 엄청나게 빨라지고 있다. 인터넷과 스마트폰의 등장으로 인한 사회의 변화와 마찬가지로 치과도 기존의 표준으로부터 변화하고 진화하고 있다.

본원에서는 현재 인비절라인이 교정치료의 주축이므로 IOS는 iTero를 사용하고 있다. IOS는 고가이지만 iTero 한 대(그림 10)가 교정치료와 임플란트 인상을 담당하고 있어 풀가동되고 있다. 이미 자가 부담 진료에서 없어서는 안 되는 존재가 되었다. 도입 전에는 직원들이 필요성에 의문을 가졌지만 이제 알지네이트 인상이 없어지는 것도 예상할 수 있게 되었다. 촬영자 및 환자의 대부분은 알지네이트 인상보다 IOS 스캔이 빠르고 편하다고 느낀다는 말도 들었다.

기공소나 제조사에 실리콘 인상 또는 모형을 보낼 기회는 적어지고 기공소로부터 얼라이너와 기공물 배송만 받아도 되는 것도 장점이다.

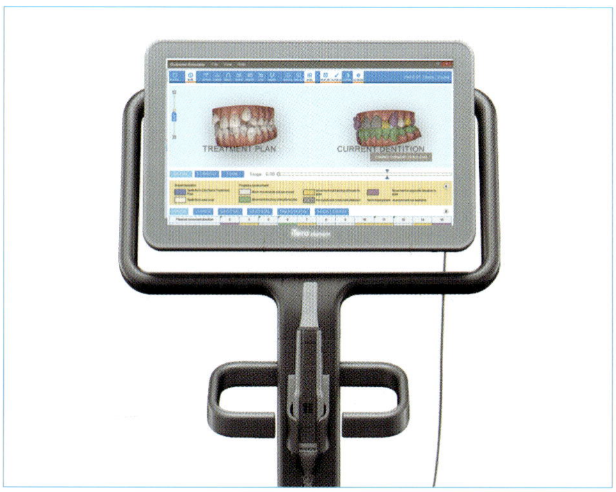

그림 10 iTero.

매력 6
얼라이너가 교정하기 쉬운 증례도 있다.

필자가 얼라이너 교정을 시작한 지 10년이 지났는데, 지금까지 "교정하기 어렵다"고 들은 증례에서도 적절하게 치료하여 얼라이너가 오히려 교정하기 쉬운 증례도 있었다.

그림 11은 얼라이너의 장단점을 정리한 사견이다. 전체적으로 교합력을 기대할 수 있는 증례에서는 얼라이너가 유리하지 않을까 생각한다. 반대로 얼라이너 관리가 미흡한 환자, 이른바 compliance가 낮은 사람에게는 가철식 장치인 얼라이너의 치아 이동 효과는 매우 떨어진다. 또한 일부 증례에서는 얼라이너로 치아를 이동하는 것이 어렵다고 느껴진다. 이러한 것들이 얼라이너 교정을 시작하려고 하는 선생님들에게 참고가 되었으면 좋겠다.

얼라이너가 효과적인 증례

분류	이유
치열공극(spacing)	치아를 잡기(grip) 쉽다.
개방교합	구치부를 압하하기 쉽다.
II급 2류	일괄(동시) 이동할 수 있다.
중증 총생	환자가 장치를 받아들이기 쉽다.
과개교합	전치부를 압하하기 쉽다.
협착 치열궁	일괄+순차 이동으로 확대할 수 있다.
하악 편위	스플린트 효과
상악 정중선 편위	디지털로 이동 거리를 계획하기 쉽다.
치주환자	청소와 고정이 쉽다.
공간 유지가 필요한 증례	공간 유지하기 쉽다.

얼라이너의 효과가 낮은 증례

- 환자 협조도가 낮은 경우
- 얼라이너의 관리가 잘 안 되는 경우
- 유리단 치아의 정출 이동
- 치관장이 짧고 맹출량이 적은 경우

그림 11 얼라이너의 장·단점.

Chapter 2 교정 검사

iPhone 안모 사진(12장)

얼라이너 교정에 한정된 것은 아니지만, 자료의 질이 치료의 질을 결정한다고 해도 과언이 아니다. 필자도 자료의 질을 이야기하기에는 아직 멀었지만, 스마트폰과 클라우드의 진화가 자료 사용과 촬영을 쉽게 해주었다.

요즘 직원들은 원장보다 iPhone 촬영을 잘하는 경우가 많아 자료의 질이 좋아지고 속도도 높아지고 있다. 본원에서 하고 있는 사진 촬영을 제시한다(그림 1).

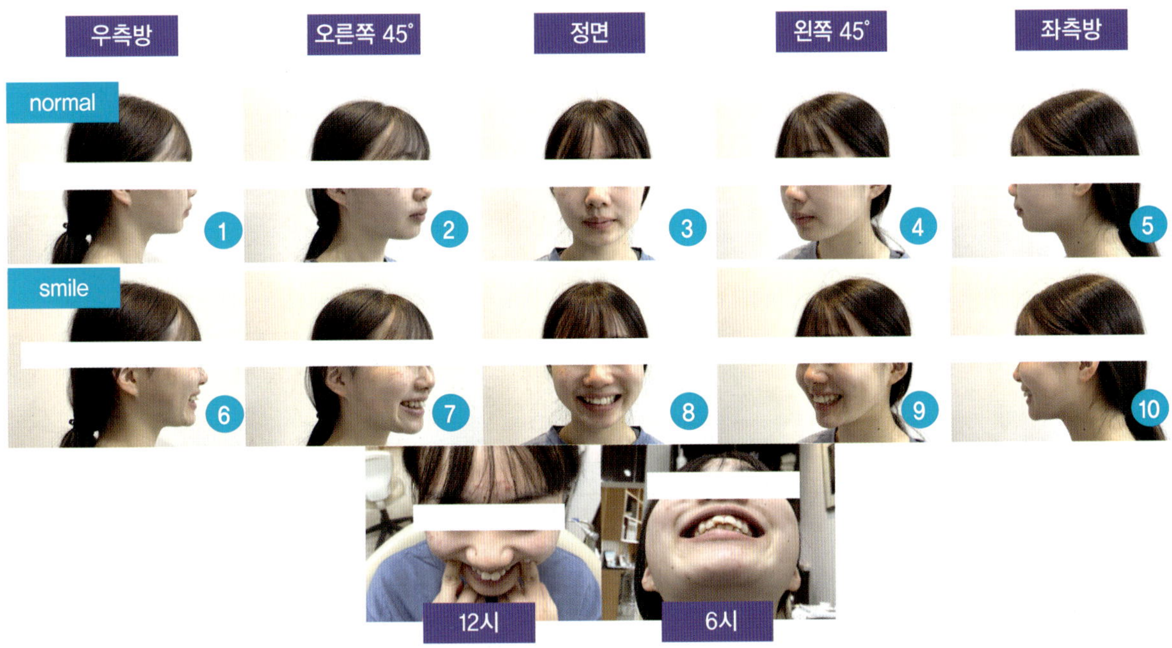

[정면] 양쪽 귀가 보이도록, 카메라를 정면으로 바라본다. 이후 세팔로와의 중첩도 염두에 두고 촬영한다.
[측면] 반대쪽 눈이 나오지 않도록 한다. Smile은 이후 두부 방사선사진의 중첩을 의식해서 촬영한다.
[45°] 좌·우 차이를 파악하는 데 중요한 단서가 된다.
[6시 방향] 환자의 정면에 서서 환자 얼굴의 수직축을 따라 촬영한다. 가장 어렵다.
상·하 치아의 정중선과 눈코의 중앙선이 일치하도록 의식한다.
[12시 방향] 6시 방향의 보충으로 안면 정중선과 상악 중절치의 정중선이 프레임에 들어가도록 유의한다.

그림 1 안모 사진은 위와 같은 구도로 촬영하고 있다.

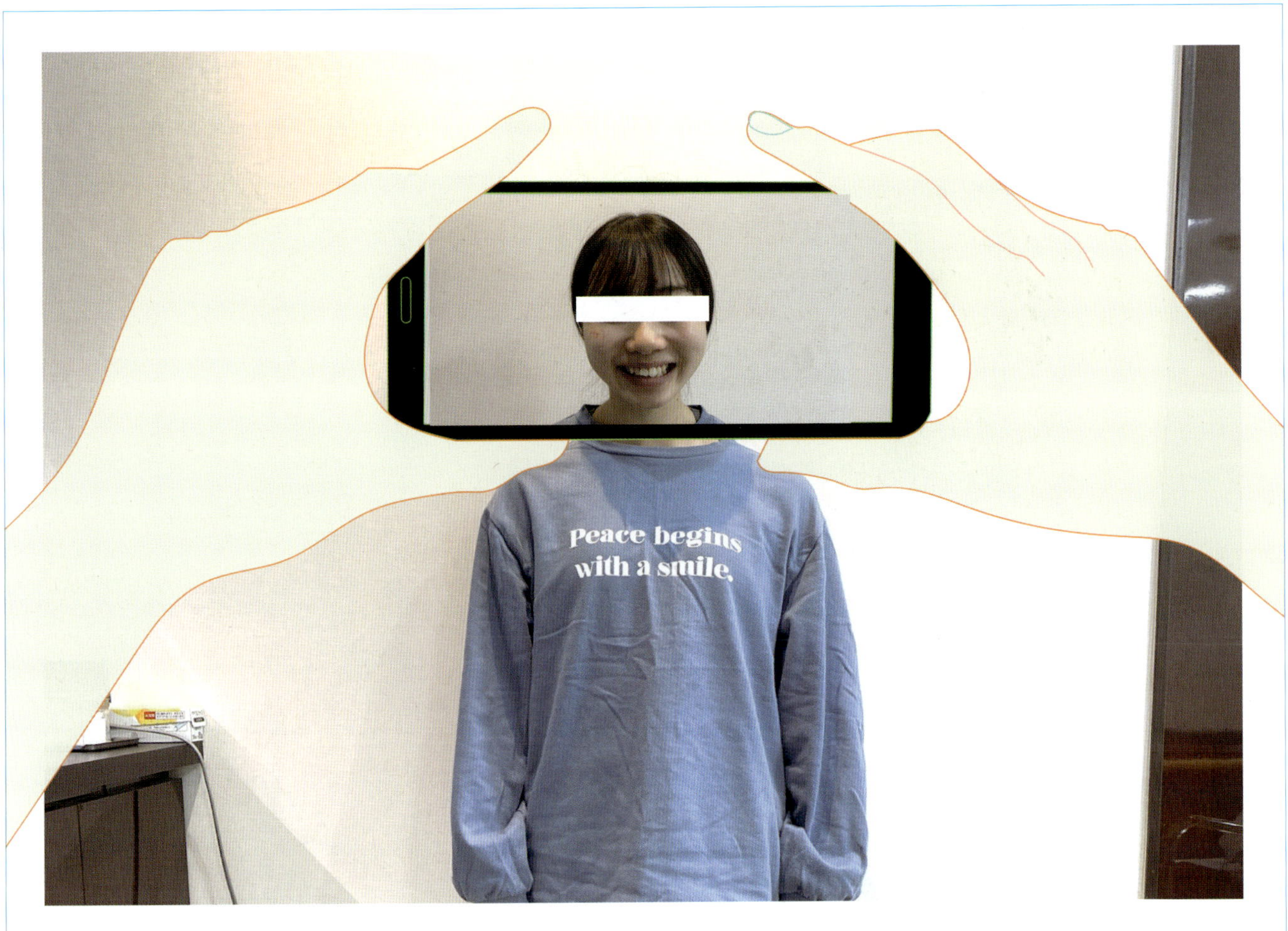

그림 2 안모 사진은 iPhone을 가로로 촬영한 것이 보기도 좋고 관리도 쉽다.

상반신이 나와 있으면 자세도 볼 수 있으므로, 가능하면 초진 시에 전신사진을 촬영하는 것이 좋다. 최종적인 치열은 안모뿐만 아니라 전신과 조화시키는 것이 좋다(그림 2).

사진은 수가 증가하므로 가능한 한 수정하지 않고 끝내도록 위와 같은 규격으로 촬영한다. 배경은 흰색 계열의 단색이 좋은데 정면이나 측면은 유니트 위쪽이 각도를 미세조정하기 쉬운 경우도 있다.

귀찮지만 인비절라인에 제출하는 자료와는 별개로 촬영하고 있다. 치료 전의 환자 심리를 생각하면 당연히 치아는 보여주고 싶지 않을 것이다. Smile 사진은 찍기 어려우므로 촬영 보조 직원은 미소를 끌어내기 위해 밝은 분위기와 재미있는 말을 할 수 있으면 좋은 사진을 찍을 수 있다.

*iPhone 10 이상의 기종이면 일반적으로는 충분한 화질을 얻을 수 있다.

파노라마, 두부 방사선사진, CBCT

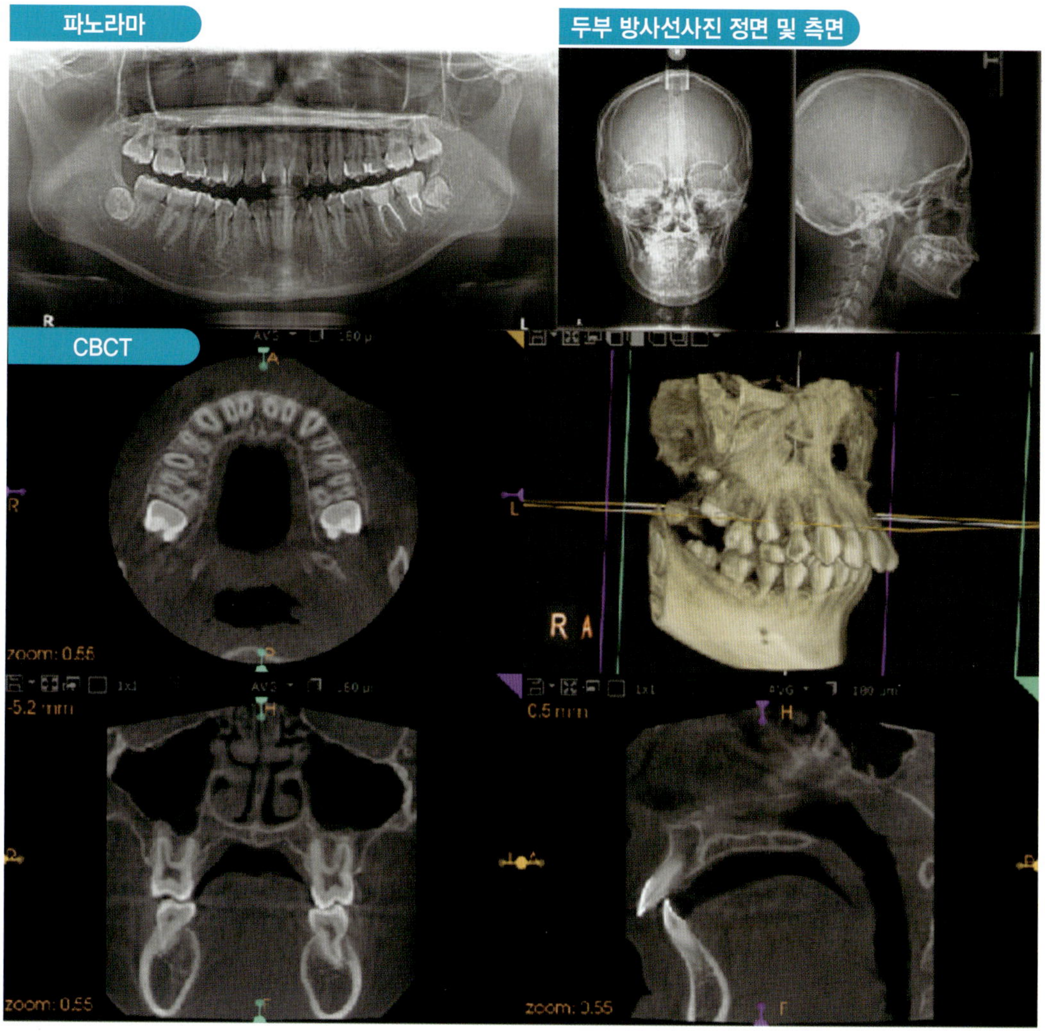

그림 3 CBCT는 악관절도 들어가는 가장 큰 크기의 것이 좋은데, 치조골 내 하우징에서 치아, 치근의 3차원적 위치 관계를 진단할 수 있는 것이라면 좋다.

방사선 검사의 중요성은 여기에서는 다 말할 수 없지만, 위와 같은 것들은 고루 갖추었으면 좋겠다. CBCT에서는 치조골(하우징), 사랑니, 치근 형태, 정중 구개봉합, 비중격, 상악동, 하악관 등 취득하고 싶은 정보가 많이 있으며, 이후의 치과치료(우식 진단)에도 사용한다(그림 3). 교정치료뿐만 아니라 신경치료, 치주치료, 임플란트를 하는 GP에게는 필수 아이템이라 생각한다.

각 치근마다 하우징 안에서의 치근의 위치나 각도를 인식하고 싶지만, 모든 슬라이스 사진을 저장하지는 않고 있다.

치근을 자동으로 추출(auto segmentation)할 수 있는 애플리케이션이 있으면 꼭 사용하기 바란다.

인비절라인에서도 2024년 6월부터 「평면(plane)」 기능을 사용할 수 있게 되었다(Chapter 4 Case 5 그림 18 참조). 방사선 노출량은 10대 초반 이하의 연령에서는 주의해야 한다.

자료의 포인트

자료를 중첩하여 비교할 때는(매칭) 각 자료의 핵심 포인트를 다시 점검할 필요가 있다.

볼륨 렌더링 영상(3D 구축 영상)은 조사한 방사선의 불투과성을 바탕으로 3D로 구성한 영상이며, 스캐너 영상은 표면을 촬영한 것(surface rendering)이다. 또한 영상을 구성하는 장비에 따라 영상의 왜곡도 다르므로 중첩시키면 어딘가에서 각각의 오차를 수정해야 한다. 일부 CT 기기에서는 페이스 스캔과 CT를 동시에 촬영할 수 있기도 하지만, 오차 범위를 어느 정도까지 중요하게 생각할지는 치과의사가 판단해야 한다.

안모 사진은 smile이 중요하므로 CT와 동시에 촬영할 수 있다 해도 따로 촬영해야 한다(그림 4).

DSLR 카메라로 한 번에 촬영

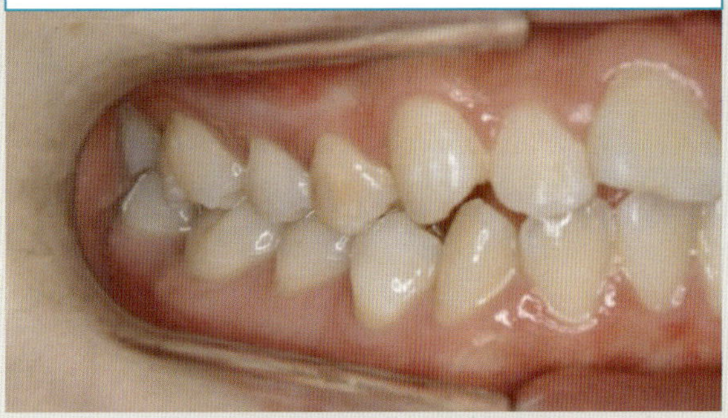

두부 방사선사진=원샷 영상

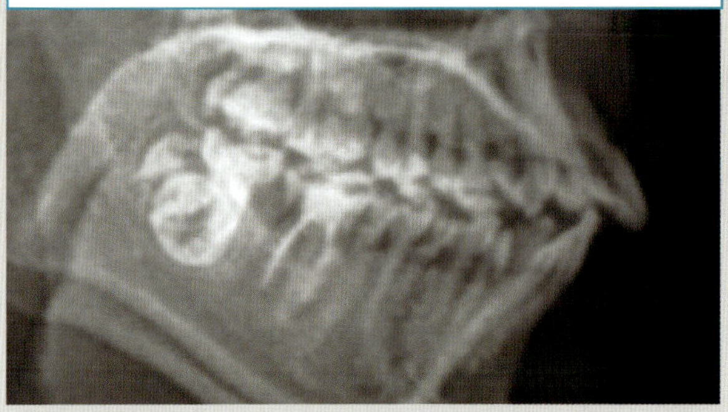

표면을 촬영한 것을 연결하여 구성

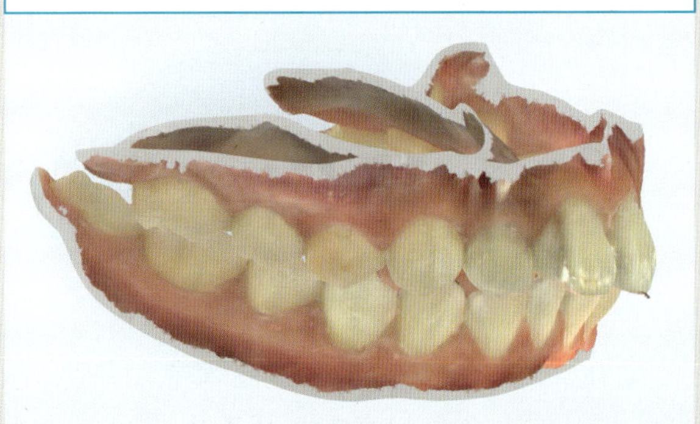

불투과성의 차이로 영상을 합성하여 구성

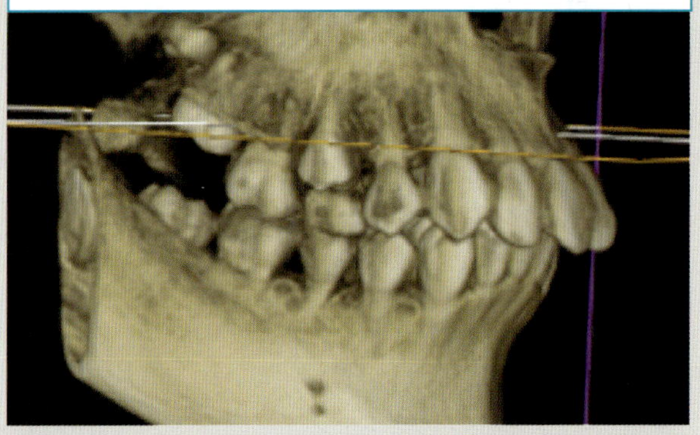

그림 4 위의 네 가지 자료는 똑같은 피사체이지만, 다른 자료를 중첩시키면 조금씩 오차가 있다는 것을 알아두기 바란다.

인비절라인에서도 CBCT와의 중첩이 가능해져 편리해졌지만 3D 구축 영상과 실제 CT 영상과의 오차는 큰 것 같다. 여기에 국한하지 않고 앞으로 영상 생성 AI에서 뛰어난 기술이 많이 나오겠지만 실상과의 오차에 대해서는 항상 주시해야 한다.

가능하면 CBCT 영상을 베이스로 치아를 위에 얹어 중첩시키는 것이 교정치료에서는 좋을 것이다.

구강 내 사진은 DSLR

구강 내 사진은 9장 촬영한다(그림 5). 교정학회 프레젠테이션에서도 구강 내 사진은 내보내지 않고 스캔 데이터만으로 하는 강연도 가끔 보이는데, 자료로서의 치료 전 구강 내 사진은 가능하면 DSLR로 촬영했으면 좋겠다. GP라면 치은의 색이나 치아 표면 정상 등 치주 및 치아 심미 영역에서의 진단도 하기 위해서는 필수다. 특히 전치의 교모 상태가 스캔 영상에서는 정확하게 반영되어 있지 않은 경우도 있으므로 주의해야 한다. iPhone은 규격성(크기와 왜곡)이라는 의미에서 통일하기 어려우므로, 아직 나의 임상에서는 DSLR을 자주 사용하고 있다.

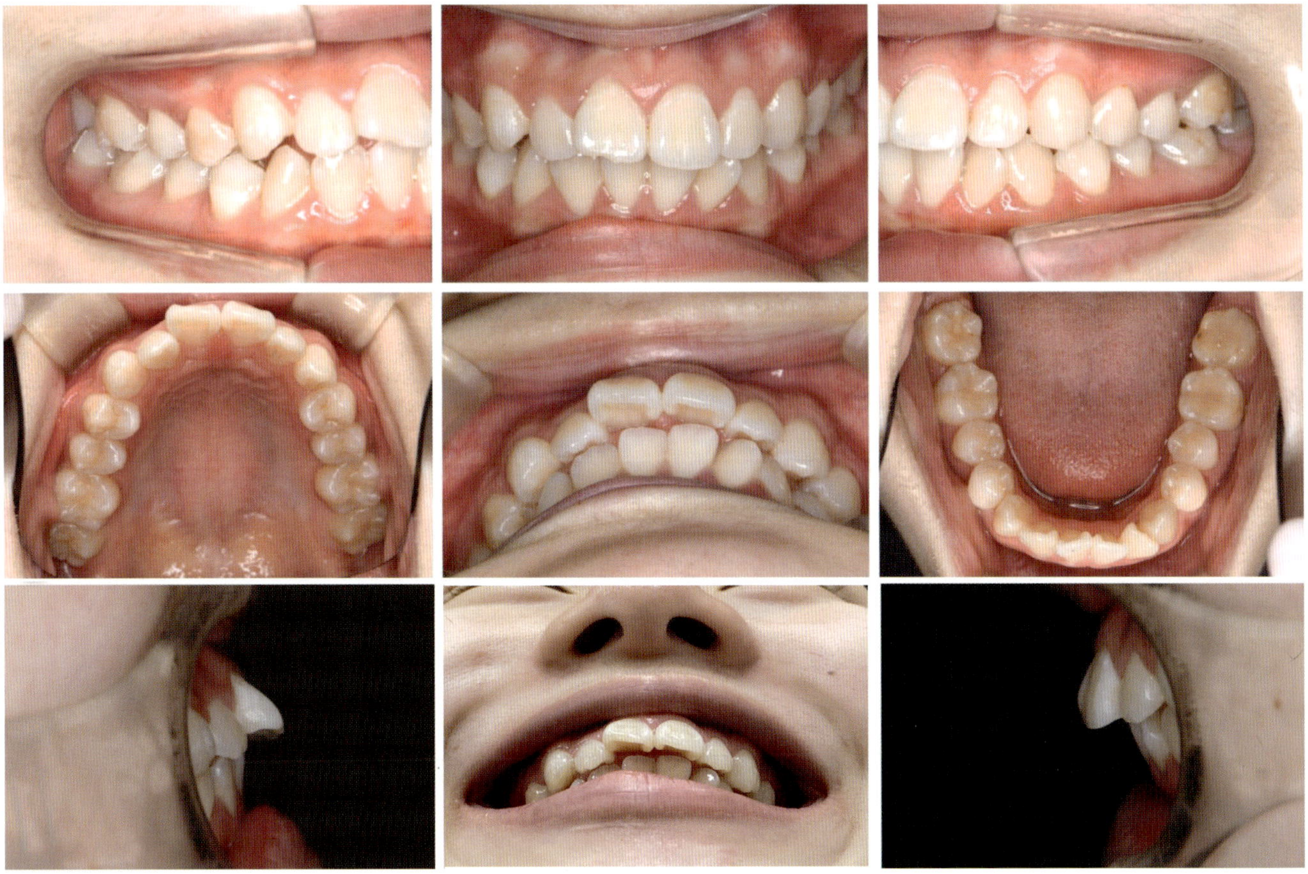

그림 5 자료로서의 치료 전 구강 내 사진은 가능하면 DSLR으로 촬영하는 것이 좋다.

치아를 나열한다는 목적에서는 IOS 영상만으로도 좋지만 IOS 영상을 꽤 많이 사용하고 있는 현재도 DSLR에 의한 구강 내 사진이 불필요하다고 느낀 적은 없다. 환자도 스캐너 영상은 인위적인 느낌이 있어, 보다 사실적인 구강 내 사진을 DSLR으로 기록하여 매회 보여주는 것은 신뢰 관계로도 이어지고 있다.

환자의 마음을 사로잡는 구강 내 스캔

IOS에 의한 스캔 데이터는 앞으로 필수라고 생각된다(그림 6). 따라서 모형을 사용하지 않게 되었다. 모니터상에 확대한 영상에서 360° 모든 방향에서도 보이는 것의 영향이 크다. 현재로서는 스캔 데이터를 모니터상에서 진단하는 의사는 환자와 스태프 모두에게 신뢰와 주목을 받는다. 게다가 젊은 직원들은 1개월이면 알지네이트보다 IOS가 더 편해져 단시간에 촬영을 완료할 수 있다. 자세한 것은 Kubota Tsutomu(窪田 努), Katano Jun(片野潤) 저 『끝까지 IOS』(퀸테센스출판)를 한번 읽어보기 바란다. 물론 플라그가 남아 있으면 그 위에서 스캔한 영상에서는 치아의 요철이 보이지 않게 되므로 촬영 전에 닦는 것이 중요하지만, 교정치료에서 아날로그 인상은 거의 필요 없어질 것이다. 현재는 3D 프린트도 진화하여 저렴한 가격으로 비싼 레진 모형을 만들 수도 있으므로, 필요할 때만 모형을 프린트하는 방법으로 하고 있다. 상·하 교합 접촉 모델상의 감각은 3D 프린터로 간단히 재현할 수 있다(그림 7).

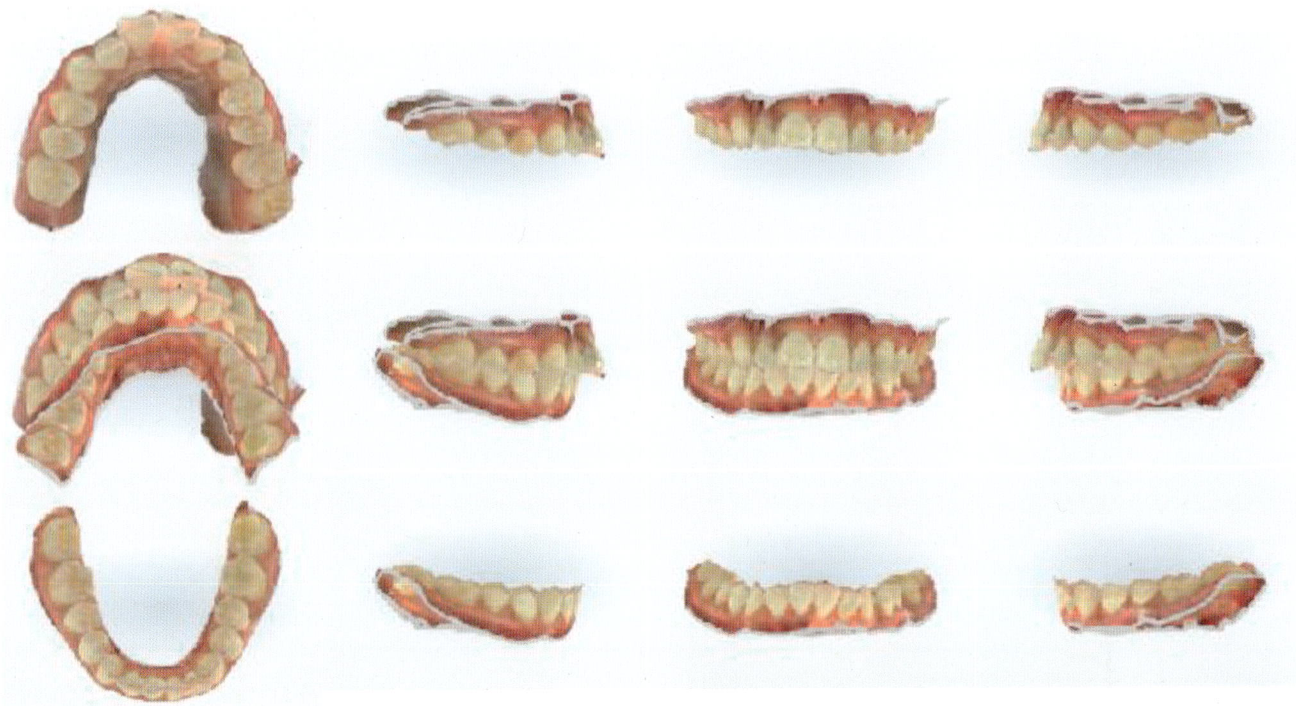

그림 6 인비절라인 환자의 경우, 3D 프린터로 출력한 모델을 이용해 압축 성형 방식으로 리테이너를 제작하는 경우가 있다.

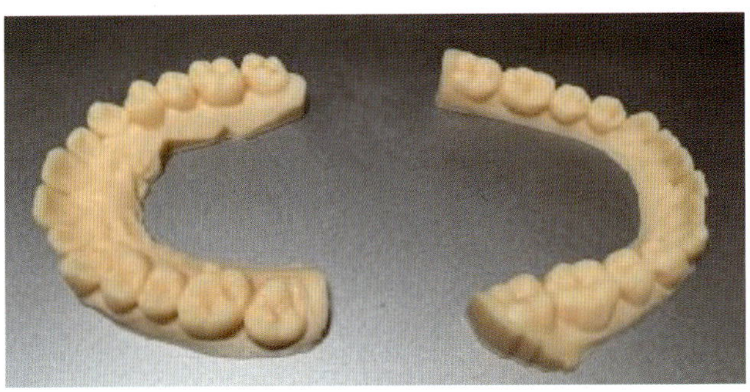

그림 7 STL 데이터로부터 3D 프린터로 출력한 모형.

Keynote로 2D 매칭

안모가 좌·우 대칭인 사람은 없으므로 어떻게 배열할지 교합평면을 어떻게 할지는 초기 치료계획에 따라 크게 달라진다. 적당한 때에 수정도 하지만, 나중으로 갈수록 수정의 난이도는 더욱 높아져 간다. Mac 사용자라면 Keynote를 사용하여 2D 매칭이 가능하다(그림 8). iPhone으로 촬영한 것이라면 더욱 그렇다. 인비절라인의 smile view 기능의 매칭에서도 똑같이 유용하게 되고 있지만, 초진 시에만 가능한 등 서비스의 제한이 있으므로 바로 체크할 수 있는 Keynote에서의 방법도 반드시 알아두었으면 좋겠다. 본원에서는 ClinCheck 완료 전에 이 작업을 수행하여 최적의 스마일 라인으로 조정하고 있다. 또한, 이러한 조정이 가능할 정도의 정밀도로 구강 내 사진을 촬영하는 것을 병원의 루틴 업무로 정착시키고자 한다.

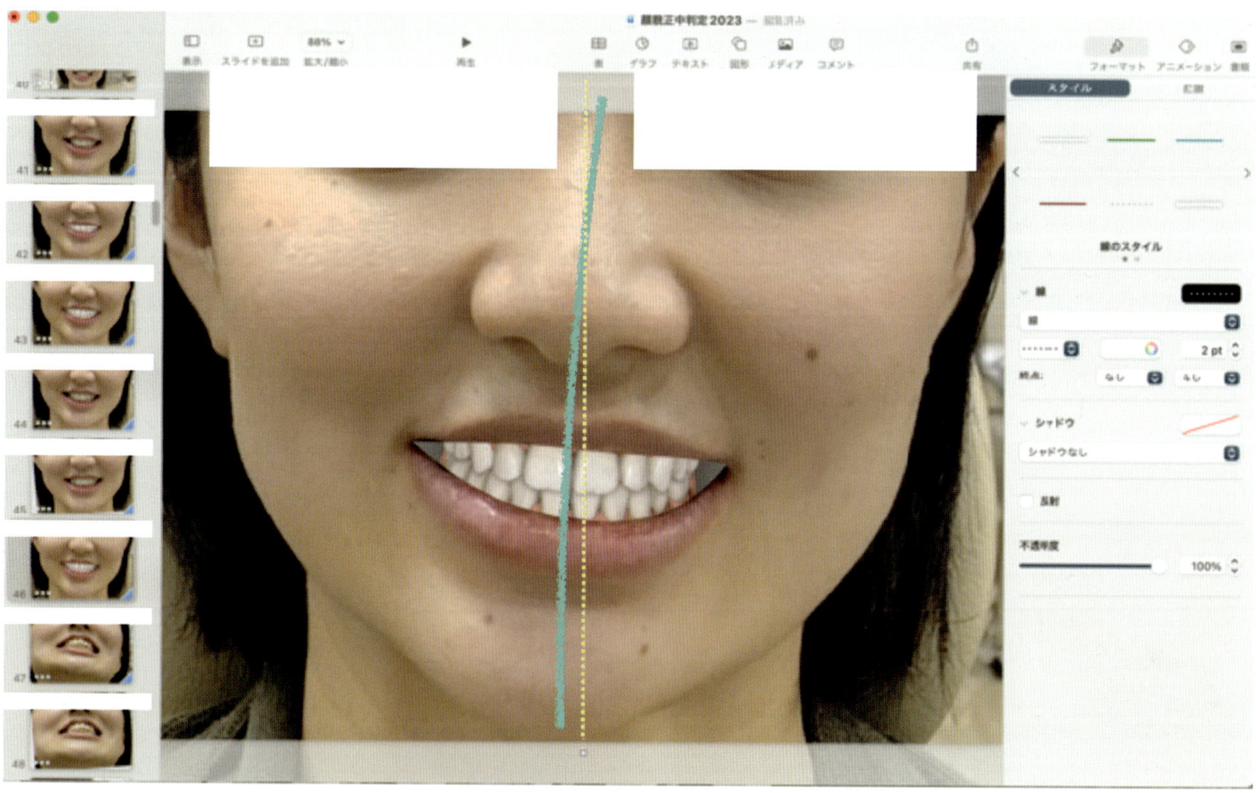

동영상 3

그림 8 Keynote에 의한 2D 매칭. 동공선, 비첨, 하악(턱끝 정중선) 모두 정중선에서 벗어나 있어 술자가 치축 교합평면을 설정해두어야 한다.

사진 관리는 클라우드

사진 관리는 클라우드를 추천한다. iPhone으로 촬영한 사진은 바로 「사진」 애플리케이션에 저장되고, 마찬가지로 Apple ID라면 바로 다른 디바이스에서도 공유된다. DSLR 카메라에서도 Wi-Fi로 바로 사진 애플리케이션에 저장되므로 앞으로 구입하는 경우 확인하기 바란다. 물론 SD 카드에 넣어도 좋다. Mac뿐만 아니라 Windows PC에서도 「사진」 애플리케이션을 사용할 수 있다(그림 9).

iPhone으로 촬영하는 또 하나의 장점은 직원들이 사용에 매우 익숙하여 촬영을 잘 할 수 있다. 디지털 네이티브(digital native)인 직원일수록 그 경향은 강하여 따로 설명할 필요가 없다.

기공소나 딜러, 제조사가 주고받거나 연계할 때도 사진 애플리케이션에서 LINE이나 SMS에 바로 첨부할 수 있으므로 본원에서의 다양한 workflow에 iPhone은 이제 빼놓을 수 없게 되었다.

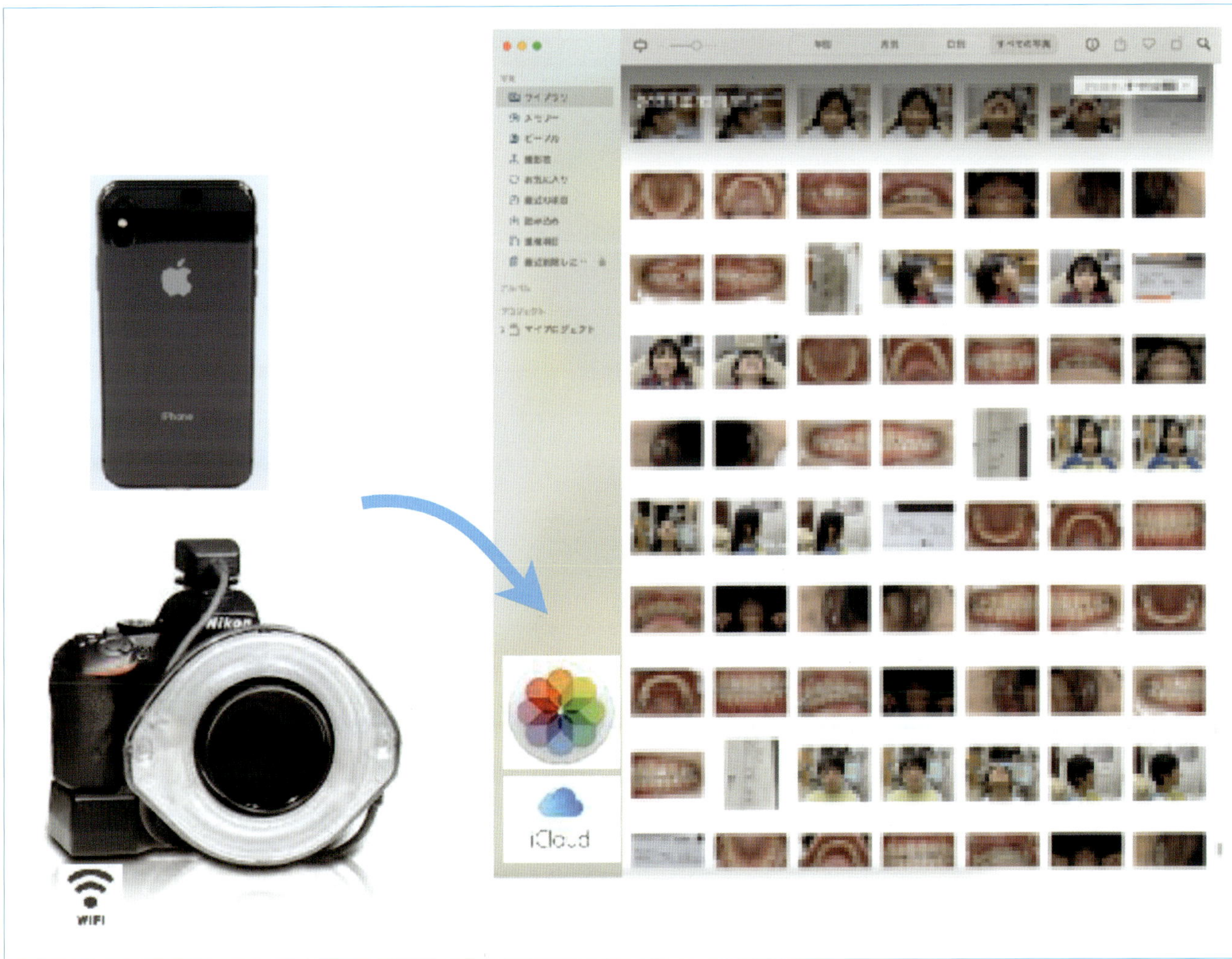

그림 9 본원에서는 iPhone 사진과 DSLR 카메라 사진 모두 저장은 「사진」 애플리케이션(iCloud)에 저장하고 있다.

Chapter 3

교정 진단은 Profile로부터

안모 및 골격 진단

교정치료는 「profile에서 시작하여 profile로 끝난다」라고 해도 과언이 아니다.

얼라이너 교정치료를 희망하는 주요 목적은 심미성 개선인 경우가 많으며, 단지 치아를 배열하는 것뿐만은 아니다. 심미성을 손상하면서까지 치아 배열을 희망하는 일은 적다.

또한, 희망하는 심미성은 환자에 따라 다르므로 술자가 이상적으로 생각하는 치열 교합이 환자의 희망과 맞지 않는 일도 종종 있다.

안모 골격 진단 6항목

● **옆얼굴(profile)**	Convex/Straight/Concave Profile
● **안모형(세로 길이)**	Long/Normal/Short Face
● **교합고경**	Deep/Normal/High Bite
● **골격 타입**	Skeletal Class I, II, III
● **안면형(하악의 회전)**	Mesio/Dolicho/Brachy Face
● **하악각**	High/Normal/Low Angle

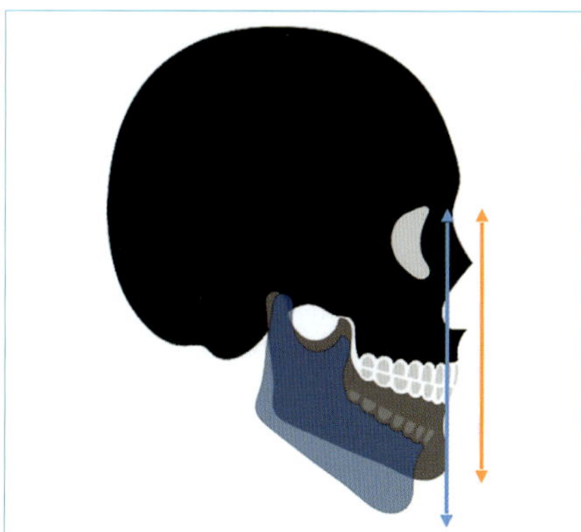

그림 1 「Dolicho」는 길다는 의미인데 Dolicho–Facial을 하악이 후하방으로 성장하거나 편위된 것이라고 설명한다. 하악이 하방으로 내려가면 확실히 그 결과로 안모는 길어진다.

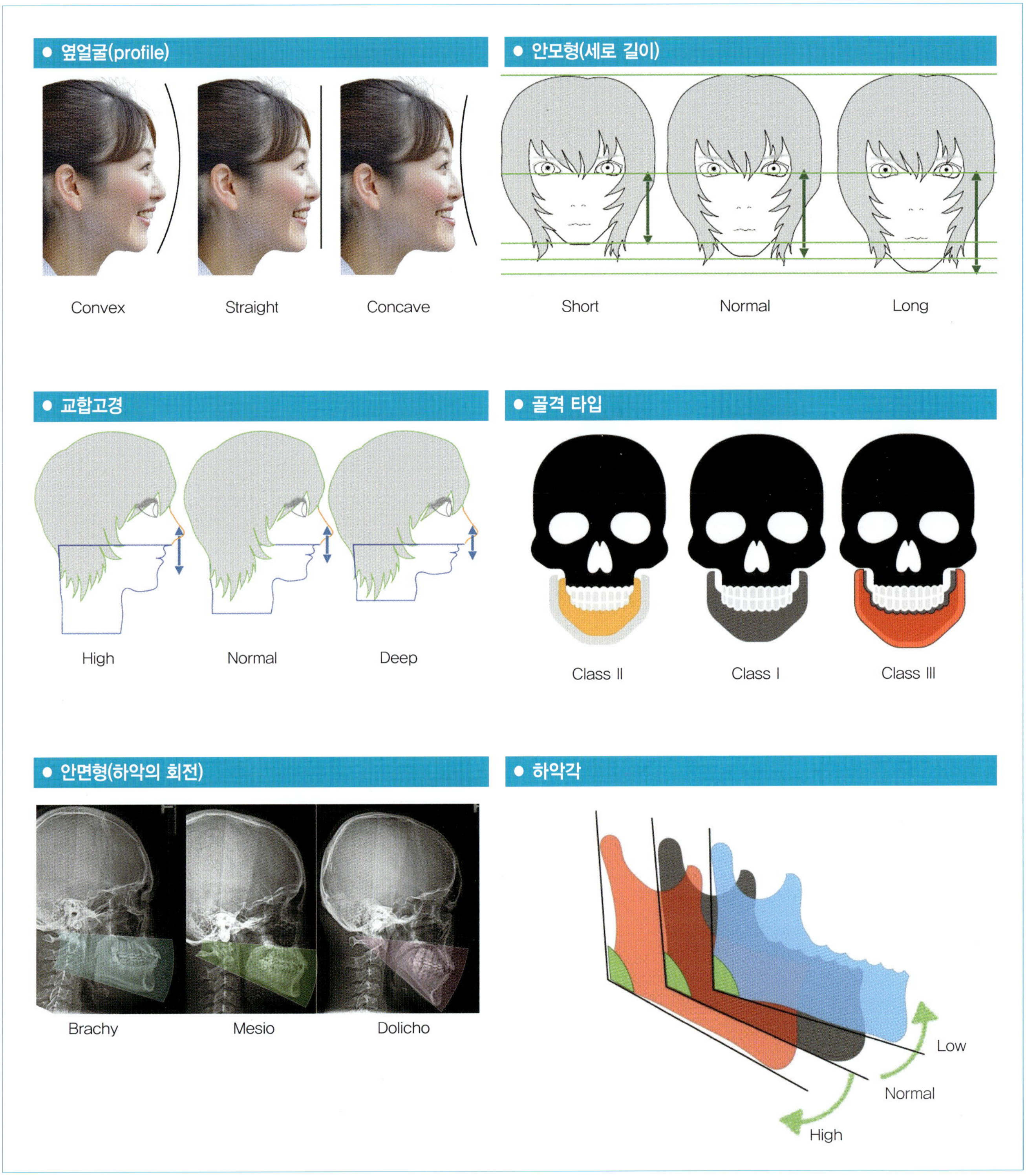

그림 2 안모 골격 진단의 6항목.
교정치료에 한하지 않고 포괄적인 치료, 특히 교합고경이 다른 치료를 하는 경우에는 반드시 실시한다.

안모 골격 진단은 집이나 건물을 짓기 전에 지반 기초를 조사하는 것과 마찬가지로 치열 진단 전에 기반과 베이스 골격이 어떻게 되어 있는지를 알기 위해 매우 중요한 진단 항목이다(그림 1). 물론 교정치료에 한해서가 아니라 치과치료 모두에 적용해야 하는 항목이다.

치열, 치아, 교합진단

그림 3은 인비절라인 사의 공식 홈페이지에서 발췌한 치열 및 교합 타입이다. 이 타입의 증례는 예측 가능하게 치료가 가능하다는 것이다. 난이도에 관해서는 Case 1, Case 1–2에서도 이야기하겠지만 증례의 난이도에 따라 영향을 받는다. 얼라이너 교정치료를 쉽게 하기 위해서는 앞서 다룬 Chapter 1 그림 11을 참고로 했으면 좋겠다.

부정교합의 구체적인 진단과 치료는 증례 편에서 제시하겠지만, 여기에서 주목했으면 하는 것은 이 증례에 상악 전치 전돌이 들어가 있지 않은 것이다. 개인적인 소견으로는, 상악 전치 전돌 및 상·하악 전돌의 치료는 쉽지 않다. 상악 전치 전돌은 본원에서 가장 흔한 주된 주소(CC)이지만, 사실상 치료 난이도가 높은 증례임을 치료 전에 충분히 설명하고 있다.

그 외에도 치료 전 진단 시 신중히 고려해야 할 점들이 있다.

① 비발치로 악궁을 확장한 결과, 프로파일에서 입술 주변이 볼록해지는 경우

② 하악이 작은데도 소구치 발치를 시행해 악궁이 더 작아진 경우

③ 기능적으로는 하악을 전방으로 유도하여 개선했지만, 심미적으로 하악이 커 보인다는 불만이 남는 경우

이 세 가지는 모두 안모 진단, 상악 전치 전돌과 밀접한 관련이 있으므로, 증례 편에서 꼭 참고해 보시길 바란다.

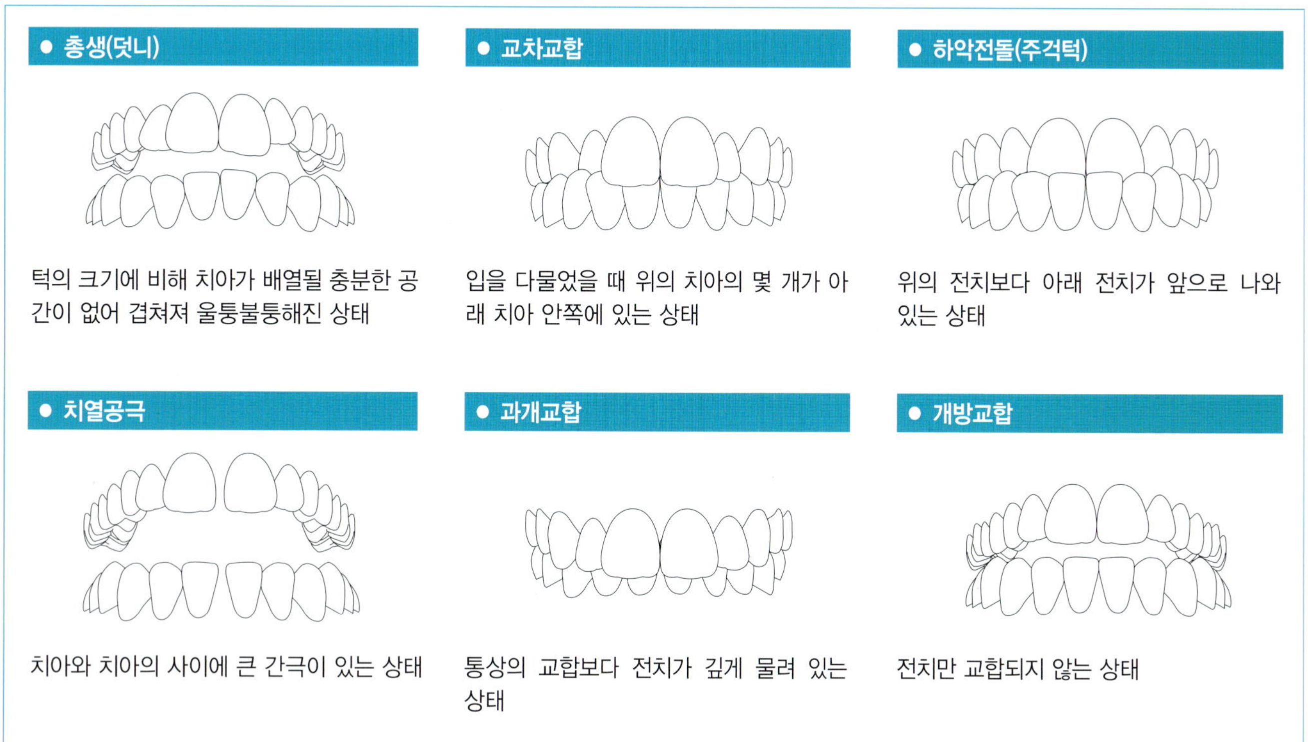

그림 3 인비절라인 사 공식 홈페이지 「적응 증례」에서 인용.

치열 및 교합의 진단은 반드시 아래의 서적들을 읽어보기 바란다(그림 4).

이 두 책은 저명한 선생님들이 애독하고 있는 서적이다. 교정치료뿐만 아니라 포괄적인 치료에서 GP의 바이블이다.

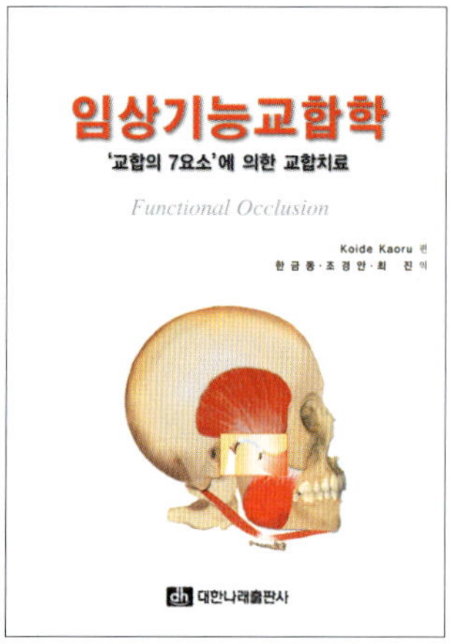

임상기능교합학

Functional Occlusion

교합 공부를 조금이라도 해본 사람이라면 Koide 선생님의 이름을 한 번쯤 들어봤을 것이다. 교합에 대한 논문이나 강연, 서적을 보면 다소 차이는 있어도 이 서적과 공통된 생각을 기술하고 있는 경우가 많은 것 같다.

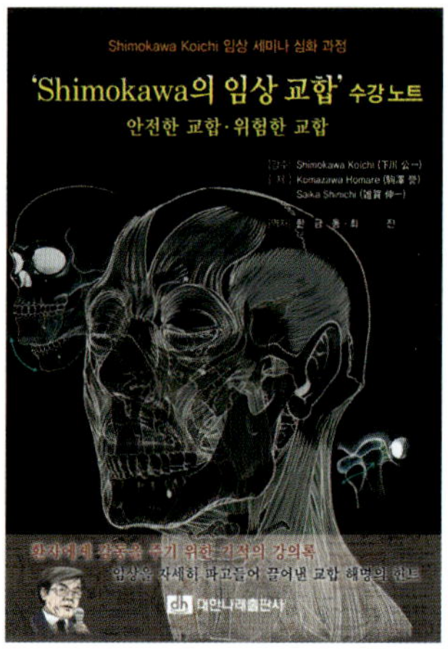

「Shimokawa의 임상교합」 수강 노트

지금은 수강이 불가능하지만, 세미나의 내용을 수강생이 모두 일러스트화한 것이므로 리얼한 수강이 아니고서는 전달할 수 없는 자세한 묘사와 Shimokawa 선생님·Komazawa 선생님의 열정과 생생한 현장감까지 전달되어오는 명저이다.

현재는 Sei Jinkaku 선생님이 얼라이너를 이용한 부정교합 치료에 관한 훌륭한 세미나를 진행하고 있으며, 이 서적도 해당 세미나에서 함께 사용되고 있으므로, 꼭 수강해보시길 권한다.

그림 4 치열 및 교합의 진단에 있어서 참조했으면 하는 명저.

치아 이동 진단

GP가 교정 전문의에 비해 지식이 얕기 쉬운 분야다. 반대로 GP는 이것을 잘 할 수 있게 되면 교정치료의 성공에 한층 가까워지게 되는 것이다.

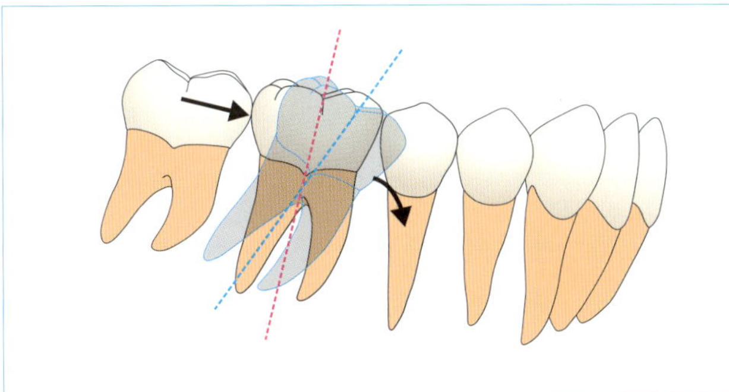

그림 5-1 하악 대구치는 근심경사하고 있는 경우가 많으며 근심이동 시에 더욱 근심경사되기 쉽다.

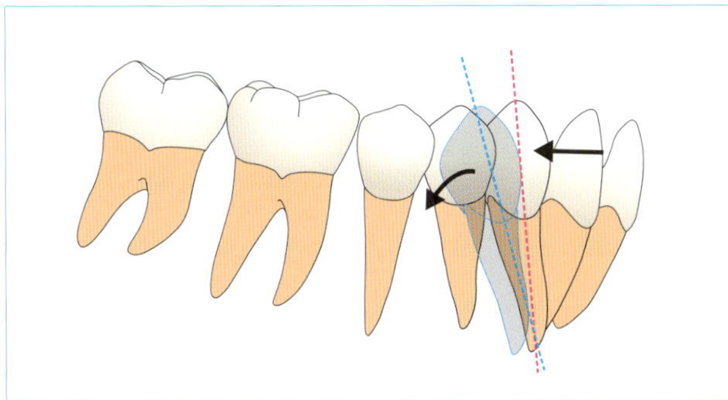

그림 5-2 원심경사된 하악 견치를 단순히 원심이동만 하면 더욱 경사되어 버린다.

[치축 경사]

이미 경사되어 있는 방향으로 치아를 이동하려고 하면 그 방향으로 더욱 경사된다. 원심경사된 견치를 원심으로 이동시키는 것은 어렵다. 교합평면 만곡 때문에 치료 전부터 근심경사되어 있는 제1대구치를 근심이동하는 것도 똑같이 주의가 필요하다(그림 5). 근원심적인 치축 경사의 진단은 파노라마 방사선사진(그림 6)이 판별이 용이하여 자주 사용된다. 원심경사된 제2대구치를 원심으로, 근심경사된 제1대구치를 근심으로 치체 이동은 하기 어렵다. 치아 이동의 기본이다.

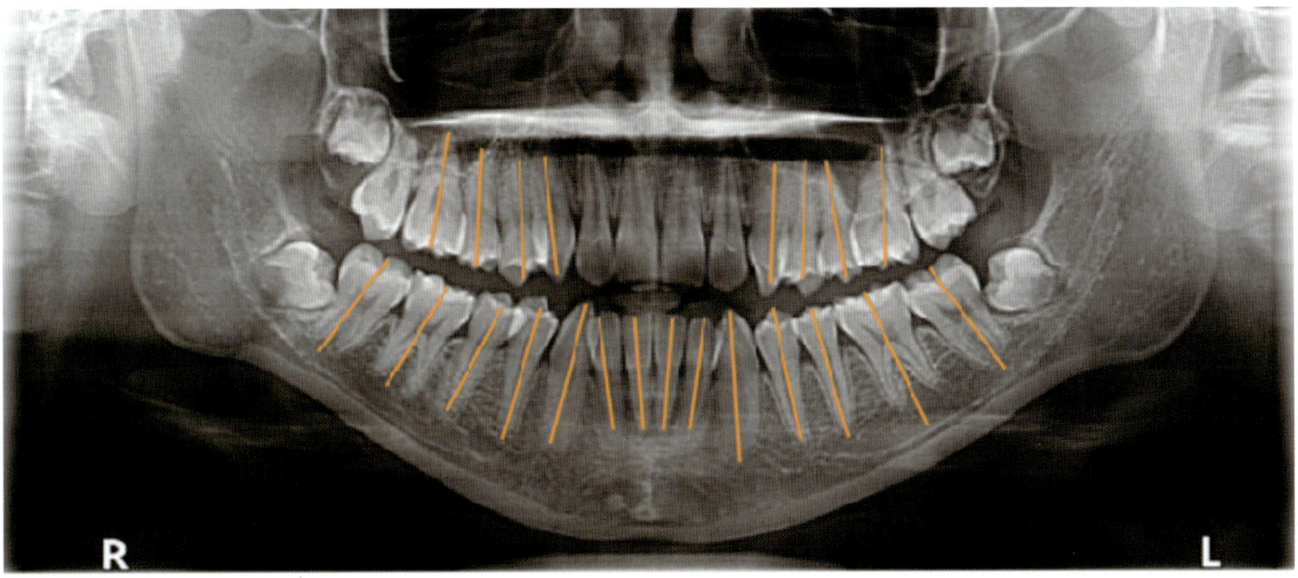

그림 6 치축 경사의 진단에 효과적인 파노라마 방사선사진.

[파지(grip)가 가능한가]

맹출하지 않았거나 치관장이 짧은 치아를 단독으로 움직이는 것은 어렵다. 얼라이너 교정이 어떻게 치관을 파지할 수 있는지가 예측 가능성 높은 이동을 하는 열쇠다(그림 7).

얼라이너 교정에 한한 것은 아니지만, 치근 형태에 따라 치아 움직임은 당연히 다르다. 임플란트를 하고 있는 GP는 분기부에 단단한 피질골이 있는 것도 알고 있다. 복근치가 잘 움직이지 않는 것은 당연하다.

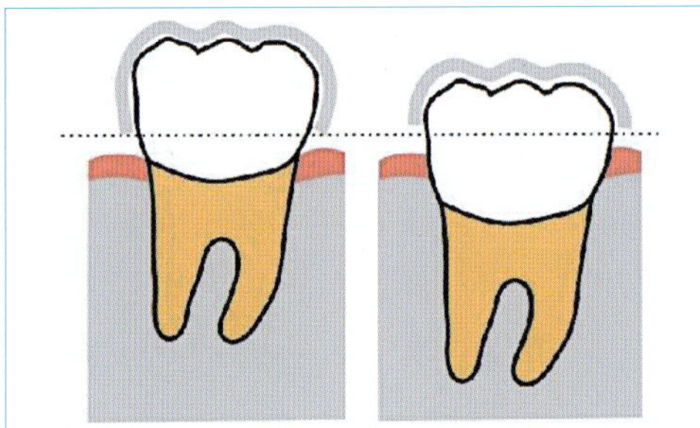

그림 7–1 맹출하지 않은 치아의 이동은 어렵다.

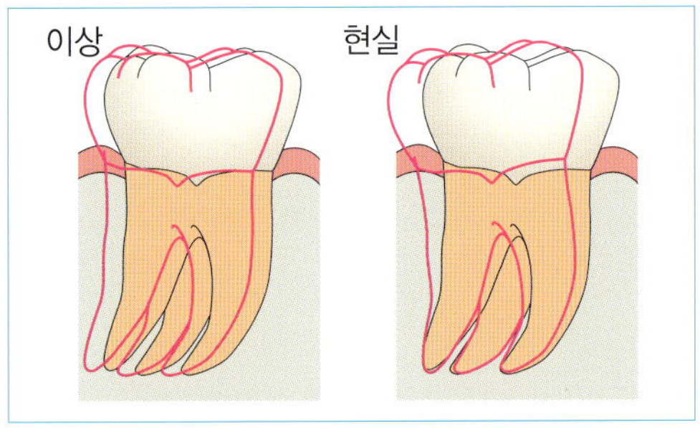

그림 7–2 형태가 복잡한 대구치의 치근은 잘 움직이지 않는다.

[이동하는 치근인가]

하악 제1대구치는 4근이라고 해도 GP 입장에서 특별히 드물다고는 생각하지 않는다. 이동하기 어렵다는 것은 예상할 수 있다. 그리고 분기부의 피질골이 단단하고 두꺼운 경우도 아마 이동하기 어려울 것이다. 근관치료나 치주, 임플란트에서 사용하는 해부학적인 지식이 여기에도 도움이 된다.

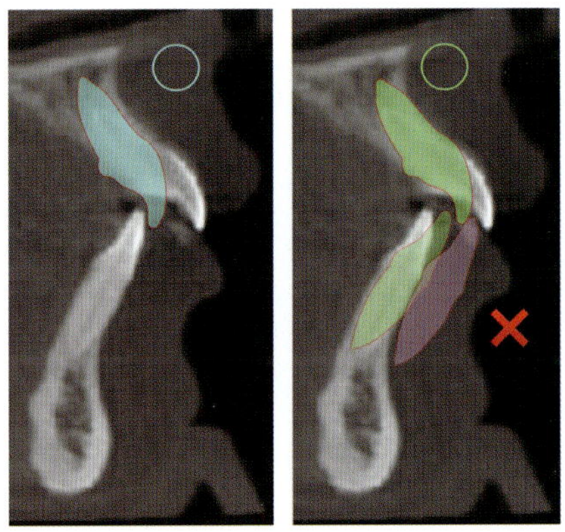

그림 8 하악 전치의 치근과 치조골의 관계를 CBCT로 보는 것은 현명하다.

[움직일 곳에 공간과 뼈가 있는가]

전치부에서는 특히 CT에서 순측, 설측의 골량을 봐두는 것이 필수다(그림 8). 아치에 따른 수평적인 이동이라면 필요성이 낮은 경우도 있지만, 상악 견치 순측 피질골은 교정과 관계없이 얇은 경우가 많다. 가능하면 치아마다 근원심의 CT 진단도 했으면 좋겠다. 2024년 5월에 추가된 「평면(plane)」 기능은 전치의 치근과 하우징의 관계를 진단하는 데 유용하다(Chapter 4, Case 5, 그림 18 참조).

인비절라인에서도 2023년 10월경부터 CBCT에서 뼈 상태를 알 수 있는 DICOM 데이터, IOS로 스캔한 치관과 치은의 STL 데이터, 이동계획 툴의 데이터를 중첩시킬 수 있는 이동계획 툴 「Root」(Chapter 4, Case 5, 그림 18 참조)를 일본 사용자도 사용할 수 있게 되었다. 앞으로도 이러한 편리한 기능이 늘어나 개선되어 가겠지만, 이것은 어디까지나 중첩된 합성 사진이다. 실제 임상과 맞지 않는 일도 많다. 최근에는 두부 방사선사진을 자동으로 trace 해주는 소프트웨어도 일반적이라고 생각하는데, 오차가 전혀 없지는 않을 것이다. 3차원 데이터가 되면 그것이 증가하는 것은 당연하다. AI가 지금까지의 교정치료의 역사를 거듭하며 발달하여 지금까지의 교정치료의 역사를 학습해 나가는 것으로 급격하게 발전하여, 앞으로도 전자동뿐 아니라 상상할 수 없는 진화가 있을지도 모른다. 단, 아직 치과의사가 반드시 주의하고 체크해야 하며, 전자동으로는 생성할 수 없는 것이 아직까지의 현실이다.

환자 협조도 진단

얼라이너는 가철식 교정장치다. 환자가 적절하게 사용하지 않으면 치료되지 않는 장치다.

나의 경우는 교정 컨설팅도 하므로, 환자 내원 시 대기실에서 기다릴 때, 예약하는 방법 등으로부터 협조도 진단이 시작된다.

GP이므로 지금까지 통원하고 있었던 분이라면 어느 정도 협조도를 알 수 있지만 그렇지 않은 환자가 많다. 현재 본원은 지인이 예쁘게 교정된 것을 보고 내원하는 경우가 많다. 지인이 치료했기 때문에 또는 치료하고 있으니 나도 해야지 라고 생각하여 내원하는 사례도 많다.

현재 상태를 진단하여 임상적으로는 가능하다고 생각하는 경우에도 얼라이너 교정 방법이 받아들여지지 않거나 관리할 수 없는 환자도 적지만 일정 비율로 있는 것은 틀림없다.

얼라이너 교정의 정밀도는 매우 높은 비율로 환자 협조도에 의한 것이 크므로(그림 9), 환자 본인의 생활 상황, 가족의 협조도를 잘 확인하여 어렵다고 판단된 경우는 가철식이 아닌 교정장치를 권하는 경우도 있다. 협조도가 40%가 영향을 받는다고 하면 지나치다는 느낌이 있지만 30% 이상은 반드시 영향을 준다. 앱을 활용하는 등 환자의 협조도를 높이기 위한 다양한 방법도 얼라이너 교정의 중요한 테크닉 중 하나이다.

장치를 바르게 사용하지 않는 경우, 장치가 확실히 잘 맞는 상태에서 사용할 수 없는 경우도 예측 가능성은 떨어져 회복이 어려운 상태가 되는 경우도 있다.

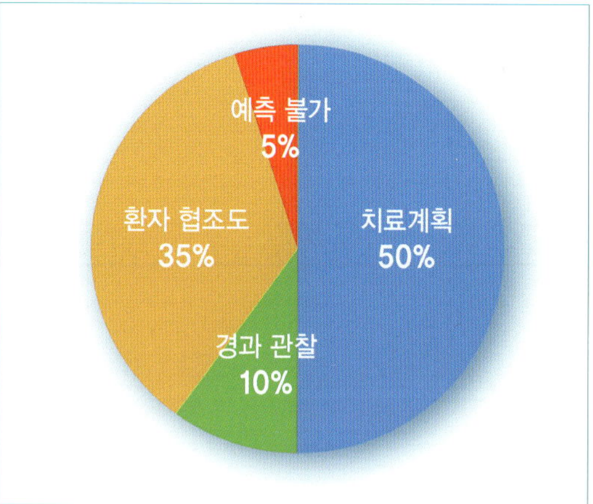

그림 9 본원에서 얼라이너 교정의 성공에 영향을 주는 인자의 비율.

주의 필요

1. 「사용 시간을 잘 지킬 수는 없지만 사용할 수 있다」라고 하는 환자
2. 「노력하겠다」라고 하지만 실제로는 노력하지 않는 환자
3. 자신도 모르게 급식 후, 동아리 활동 후, 외출, 회식 후 등에 빼고 나서 다시 장착할 수 없는 환자
4. 약간 고무줄을 사용할 수 없는 환자
5. 교합력이나 손의 힘이 약해서 얼라이너를 정확하게 장착할 수 없는 환자

난이도 진단

병명이 똑같다고 해서 난이도도 똑같은 것은 아니다.

「난이도가 높다≒치료기간이 길다」이지만, 난이도가 높아도 기술이 있으면 치료기간을 짧게 할 수 있다.

일상에서 레이더 차트(radar chart)를 사용해야 하는 것은 아니지만, 난이도를 분석하는 지표가 된다(그림 10).

1. 부정교합 타입
2. 협조도, 이해도
3. 충분한 치료기간의 확보
4. 사랑니를 포함한 발치의 가능 여부
5. 치축 경사
6. 해부학적 요인
7. 유지

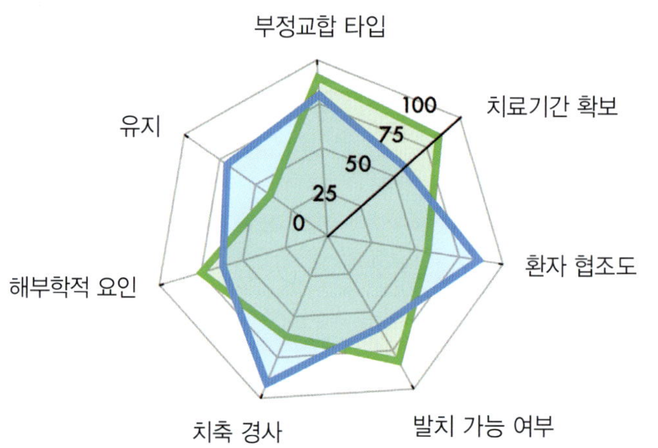

그림 10 치료 난이도를 나타내는 레이더 차트.

[증례의 난이도를 판별하는 포인트]

1. 이동하고 싶은 방향으로 치축이 경사되어 있지 않은가?
2. 이동하는 장소에 공간과 뼈는 있는가?
3. 좌·우 제1대구치의 위치, 견치는 좌·우 대칭인가?
4. 편측 덧니는 의외로 어렵다.
5. 40점을 70점으로 하는 것보다 80점을 95점으로 하는 것이 어렵다.
6. 장치 사용 규칙을 잘 지킬 수 있는가?

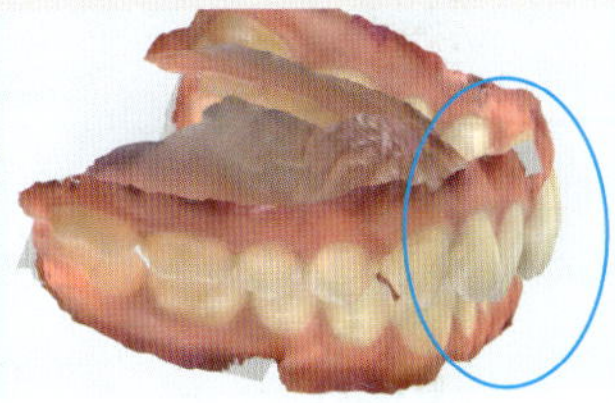

Case 1-1 과개교합 — 전치 설측경사(경도)

#과개교합 #전치설측경사 #하악구치설측경사 #하악후퇴 #총생 #버릇

내원목적

전치의 치열이 마음에 들지 않는다(정중선의 틀어짐은 신경 쓰이지 않는다).
14세, 여성

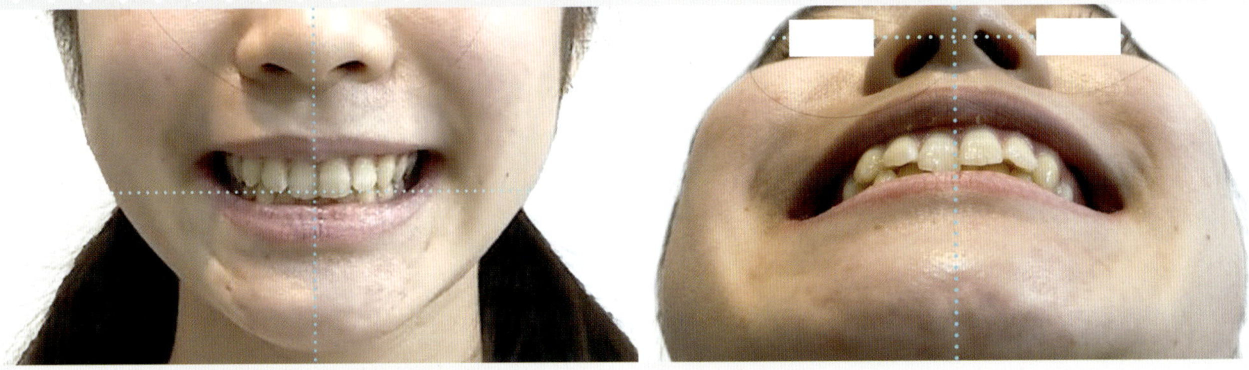

그림 1 안모는 거의 좌·우 대칭(좌), 비첨은 거의 중심(우).

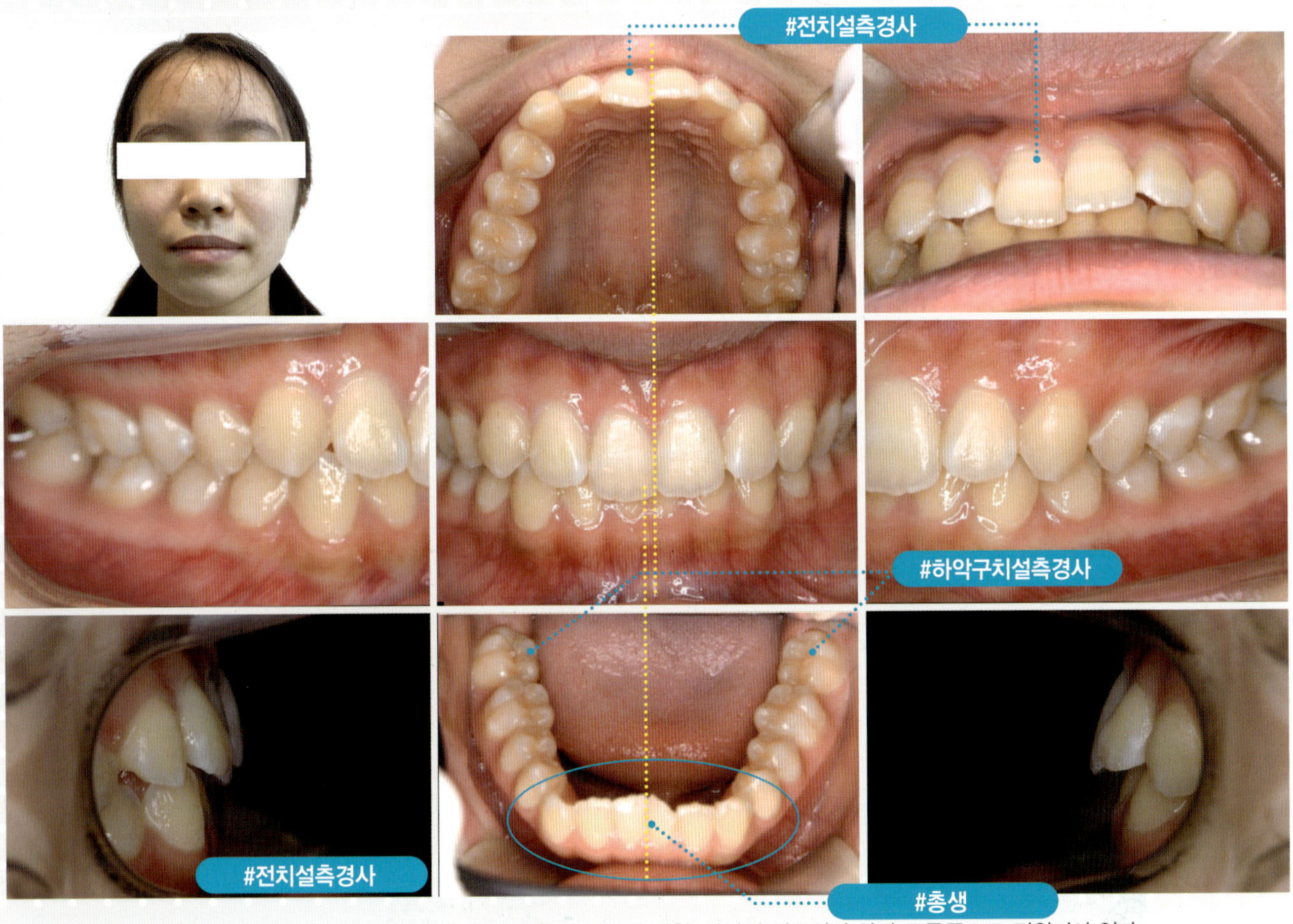

그림 2 우측 상악 중절치의 정출과 설측경사, 하악 전치의 총생 때문에 내원. 하악의 정중선이 약간 오른쪽으로 편위되어 있다.

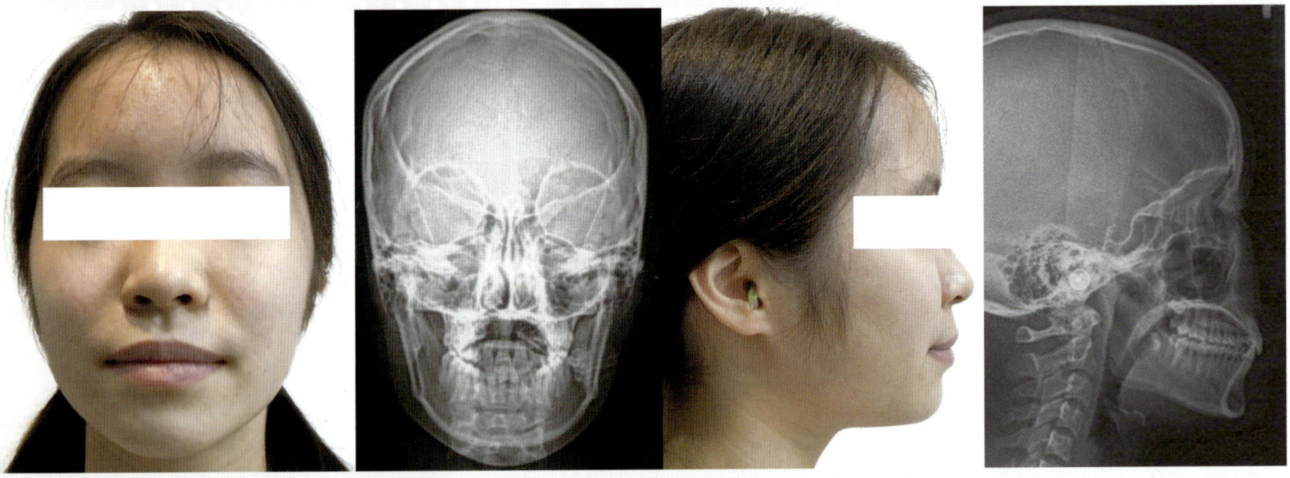

그림 3 정면과 측면의 안모 사진과 두부 방사선사진.

본 증례의 해석

- 상악 전치의 설측경사, II급 2류 경향의 증례는 하악이 후퇴해 있는 경우가 많다.
- 교합평면이 편평하여 강한 교합력을 예상할 수 있다. ◀ 얼라이너 핏이 좋다
- 전치의 피개는 깊지만 긴 형태의 안모 ◀ 신중하지 않은 교합 거상으로 긴 얼굴이 강조되지 않도록 주의한다
- 하악의 구치도 설측경사 경향이 있다.
- 엎드려 자는 경향이 있는데 그 습관이 원인일 가능성도 있다. ◀ 악습관의 개선은 필수
- 좁아진 혀 공간을 넓게 하고 싶다.
- 14세, 하악의 성장 가능성. 앞으로도 주의가 필요

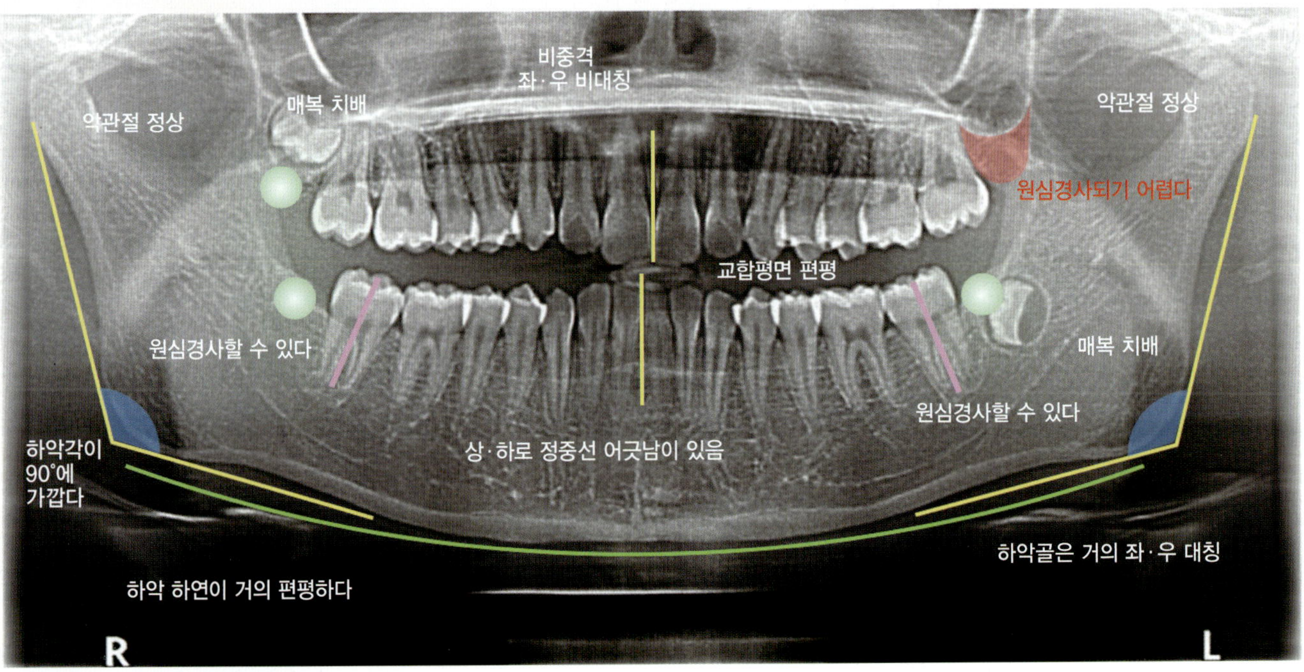

그림 4 초진 시 파노라마 방사선사진.

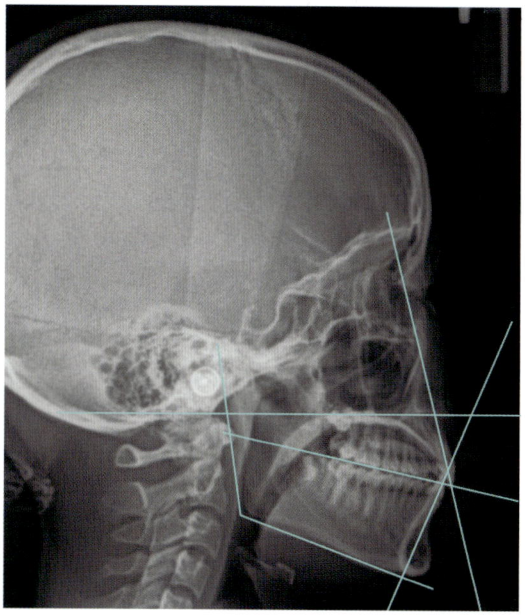

Profile 진단

Straighe Profile
Low Angle
Brachy Facial
Long face tend.
Skeletal Class III
Deep bite

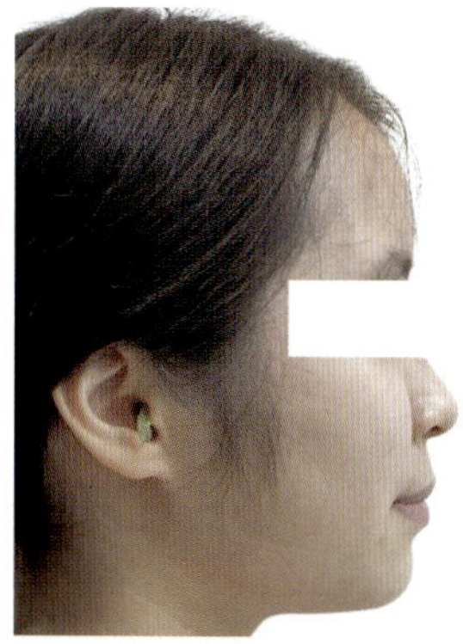

그림 5 대구치관계는 거의 I급. 하악은 약간 우측 후방으로 밀려 있다.

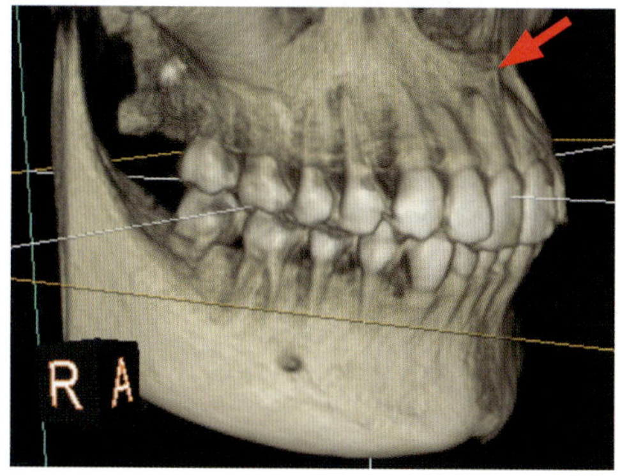

그림 6 상악 전치의 근첨은 피질골로부터 삐져나와 있다.

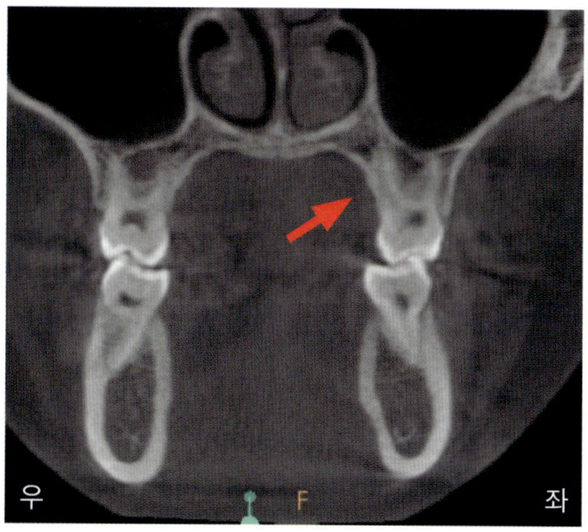

그림 7 하악 대구치를 upright, 상악 대구치는 측방으로 확장하고 싶다.

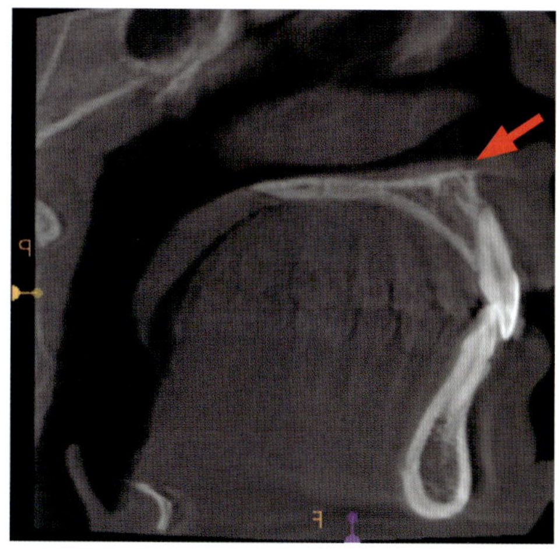

그림 8 UR1의 치축은 그대로 악화되면 피질골에서 더욱 벗어난다.

"전치의 치열이 마음에 들지 않는다"라고 하며 내원한 14세 여성의 증례를 살펴보자.

그림 1을 보면 상악 우측 중절치의 정출과 설측경사, 하악 전치의 총생이 있음을 알 수 있다. 또한 하악의 정중선이 약간 오른쪽으로 편위해 있는 것도 알 수 있다.

안모와 구강 내 사진을 보면 턱끝에 근육의 강한 긴장이 있으며 하악의 전치와 구치가 설측경사되어 있다. 설측경사된 치아를 바로 세워 협착된 아치를 정상화해서 혀 공간을 넓혀 턱끝 근육의 긴장을 풀도록 한다. 부정교합의 계기가 상악 우측 중절치의 설측경사며, 그것은 나쁜 습관이 원인이 되었을 가능성이 있다. 사실, 문진에서 엎드려서 자는 버릇이 있다는 것을 들었다.

그림 2, 3은 정면 및 측면 얼굴 사진과 두부 방사선사진을 나란히 배열한 것이다.

치아 이동계획

동영상 4

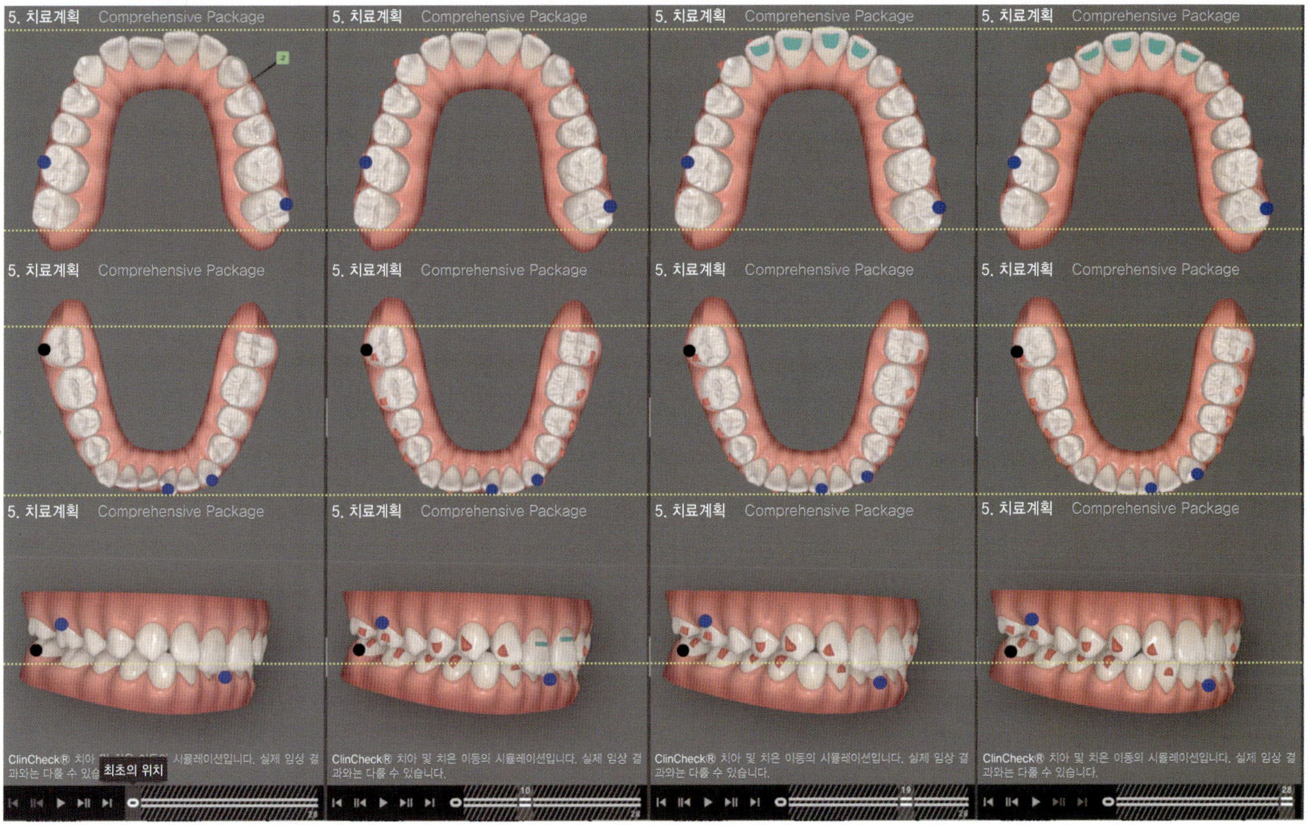

그림 9 상악과 하악 모두 전치 절단부와 대구치 원심의 전·후적인 위치 변화 없이, 측방 확장을 통해 치아이동 공간을 확보했음을 알 수 있다. 과도한 플레어아웃은 순측 및 협측 치은의 퇴축으로 이어질 수 있으므로, lingual root torque를 부여할 필요가 있다(→그림 10 참조).

이렇게 함으로써 하악의 편위, 측모(profile) 진단, 그리고 하악 크기를 보다 명확하게 파악할 수 있다.

의외로 하악이 크며, 하악각이 작은 brachy 타입임을 알 수 있다. 이른바 high angle dolicho facial은 아니었다. 엎드려 자기도 하고, 이악물기 습관도 있으므로 하악 구치의 교합 관계가 유지된 채로 전치가 설측경사됐을지도 모른다.

그림 4의 파노라마 방사선사진에는 정보가 많다. 하악 각이 비교적 예각이며 하악 하연 및 교합평면이 거의 편평하다는 것을 알 수 있다. 또한 만약 대구치의 원심이동을 하고 싶은 경우, 매복치보다 상악 좌측 후방 결절부의 뼈가 원심이동의 장애가 될지도 모른다. 이미 대부분의 치근이 파노라마상에서 paralleling되어 있다.

Profile 진단에서 straight face이므로 하악골은 약간 크다고 생각되지만, 그림 5, 6을 보면 대구치관계는 거의 I급인 하악은 약간 우측 후방으로 밀려 있을 가능성이 있다. 그림 7을 보면 상악 좌측 제1대구치는 구개측의 피질골이 얇으므로 경사이동보다 치체 이동으로 측방 이동했으면 좋겠다. 또한, 그림 8로부터 UR1은 근첨이 피질골로부터 밀려 나와 있음을 알 수 있다. Airway는 좁지는 않은 것 같다.

동영상 5

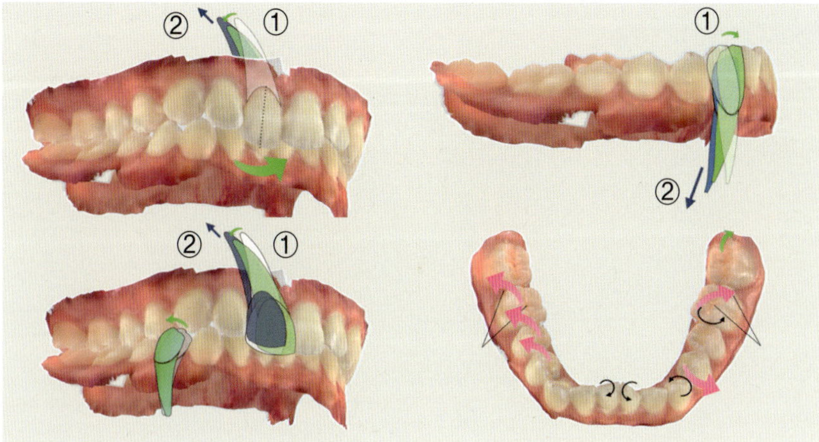

그림 10 전치부는 치근을 치조골 내로 넣은 후(root lingual torque) 압하하는 것이 치근흡수나 치수 실활의 우려가 적다. 하악 구치의 협측 up-right도 마찬가지다.

치아의 이동계획을 세운다.

환자의 안모는 전치의 피개가 깊지만 긴 얼굴이며, profile을 생각하면 교합거상을 거의 하지 않고 전치부의 상대적 압하를 메인으로 한 이동을 했으면 좋겠다(그림 9). 이동계획으로서는 일괄 이동으로, 상·하 전치는 flare-out, 하악 대구치는 원심 측방으로 upright, 하악 소구치는 측방으로 upright를 한다. 교합평면을 약간 Spee 만곡을 부여, 전치는 상대적 정출하지 않도록 주의한다.

얼라이너를 장착하는 것으로 stabilization splint를 사용한 경우와 유사한 효과를 얻어, 갇힌(locked) 하악을 풀어주는 역할을 하면 좋겠다(Case 11 참조).

전치의 움직임은 우선 근첨을 하우징 안(피질골보다 안쪽)에 넣고 나서 압하하고, 전치부의 압하로 수직피개를 감소하게 한다. 근첨을 치조골 안에 넣고 나서 압하하는 것이 치수의 혈행상 안전하다고 생각된다. 반대로 순측으로 플레어아웃시킬 때 치근단이 피질골 위에 있는 상태에서 압하가 이루어지면, 치수 손상이나 치근흡수의 위험이 있으므로 주의 깊은 경과 관찰이 필요하다(그림 10 참조).

Root lingual torque를 넣을 때는 얼라이너 내면에 돌기가 있는 파워릿지(power ridge)를 사용하면 torque가 걸리기 쉽지만, 반면 unfit이 일어나기 쉽다. 인비절라인 사가 작성한 치료계획에서는 root lingual torque를 넣는 치아는 파워릿지가 디폴트로 들어가는 경우가 많으니 스스로 필요 여부를 판단하기 바란다. 전치에서는 얼라이너가 덮는 길이가 길어 힘이 치근에 전달되기 쉬우므로, 필자는 파워릿지를 너무 많이 사용하지 않도록 주의하고 있다. Angulation 등 그 이외의 3차원적인 이동을 동시에 하고 싶은 경우에는 얼라이너 핏이 더 중요한 경우도 많다. 인비절라인 사로부터 보내져 온 것을 그대로 사용하는 것이 아니라 자신이 진단할 수 있는 힘을 기르는 것도 중요하다.

또한 본 증례와 같이 바이트램프를 사용하여 압하하는 경우, 바이트램프 위에 하악 절치를 두고 물도록 지도하는 것도 중요하며, 바이트램프 설측에 하악 전치를 두면 하악 후퇴나 과개교합이 더욱 진행될 가능성이 있으므로 사용상의 주의 환기가 중요하다(그림 11).

치료경과

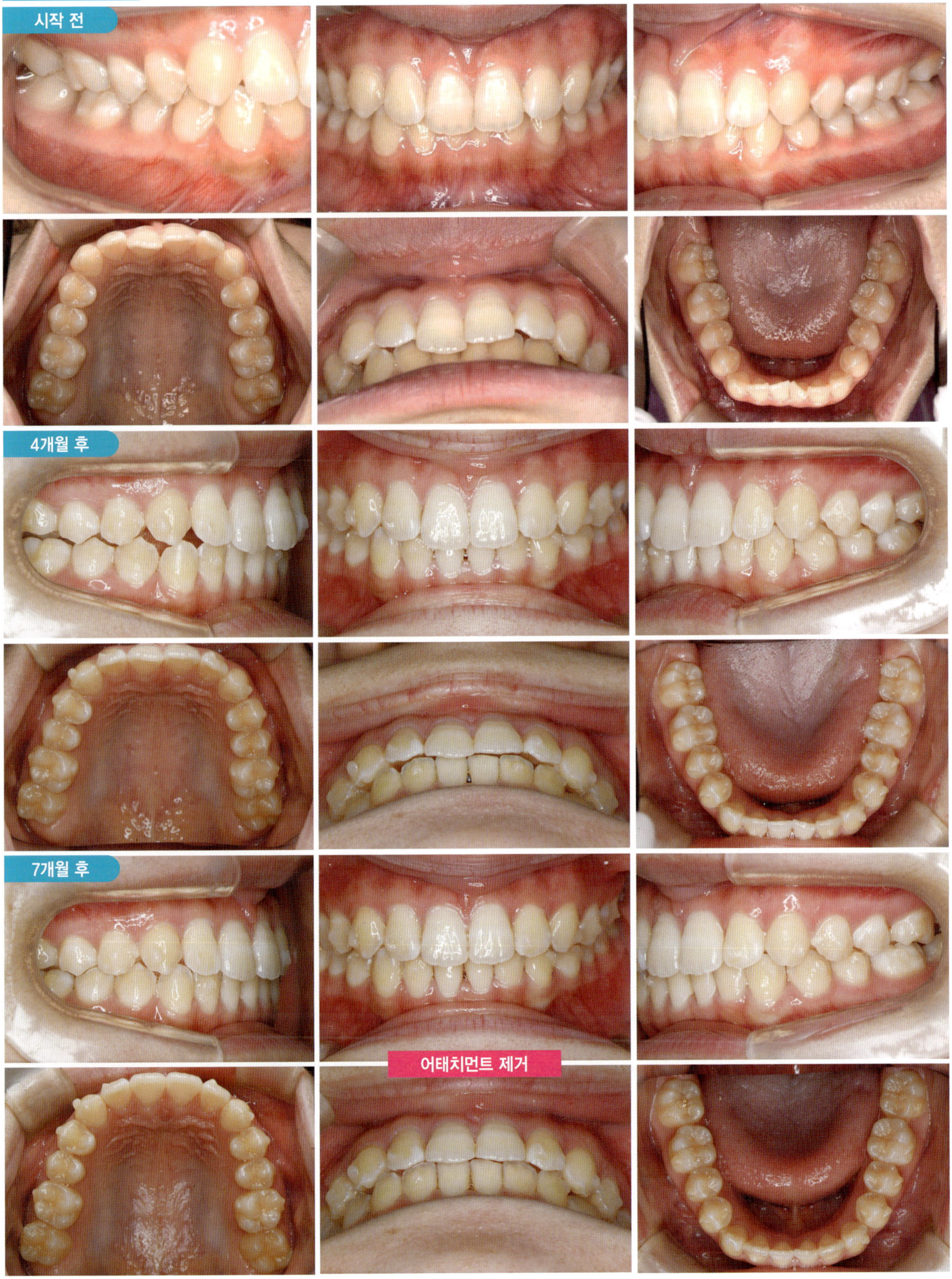

그림 11 치료시작으로부터 어태치먼트 제거까지 약 7개월로 동적치료 종료.

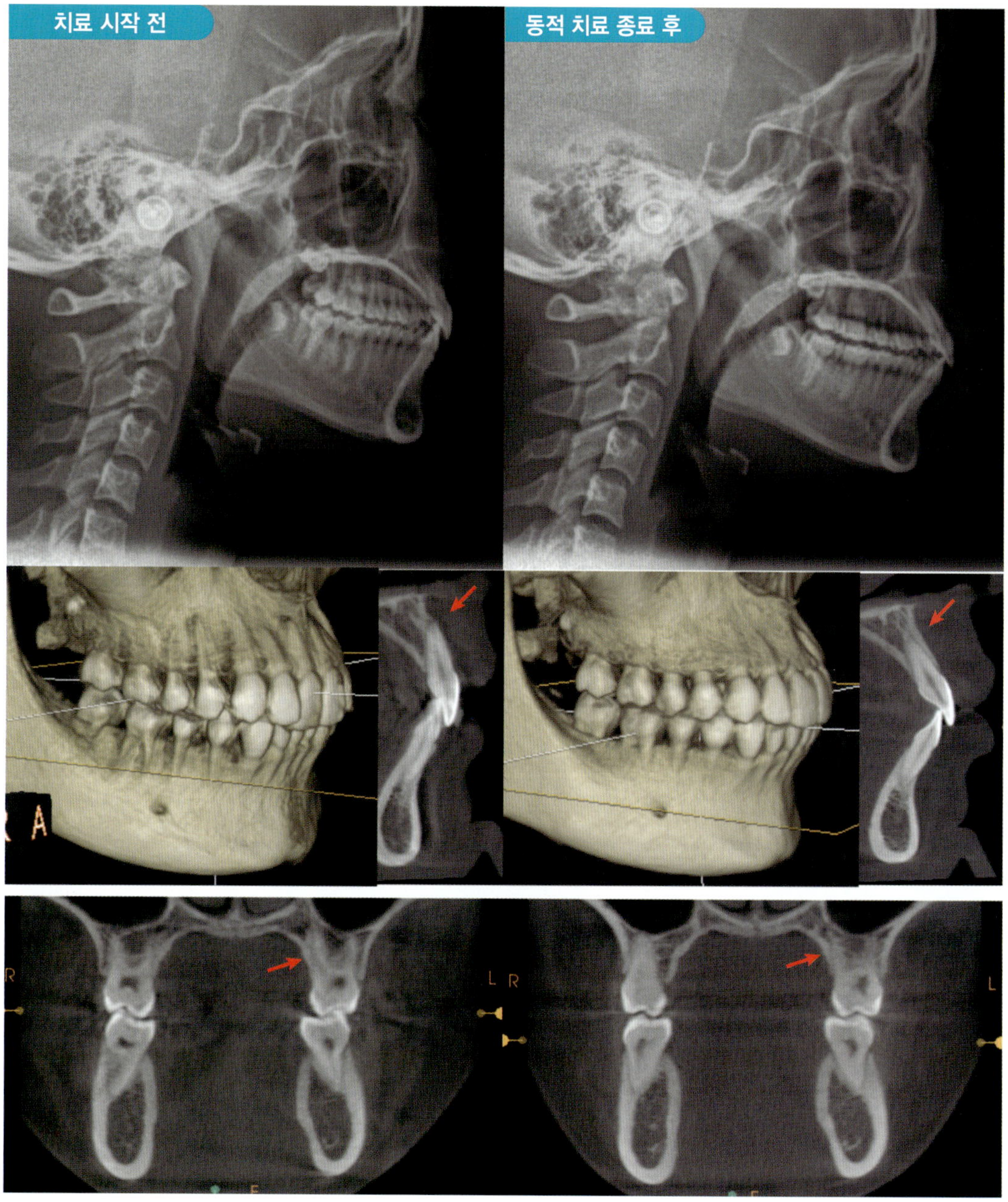

그림 12 두부 방사선사진과 CBCT에 의한 치료 전·후 비교. 전치와 구치 모두 근첨이 하우징 안에 들어가 있다.

두부 방사선사진 측방에서 치료 전·치료 후를 비교하는 것이 중요하다는 것은 말할 것도 없으며, CBCT에 의한 치료 전·치료 후 비교는 중요하다(그림 12). 특히 치근이 하우징 안에 들어가 있는 것을 확인하는 것은 중요하다. 하우징 밖으로 나와 있어도 발견 즉시 근첨을 하우징 안으로 이동시키면 치근흡수나 치은퇴축이 억제된다. 이동 중이나 이동 직후는 피질골이 볼륨 렌더링 영상에서 재현되기 어렵다는 것도 알아두기 바란다. 본 그림 하단으로부터 하악 대구치가 upright되어 있음을 알 수 있다.

Case 1-1의 치료의 포인트

- 하악 전치의 torque control을 CBCT로 정확하게 진단하여 실시한다. 전치를 계속 flare-out 하면서 압하한다.
- 얼라이너는 전치부에 토크가 과도하게 작용하는 경향이 있기 때문에, 전치부의 over torque는 별로 필요하지 않다.
- 고정된(lock) 상태를 해제하여, 갇혀 있었던 하악 위치를 자유롭게 풀어준다.
- 얼라이너는 stabilization splint와 같이 하악의 위치가 미끄러지기 쉽다.
- 하악 대구치를 upright 하여 악궁 확장을 유도한다. 이번 증례에서는 측방 원심으로 upright 했다.
- 상악 대구치는 가능하면 flare-out 하지 않도록 측방 확장을 시행하고자 한다.
- Brachy 타입을 Mesio 타입에 가깝게 하는 느낌으로 하는데, 교합고경이 크게 증가하지 않도록 주의가 필요하다.
- 교합평면 만곡은 약간만 부여한다.
- 핵심 포인트만 잘 짚으면 난이도는 낮으며, 일반 치과의(GP)가 하기 좋은 교정 케이스로 판단된다.
- 얼라이너로 치료하기에 효과적인 증례

치료 시작 전

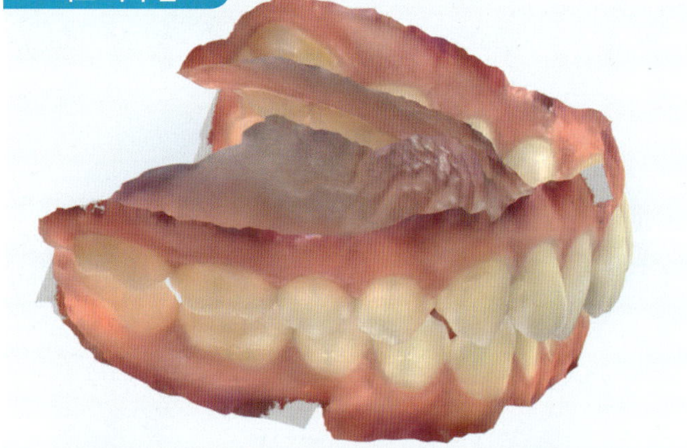

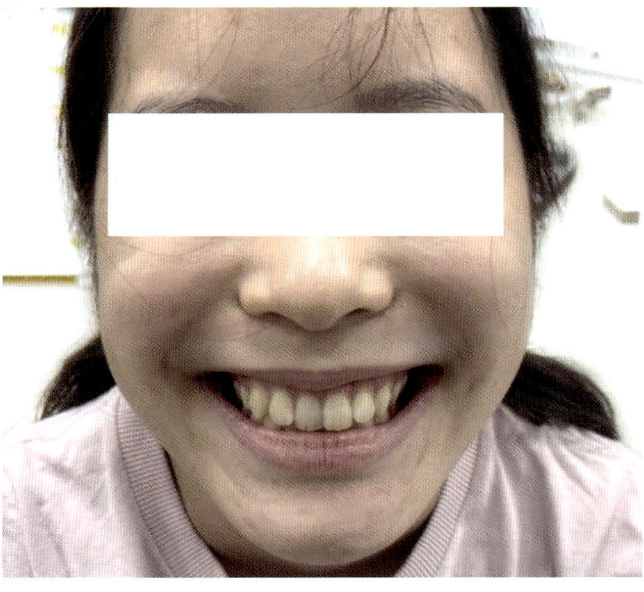

동적 치료 종료 후

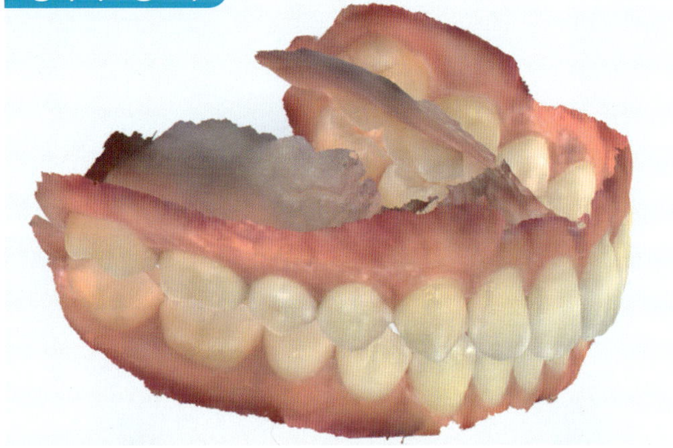

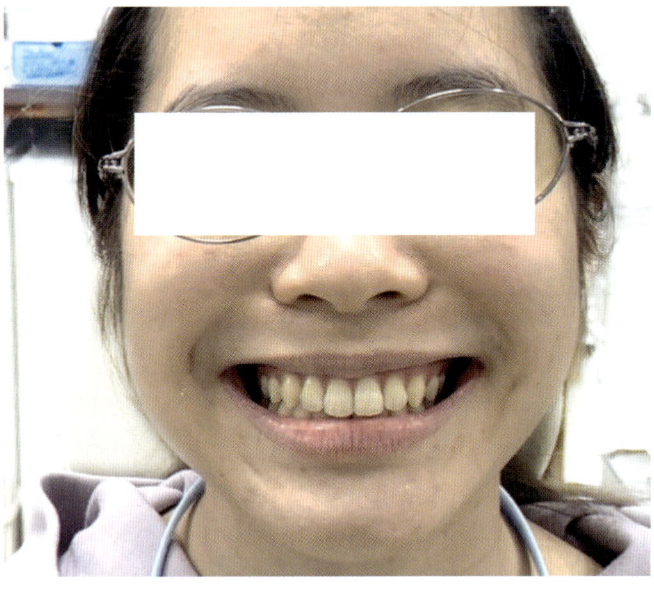

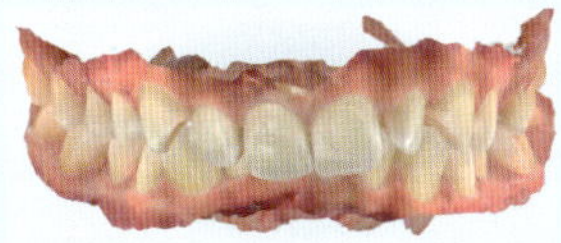

Case 1-2 과개교합 — 전치 설측경사(중등도)

#과개교합 #전치설측경사 #하악후퇴 #안면비대칭 #Angulation #II급2류

내원목적

전치의 치열이 마음에 들지 않는다.
16세, 여성

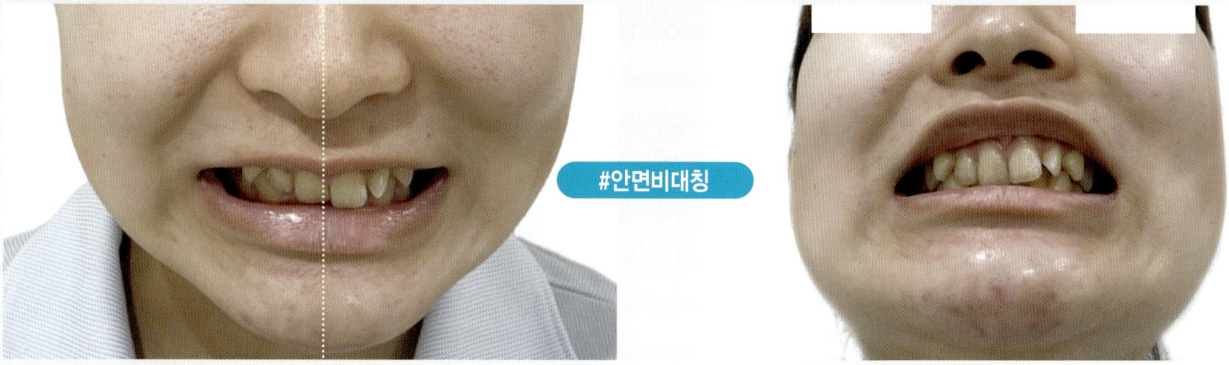

그림 1 하악이 비교적 더 후방으로 밀려 있는 듯 보이지만, 환자 및 보호자인 어머니의 희망은 하악을 전방으로 내밀지 않는 방향으로 치료를 원하고 있다.

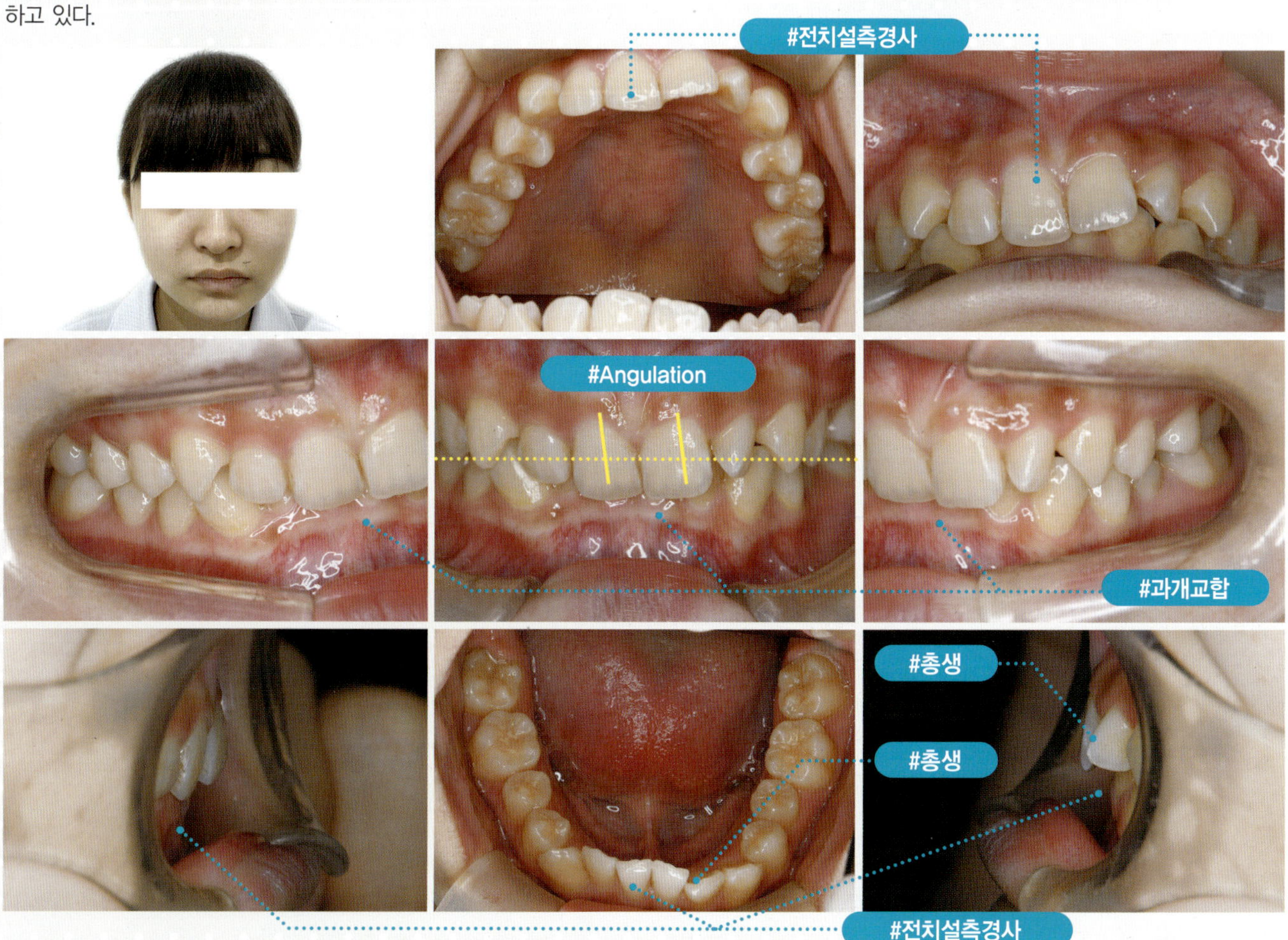

그림 2 구강 내 및 안모 사진. 좌·우 비대칭과 전치의 깊은 수직피개가 뚜렷하다.

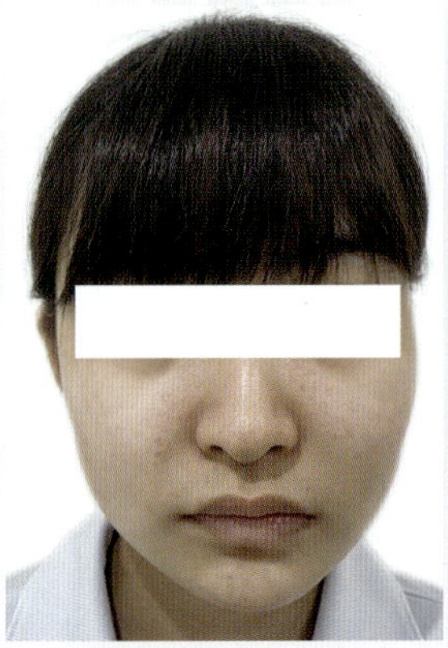
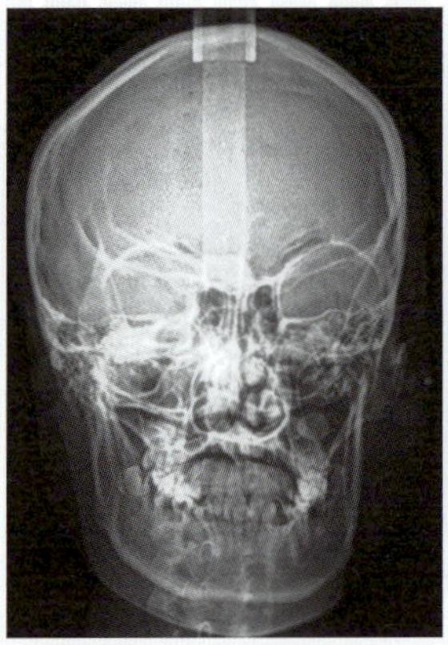
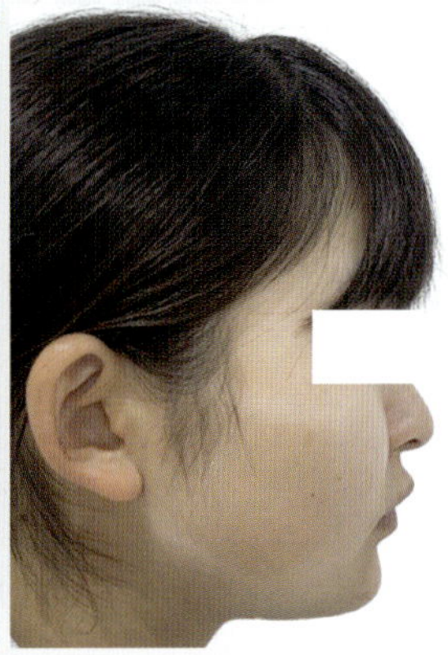
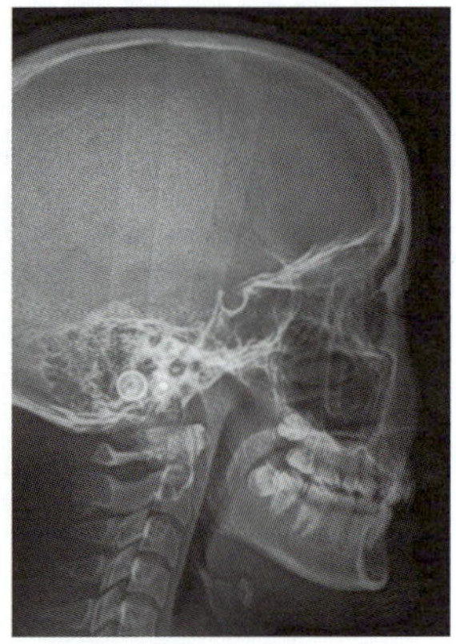

그림 3 정면 및 측면의 안모 사진과 두부 방사선사진.

본 증례의 해석

Ⅱ급 2류 증례는 얼라이너에 의한 교정치료로 적합성이 좋다고 생각하지만, 증상의 정도가 심해짐에 따라 치료 난이도도 높아져 간단하지 않다는 것을 강조하고 싶다. 즉, 단순히 교합 타입만으로 난이도를 진단하기보다는, 개별 증상의 정도가 치료기간과 결과에 직접적으로 반영될 수 있음을 반드시 고려해야 한다.

- 전치부의 피개는 더욱 깊다.
- 교합평면 만곡이 심하다.
- 이른바 Ⅱ급 2류의 증례이다.
- 상악 전치는 우측 전방에서 후방으로 밀려 있는 것 같은 치축 경사
- 정면 두부 방사선사진에서 상·하악골 모두 좌·우 비대칭
- 습관에 대해서는 여러 번 문진했지만 특별한 이상은 나오지 않음

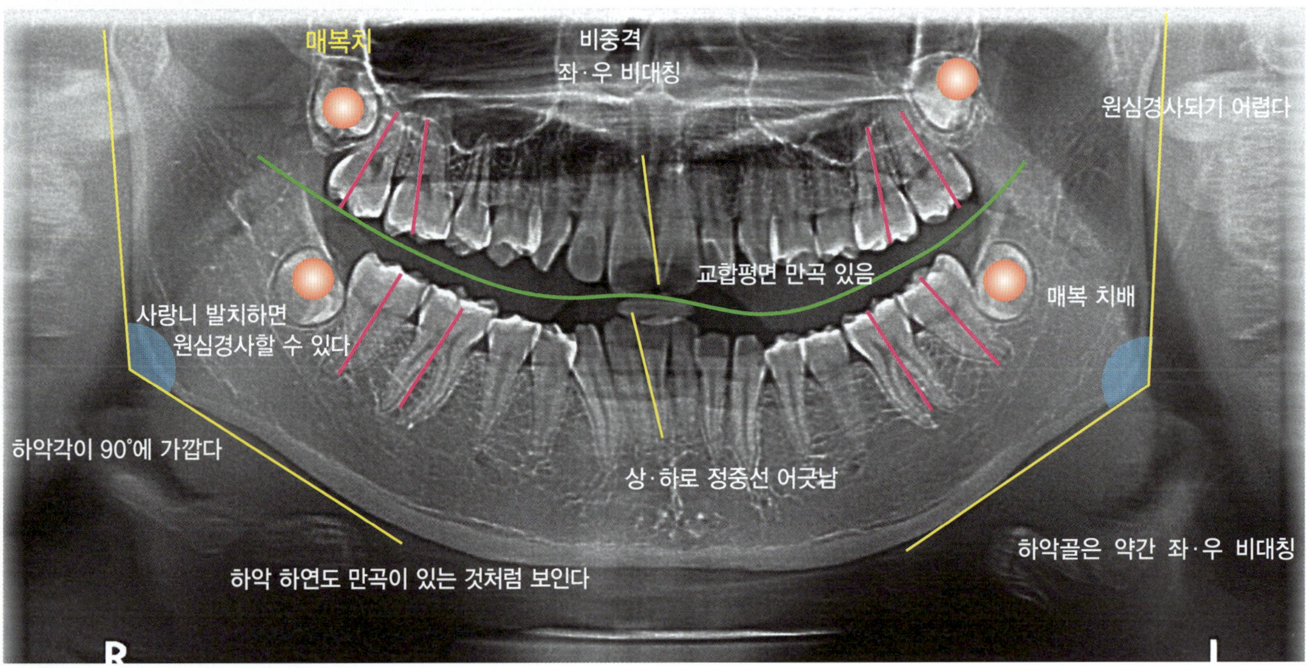

그림 4 파노라마 방사선사진상에서도 악골이나 교합평면의 좌·우 비대칭을 나타낸다.

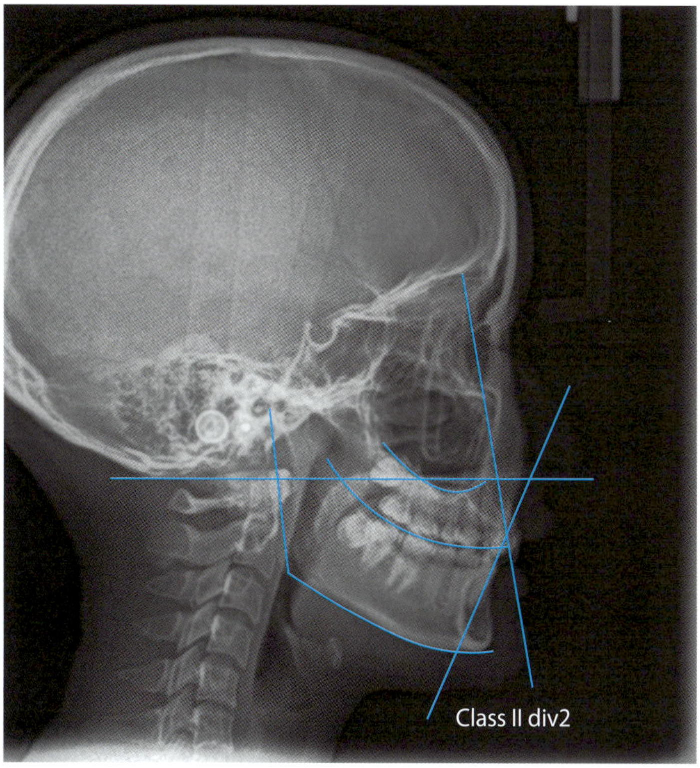

그림 5 측모 두부 방사선사진. 교합평면 만곡이 심하며, 하악이 후방으로 밀려 있을 가능성이 크다. 하악 하연 평면의 만곡도 심하여 어떠한 습관이 있을 것으로 의심된다.

Profile 진단

Convex Profile
Normal Angle
Mesio Facial
Short face tend.
Skeletal Class I
Deep bite

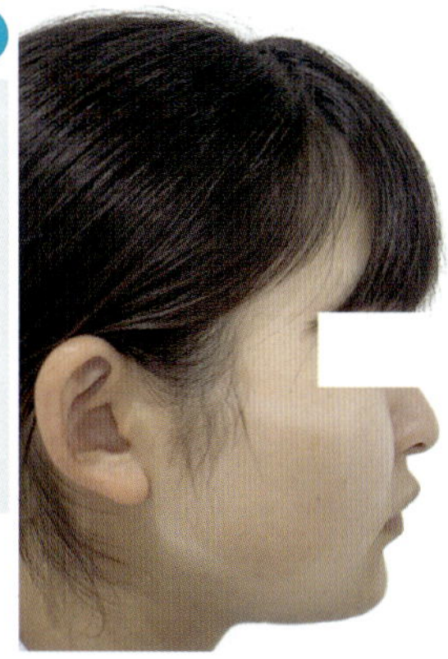

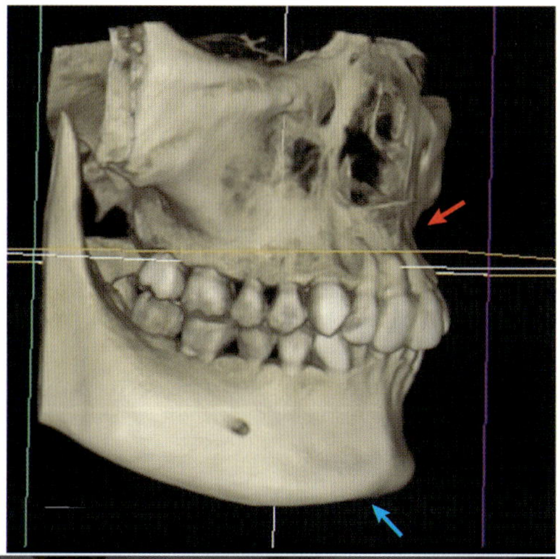

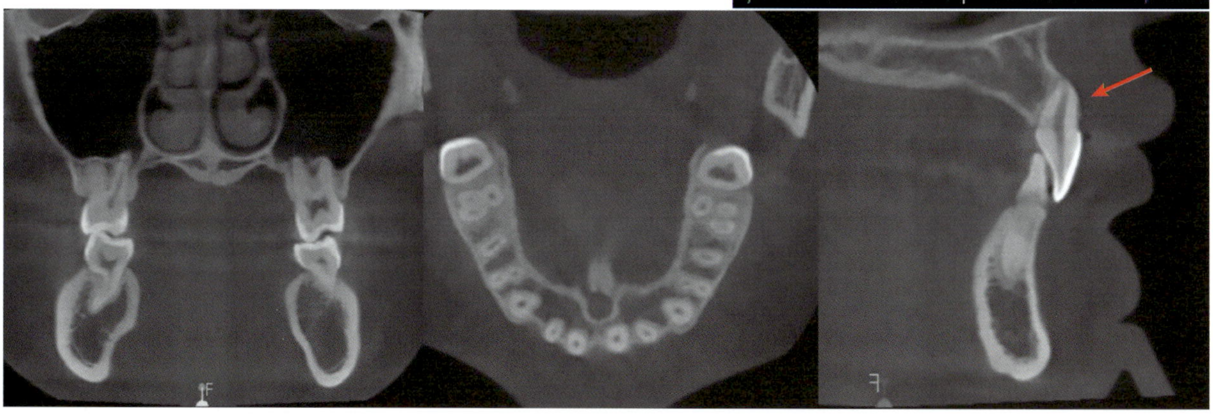

그림 6 상악 우측 중절치의 치근은 짧아 하우징으로부터 밀려 나온 근첨부는 흡수된 것처럼 보인다.

상악 우측 중절치는 근첨이 피질골로부터 돌출된 상태가 계속되었기 때문인지 치근이 짧아, 치근흡수가 있다고 생각된다(그림 5, 6).

상악 대구치는 상악동 내로 압하되어 있으며, 구개융기(palatal torus)가 형성되어 가는 양상을 보인다.

하악 전치의 정출과 동시에 턱끝도 상방으로 압박되어 하악 하연 평면이 만곡되어 있다.

High angle dolicho type의 증례가 강제적으로 brachy가 되는 것 같은 힘이 턱끝 하부로부터 작용하고 있는 것처럼 보인다.

치아 이동계획

Case 1과 마찬가지로 전치를 flare-out 하여 아치를 정렬하면, 전치부의 lock이 풀어져 하악 위치가 전방으로 이동할 수 있다. 얼라이너를 상·하악에 넣는 것으로 치아 이동과 동시에 하악의 정위 또는 유도를 할 수 있다. 성장이 끝나감에 따라 하악위도 이동하기 어려워지는데, 적응할 수 있는 하악의 위치를 탐색하면서, 이를 수용할 수 있는 상악 전치의 전·후방적 위치도 단계적으로 수정해야 한다(그림 7).

또한 본 증례에서는 압하량이 많으므로 얼라이너 단독으로 실시하는 경우, 3~4회는 추가 얼라이너를 제작하여 하악위나 압하량을 매번 적절히 조정해 나갈 필요가 있는 것 같다. 추가 얼라이너를 할 때 움직인 악위에서 치아의 위치도 조금씩 수정해 나가는 방식으로 접근해야 한다.

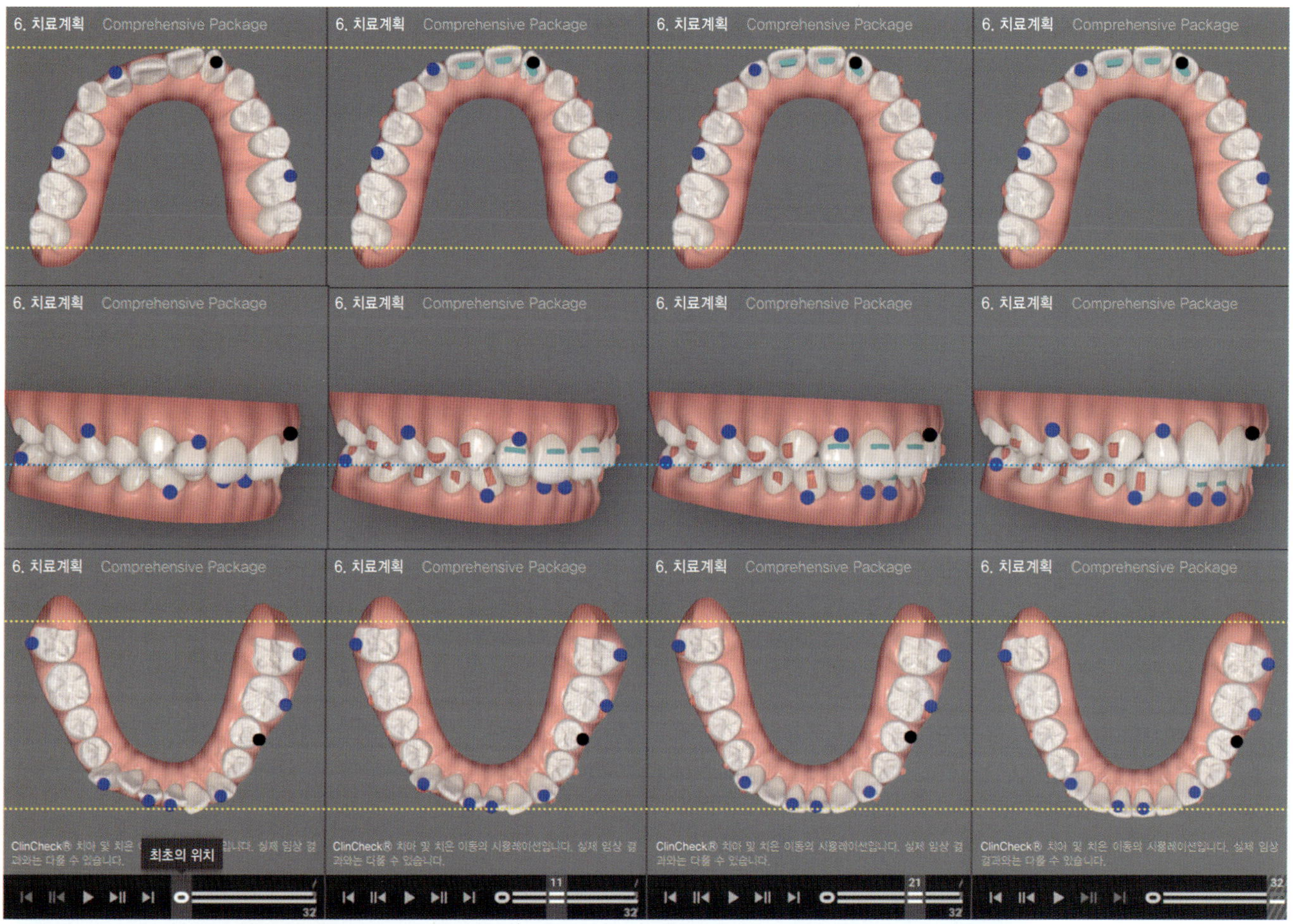

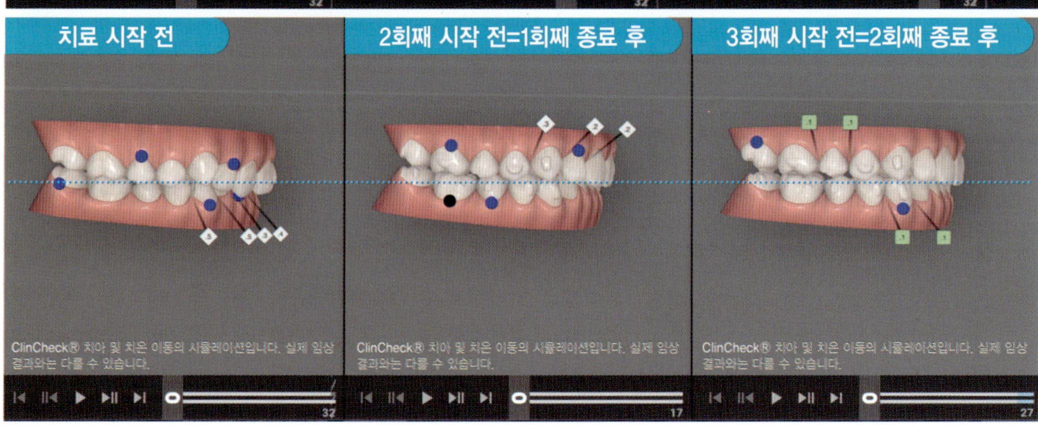

동영상 6

그림 7 이렇게 추가 얼라이너마다 나열하면 진행 상황을 알기 쉽다.

치료경과

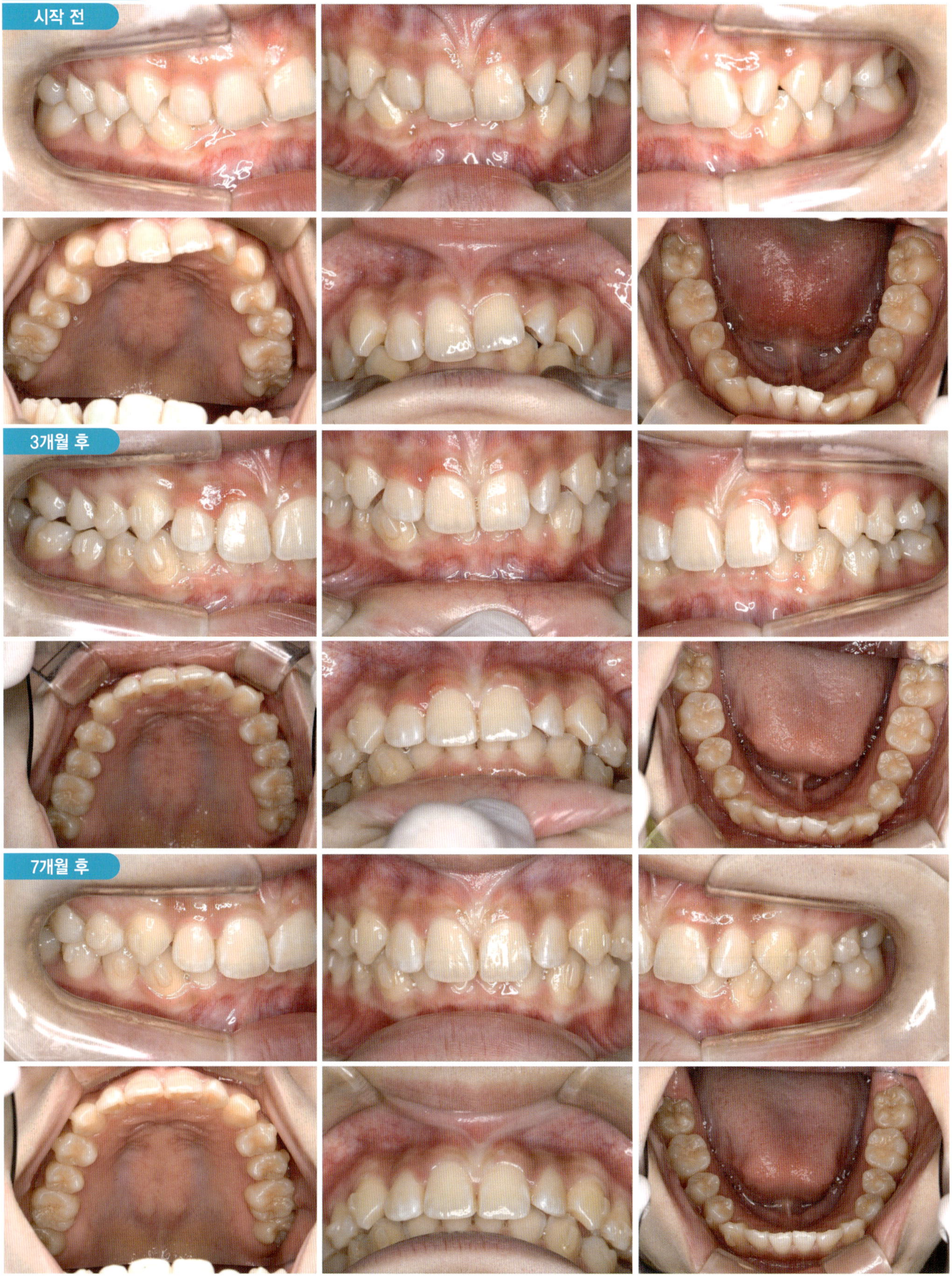

그림 8 시작 후 6개월만에 치아와 치근이 바르게 배열되고 있다.

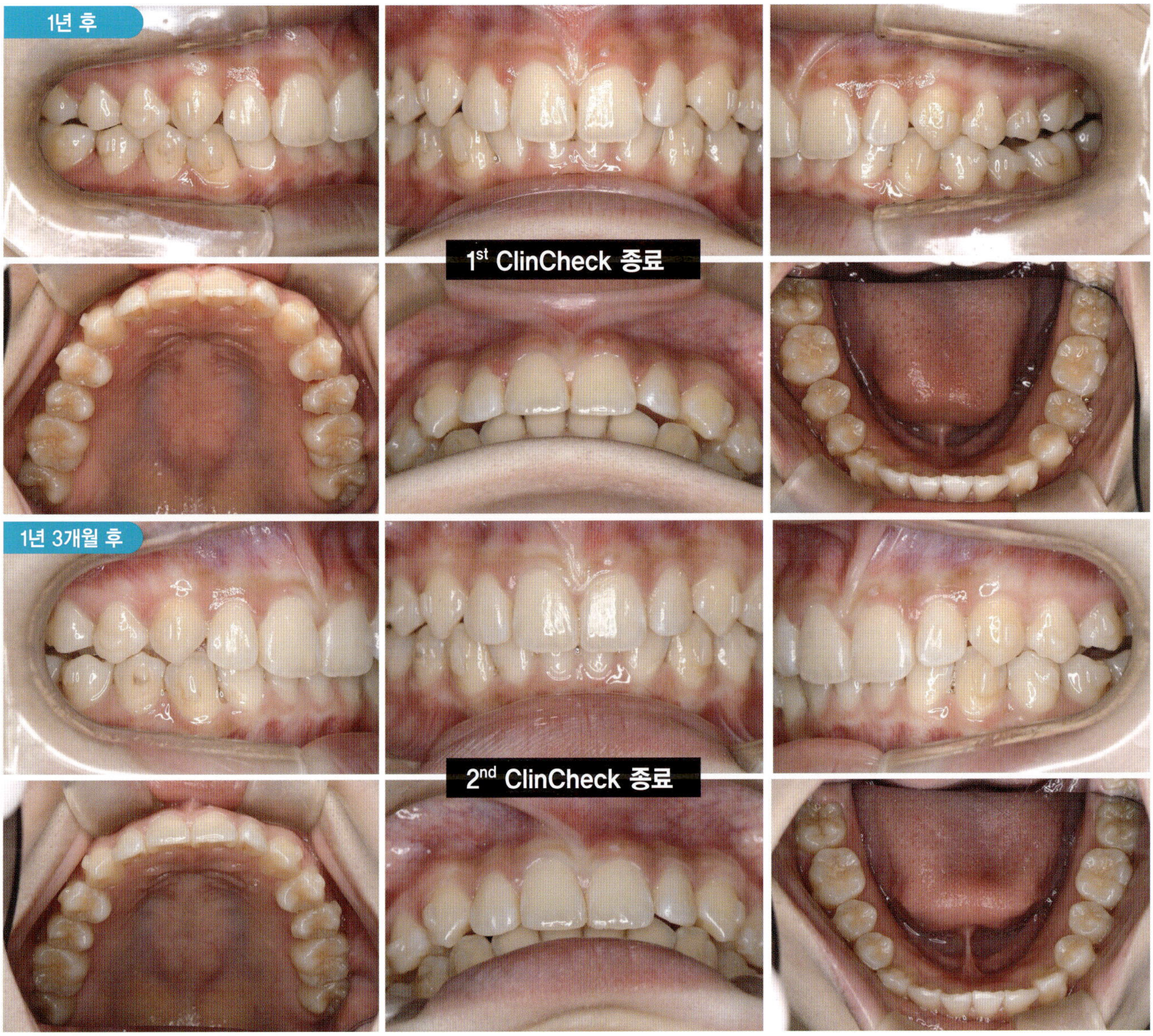

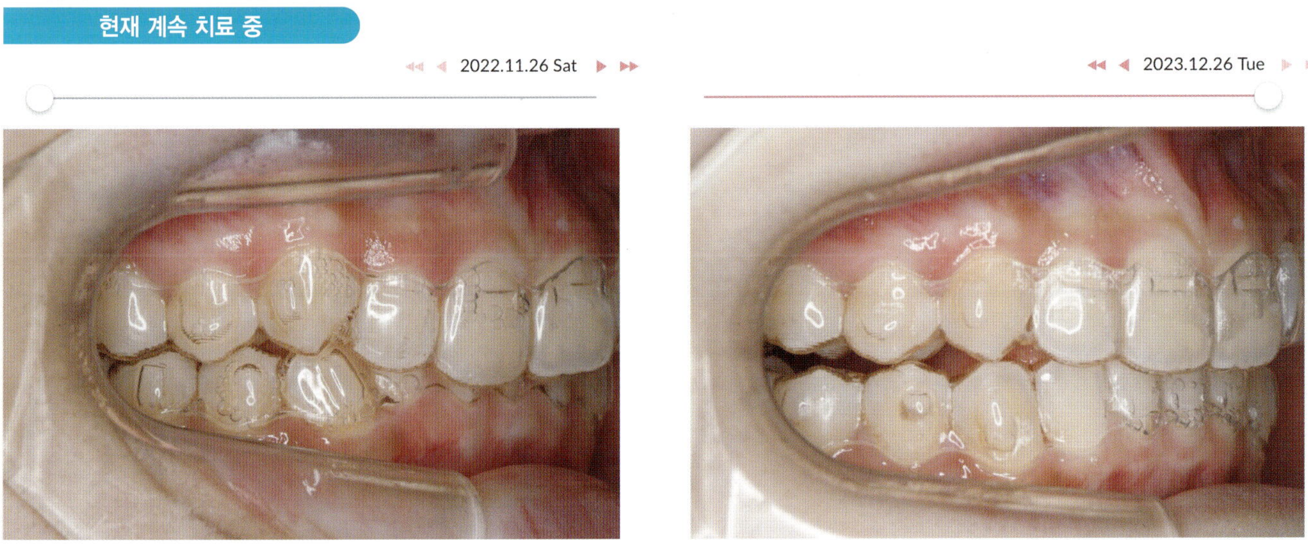

그림 9 바이트 램프를 사용하여 치근을 설측으로 움직이며 압하, 정렬하고 있다.

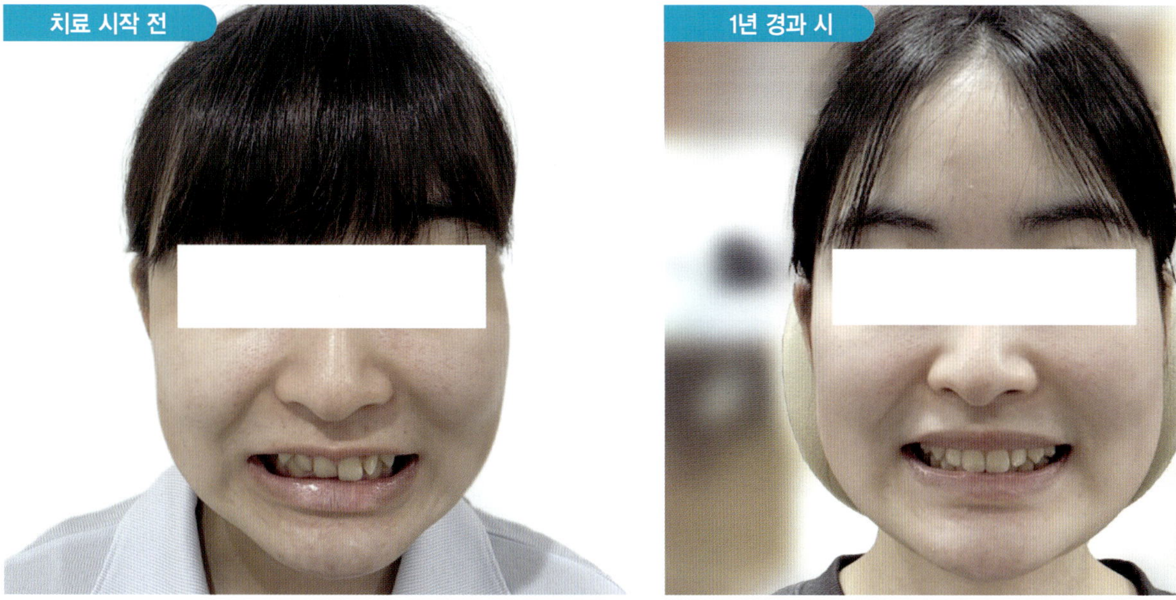

그림 10 정면 안모와 smile line의 변화. 턱끝의 긴장은 풀어진 것처럼 보인다.

본 증례에서도 상악 전치의 압하량에 맞추어 대구치를 정출시킨다. Smile line, 중절치 절단의 위치가 결정되었다면 제1소구치로부터 전방만 남기고 얼라이너를 자르면 좋다. 얼라이너로 간단히 정출할 수 있으면 좋지만, 현재 상태의 인비절라인 얼라이너에서는 얼라이너가 교합면을 덮으면 구치부의 정출은 달성되기 어렵다고 생각된다(그림 10).

그림 11과 같이 구치부를 정출시켜 교합 접촉시키는 ClinCheck를 작성해도 실제로는 이렇게는 되기 어려우므로, 본원에서는 제2소구치로부터 후방을 잘라내 제1소구치로부터 전방만 남겨 사용하는 경우가 많다(대구치는 자연 정출시킨다).

그림 13에서 상·하 모두 전치의 근첨과 치축은 하우징 안에 들어간다. Case 1-1과 같이 치근흡수되기 전에 치료 개입을 했더라면 하는 아쉬움이 남는다.

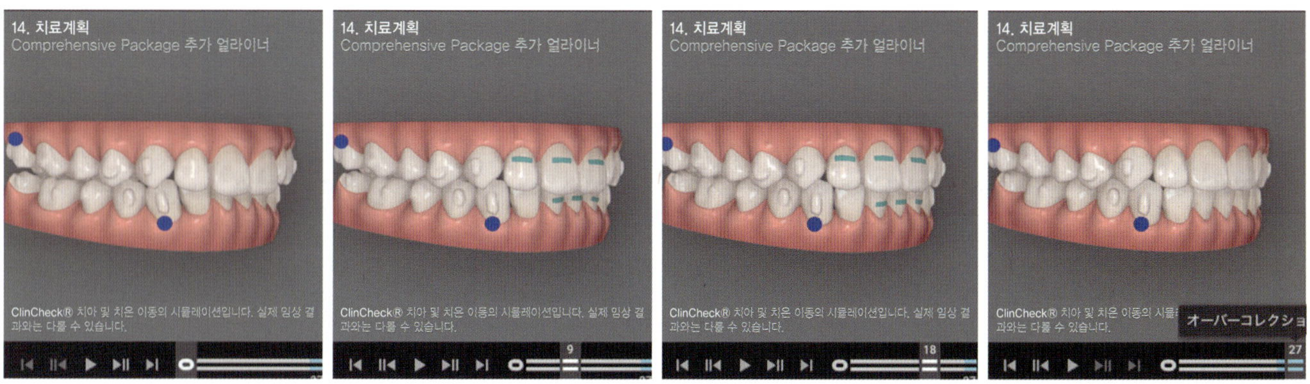

그림 11 대구치, 소구치를 정출시키는 이동 계획이지만, 얼라이너 단독으로는 정출이 잘 이루어지지 않는 경우가 많다.

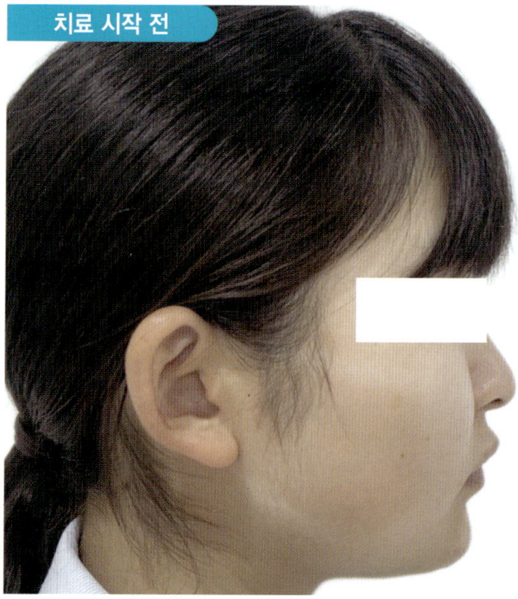

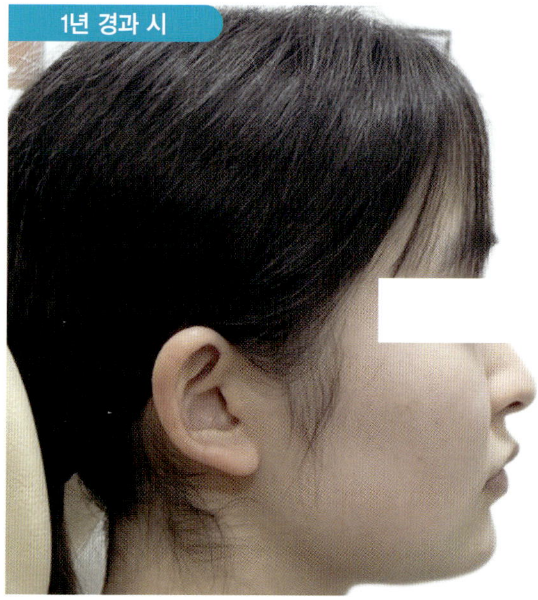

그림 12 측면 사진의 변화. 하악이 전방으로 이동한 것처럼 보인다.

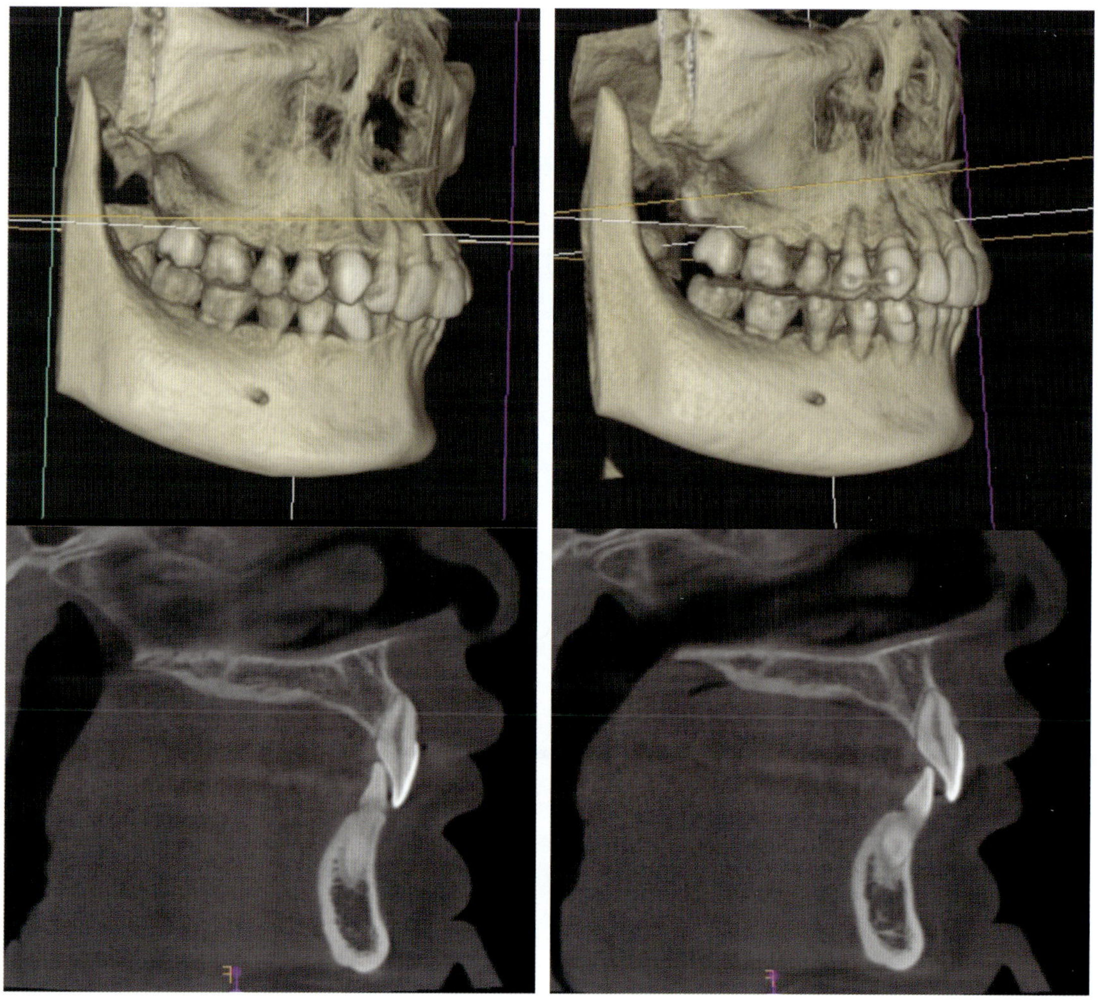

그림 13 UR1. 근첨이 하우징 안에 들어가 있다.

Case 1-2 정리

Case 1은 두 증례 모두 전치가 설측경사된 과개교합인데, 교합고경을 증가시킬 것인가? 상악 전치를 압하할 것인지, 만약 압하한다면 어떤 방향으로 압하할 것인지를 치과의사가 진단하고 결정해야 한다. Case 1-1은 과개교합이지만 안모 분석 결과 교합고경을 올리고 싶지 않은 증례, Case 1-2는 과개교합과 전치부 설측경사로 교합고경을 높이고 싶은 증례다. 이들은 하악의 위치는 물론 안모 및 profile 진단으로부터 판단할 필요가 있다. 두 증례에 공통된 것은 설측경사된 전치를 그대로의 치축으로 압하해 버리면 치수 손상이나 치근흡수의 위험이 증가할 것에 대한 고려가 필요하다는 점이다. 설측경사된 전치를 flare-out시키는 이동은 얼라이너에서 효과적인 이동이며, 그 반작용의 힘을 이용하여 대구치의 원심이동을 하는 것도 가능하지만, 한편으로 근첨부 상태나 치은퇴축에 관해 세심한 주의를 기울일 필요가 있으며 CBCT에서의 진단이 중요하다. 전치부의 설측경사는 (순차 이동보다는) 동시 이동으로 대처하기 쉬우므로 치료기간도 짧게 끝나는 경우가 많은데, 증상의 정도가 심하면 치료기간도 길어지고 난이도가 높아진다는 것을 알아두기 바란다.

치근단의 위치는 치은 위에서 촉진할 수도 있으며, 초진 시 촬영한 CBCT를 통해 어느 정도의 각도로 기울여야 할지(lingual root torque)를 스스로 계측하여 ClinCheck에 반영하길 바란다. 얼라이너의 스플린트 효과로 하악위를 탐색하면서 추가 얼라이너로 하악위와 치열을 정돈해나간다(Sei Jinkaku 선생님의 세미나가 매우 도움이 되므로 반드시 수강하는 것을 추천한다). 하악위는 10대 초반에서 많이 변화하고, 10대 중반 이후는 서서히 변화해나가게 된다. 또한 최근에는 기능적인 안정성보다 심미적으로 하악이 작아 보이는 얼굴형을 선호하는 환자들이 많아, 그러한 환자에게 하악 전방유도를 시도할 경우 잘 되지 않는 경우도 경험하고 있으므로 참고가 되었으면 한다.

또한 Case 1-2와 같이 교합고경을 거상하여 대구치부의 교합 접촉이 개선되지 않은 시기에는 상·하악 모두 얼라이너를 제1소구치까지 자르고 6개월 정도 경과를 보는 일이 본원에서는 자주 있다. 그 시기에서 악위가 안정되어 최종적인 하악위의 목표를 탐색한다. 하악 편위 증례는 성인의 경우, 가능하면 2~3년에 걸쳐 하악위를 지켜볼 필요가 있다. 또한 전치부의 피개 관계나 하악 위치가 전방으로 변화함에 따라 환자의 주관적인 주소(愁訴)도 변화하는 경우가 있어, 이에 대한 고려도 함께 해야 한다.

얼라이너 교정, CBCT, 디지털 교정의 보편화로 인해 교정치료의 주체에 대한 패러다임 전환이 일어나고 있다. 일반 개원의(GP)도 전악 교정을 시행할 수 있는 진입 장벽이 낮아진 반면, 하악 위치나 하우징에 대한 섬세한 고려는 오히려 GP가 더 직관적으로 이해하기 쉬운 부분이라 생각된다.

외과적 교정을 포함한 고난도의 전문치료는 교정 전문의가 수행하고, 중간 정도 난이도까지의 치료는 GP가 얼라이너를 통해 시행하는 시대가 열리고 있다.

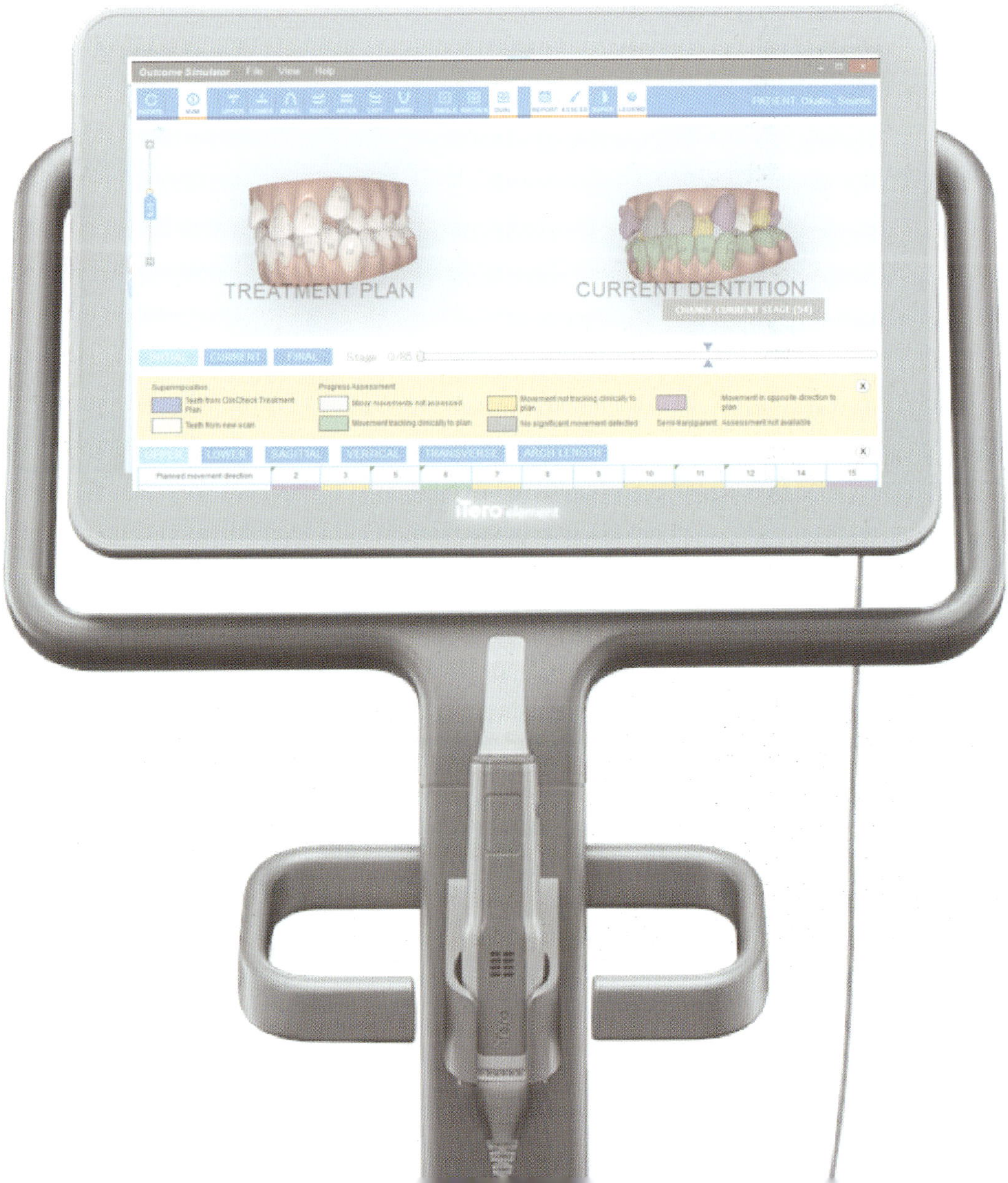
Outcome Simulator
TREATMENT PLAN
CURRENT DENTITION
INITIAL
CURRENT
FINAL
UPPER
LOWER
SAGITTAL
VERTICAL
TRANSVERSE
ARCH LENGTH
iTero element

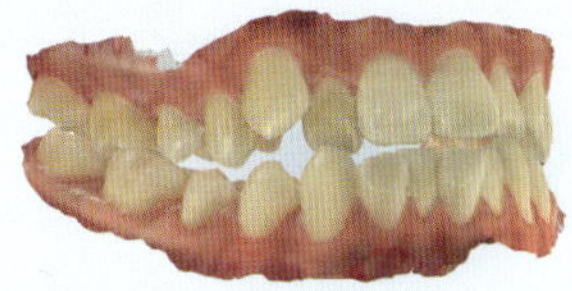

Case 2 개방교합

#전치부개방교합 #덧니 #교차교합 #상·하정중선편위 #하악편위
#총생(하악전치부) #골격성III급 #Highangle #Highbite(개방교합)

내원목적

전치의 치열이 마음에 들지 않는다. 전치로 씹을 수 없다.
14세 남성

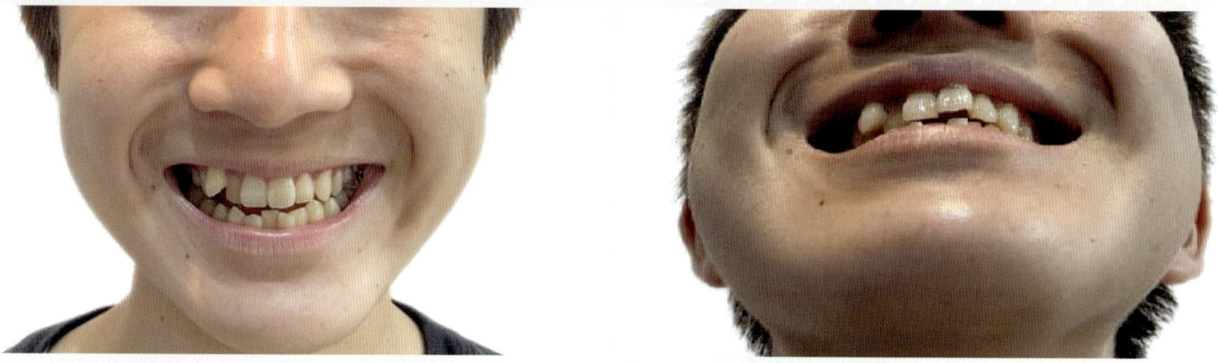

그림 1 이전부터 개방교합은 아니었다고 하나 분명하지 않다. 하악의 성장이나 제2대구치 맹출에 의한 것일 가능성도 생각할 수 있다.

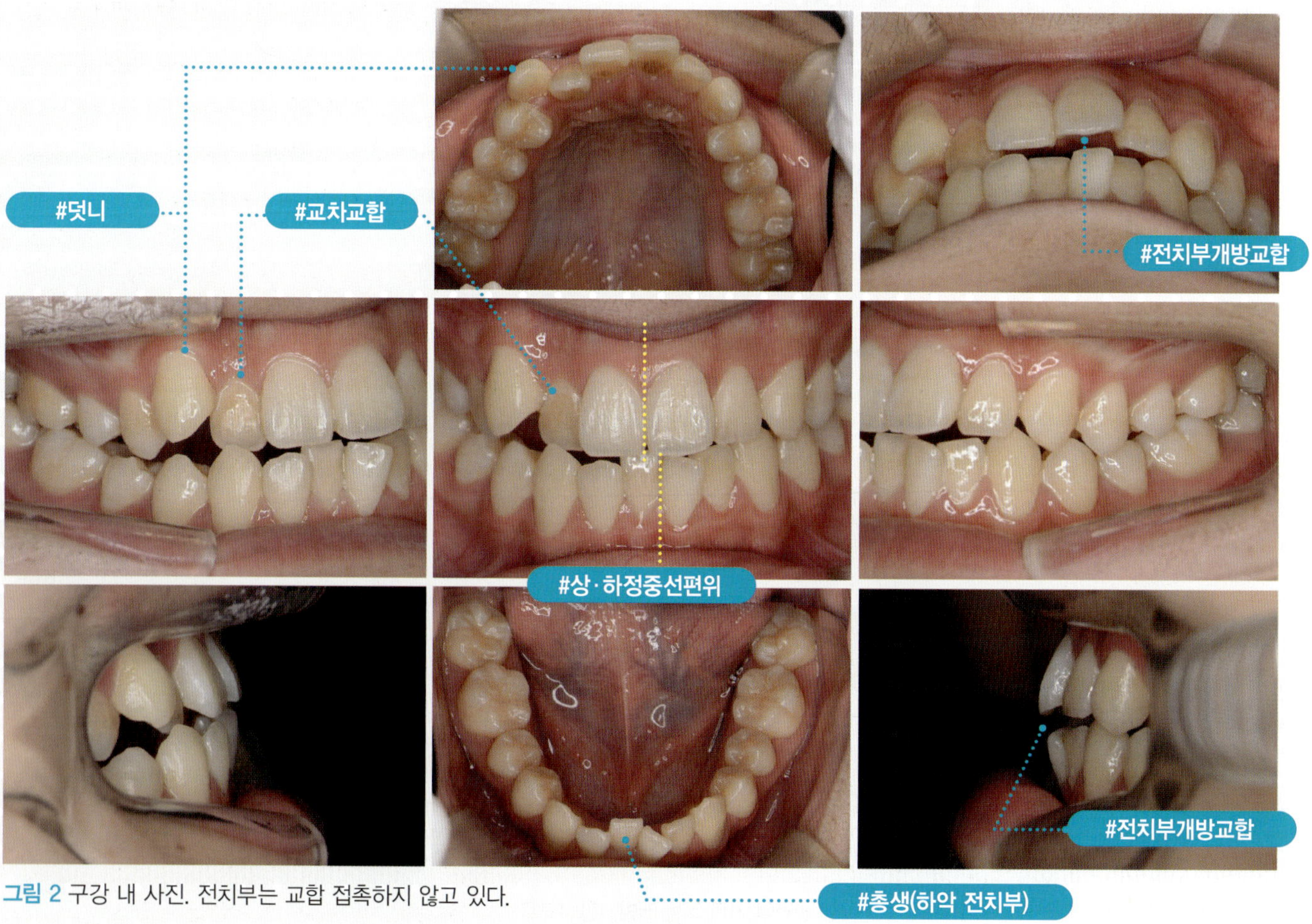

그림 2 구강 내 사진. 전치부는 교합 접촉하지 않고 있다.

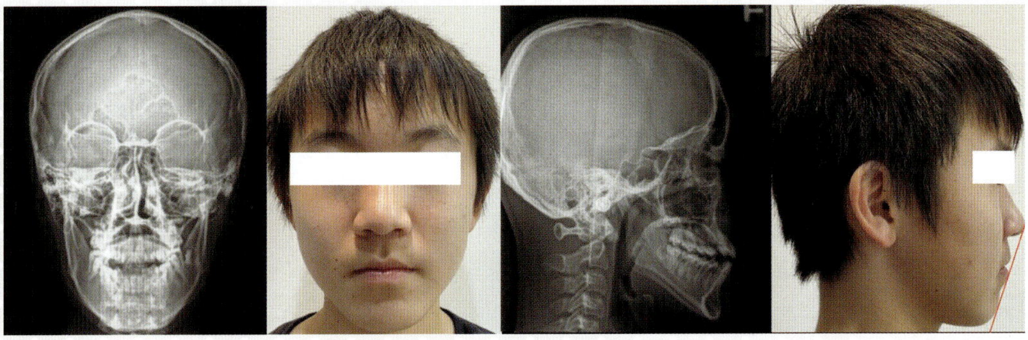

그림 3 정면과 측면의 얼굴 사진과 두부 방사선사진.

본 증례의 해석

- 상악 우측 측절치는 교차교합이지만 상악 좌측 전치는 개방교합
- 상·하악 모두 정중선이 편위하여 안모도 좌·우 비대칭, 하악이 왼쪽으로 편위해 있다.
- 교합평면의 만곡이 심하다.
- 하악골이 크며 이른바 high angle+Dolicho 증례
- 두부 방사선사진 정면에서 상·하악골 모두 좌·우 비대칭
- 습관에 대해서는 문진을 여러 번 했지만 나오지 않음

High angle, high bite(개방교합)는 까다로워서 손을 데지 않는 것이 좋은 증례라는 말이 있다. 게다가 골격성 3급에서 이른바 dolicho facial(세로로 긴 얼굴), 개방교합은 전문의에게 소개하는 것이라 생각했다. 그런데 환자측이 통원 문제로 가까운 병원인 본원에서 치료하고 싶다고 한 것이다. 인비절라인을 시작으로 5년째인 증례. 얼라이너 교정은 대구치의 원심이동이 쉬우며, 교합면 피복형이므로 압하에 효과적인 교정장치라는 것은 실감하고 있었다. 환자와 환자 가족에게는 까다로운 증례라는 것을 알리고 치료계획 작성에 들어간다(그림 4~6).

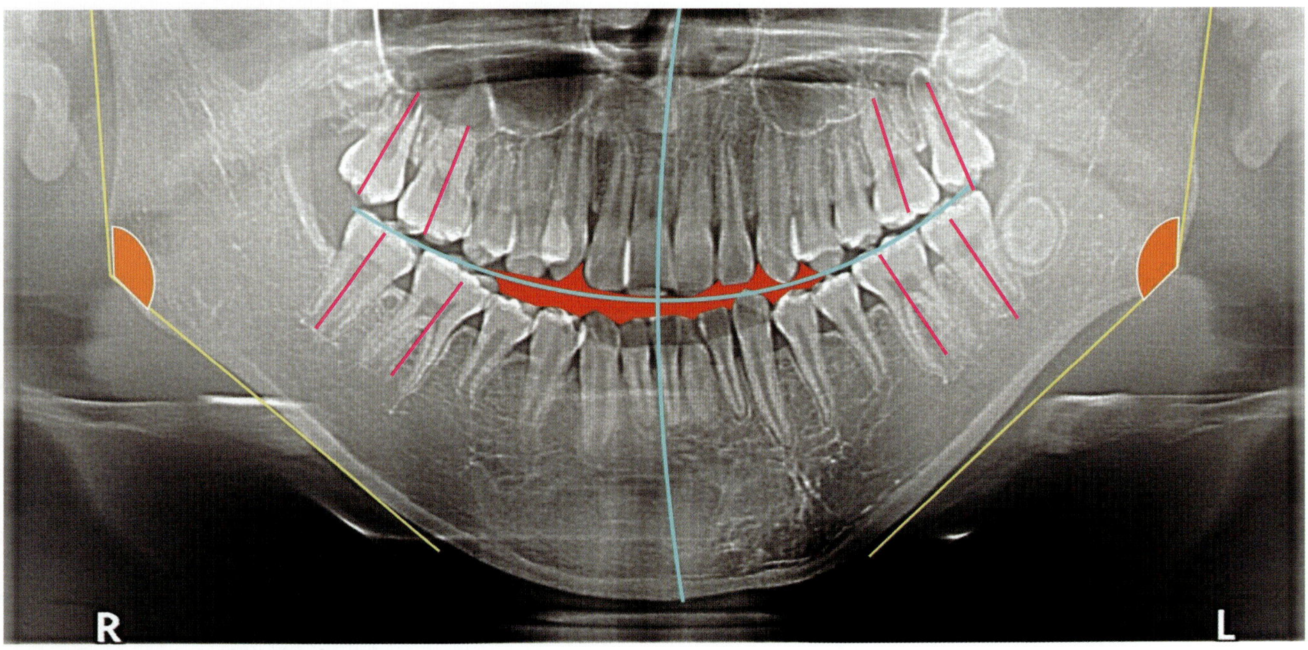

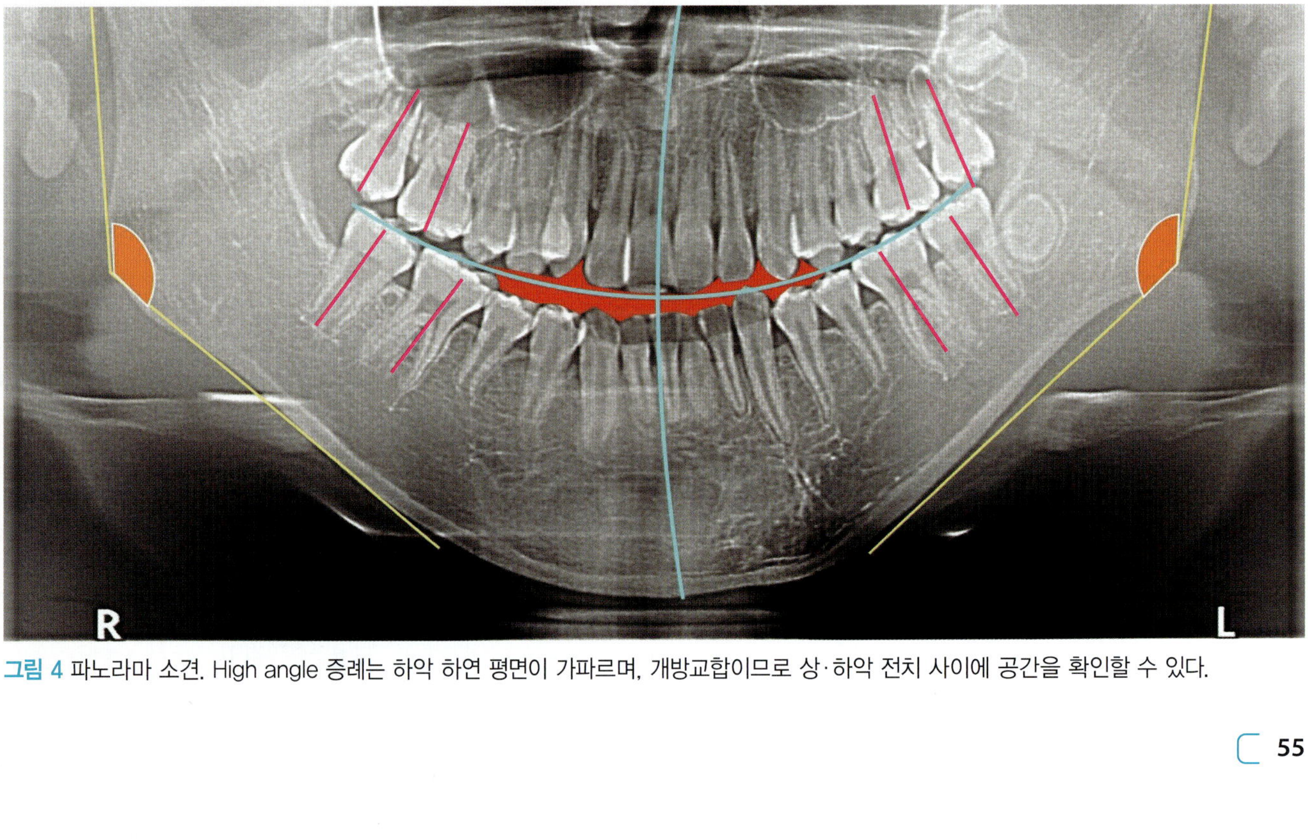

그림 4 파노라마 소견. High angle 증례는 하악 하연 평면이 가파르며, 개방교합이므로 상·하악 전치 사이에 공간을 확인할 수 있다.

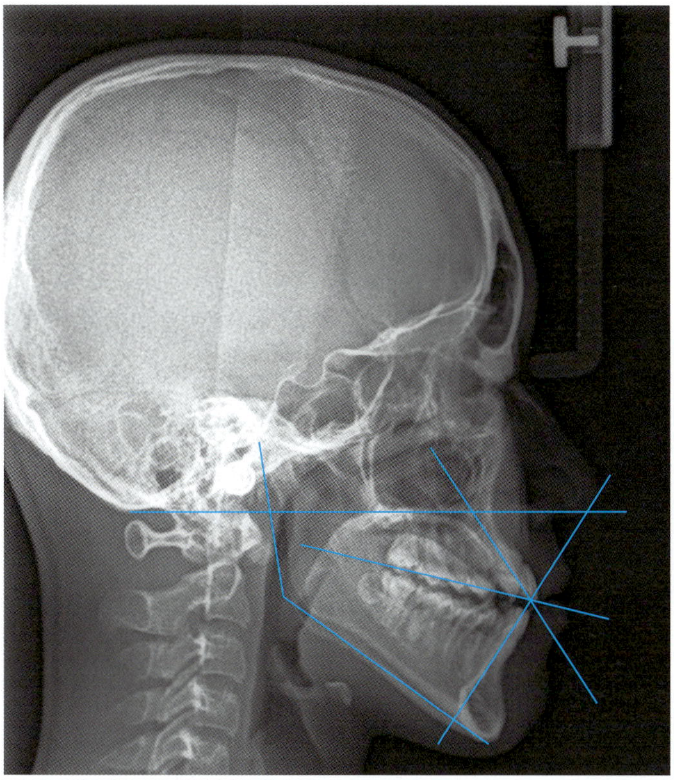

Profile 진단

Straight–
Convex Profile
High Angle
Dolicho Facial
Long Face
Skeletal Class III
Open(High) bite

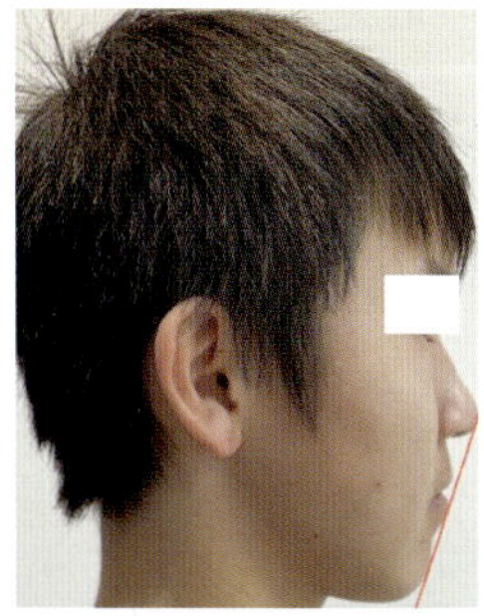

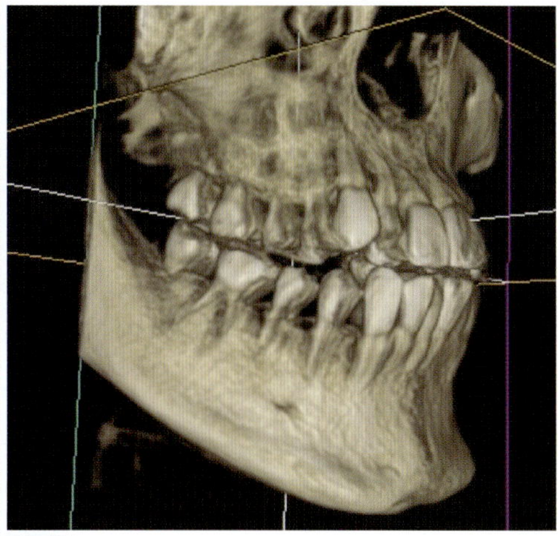

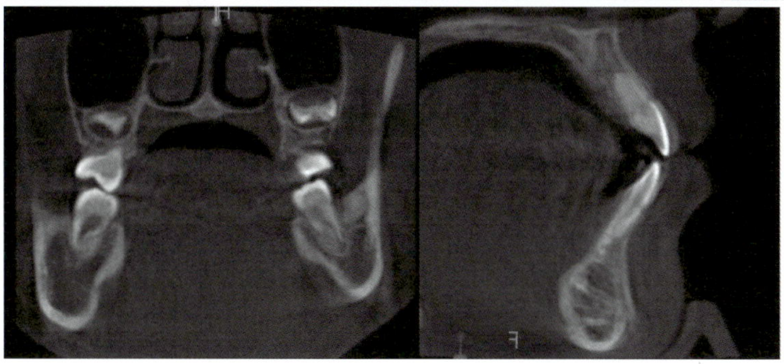

그림 5 두부 방사선사진 옆모습 및 CT 소견.
High angle(큰 하악각)이며 하악 하연 평면이 가파름, Skeletal Class III 경향(하악골이 약간 큼)이지만 교합평면 만곡도 크다.

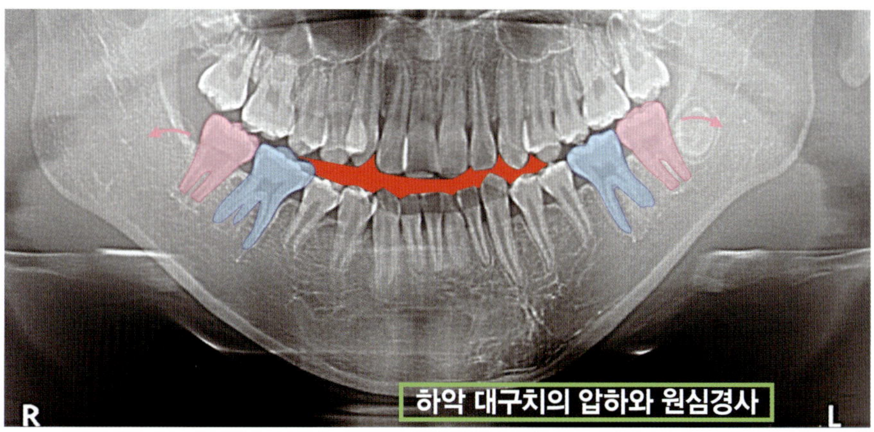

그림 6 파노라마 소견.
하악 왼쪽에 사랑니의 치배는 존재해도, 하악 대구치는 충분히 원심이동할 수 있는 공간이 있으며 압하도 가능하다고 진단.

치아 이동계획

상악은 중절치의 전·후방적 위치는 바꾸지 않고 좌측 상악 견치를 측방 확대하는 것으로 정중선도 오른쪽으로 이동한다.

하악도 대구치의 압하와 측방·후방으로의 upright를 동반한 원심이동을 III급 고무줄을 이용하여 진행한다(그림 7, 8).

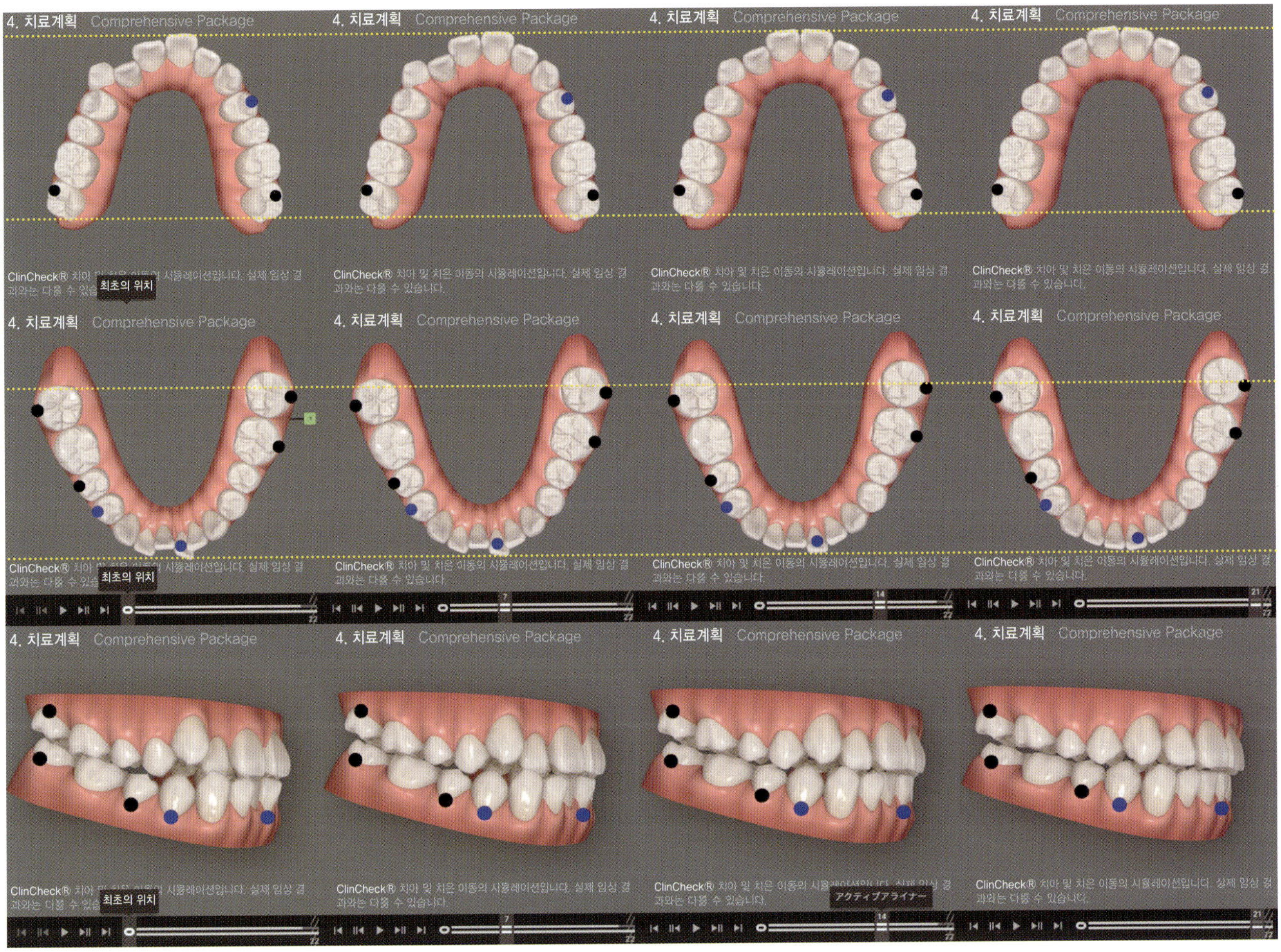

그림 7 ClinCheck에서 하악 교합평면이 평탄화되어 있다. 대구치의 1mm 교합고경은 전치부의 3mm에 해당한다고도 한다. 즉, 상·하악 합쳐 약 1mm 정도의 대구치 압하만으로도 전치부는 절단 교합까지 닫힐 수 있으며, Class III 고무줄을 이용해 하악을 후방 및 반시계방향으로 유도하면, 전치부의 수직피개와 Class III 경향 모두 개선될 수 있다고 판단하였다.

동영상 7

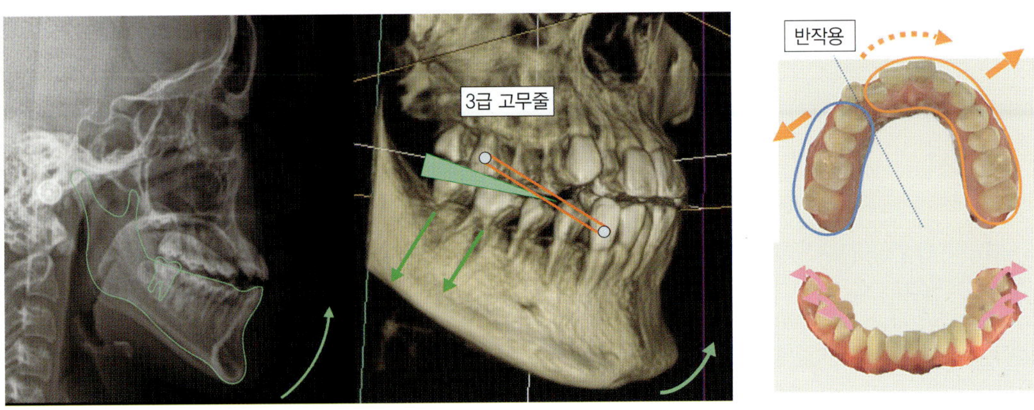

그림 8 3급 고무줄로 하악을 가볍게 후방으로 당기면서 하악 대구치의 압하를 시작으로 하악의 반시계방향 회전을 유도한다.

치료경과

개시 전

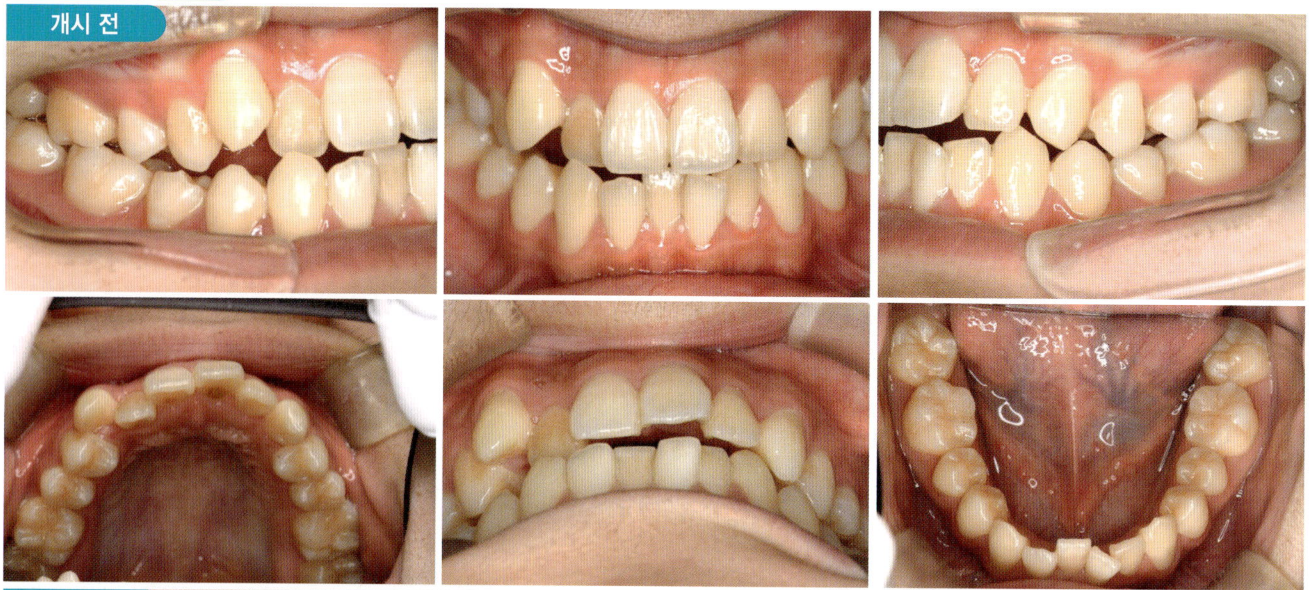

3개월 후

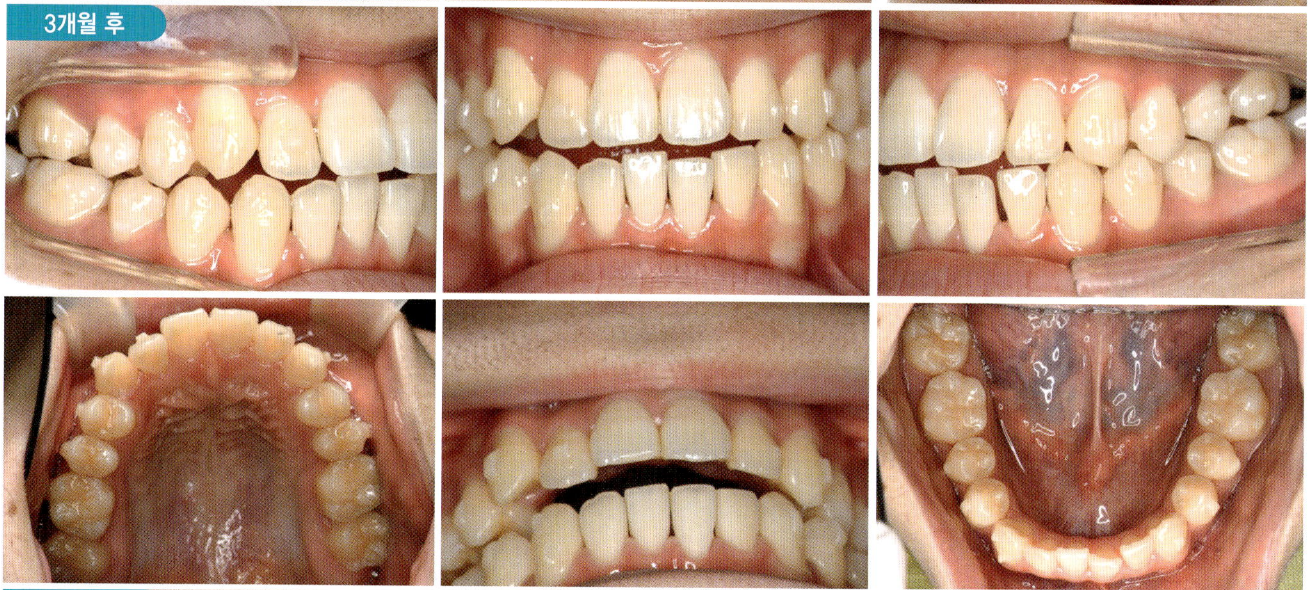

6개월 후

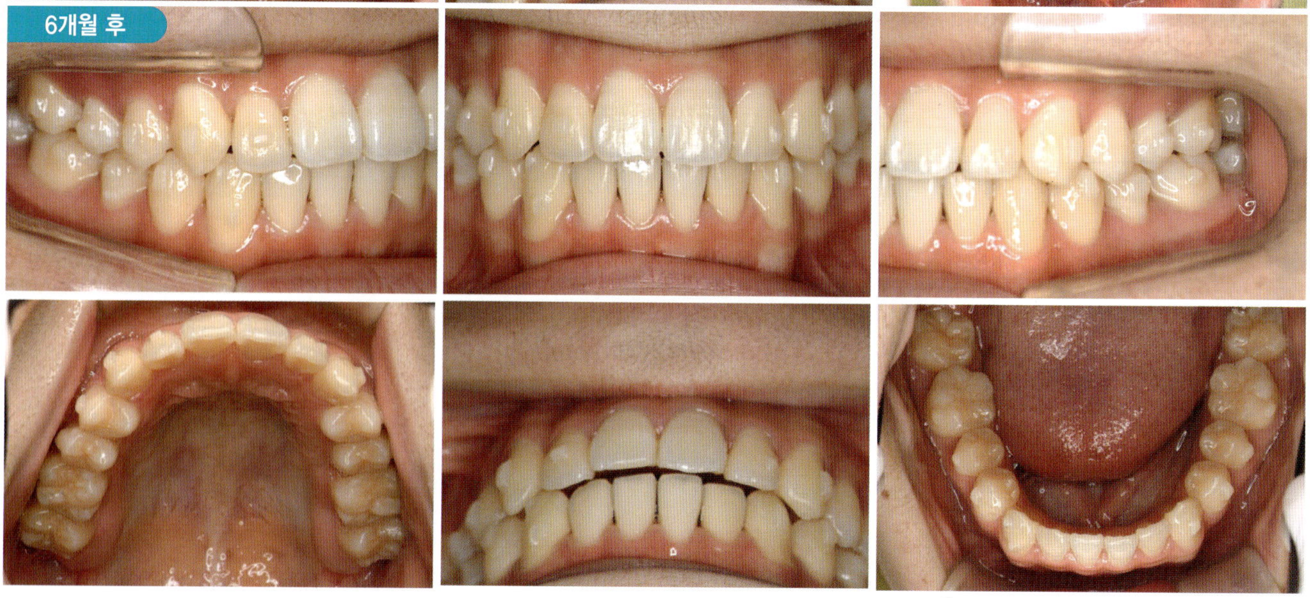

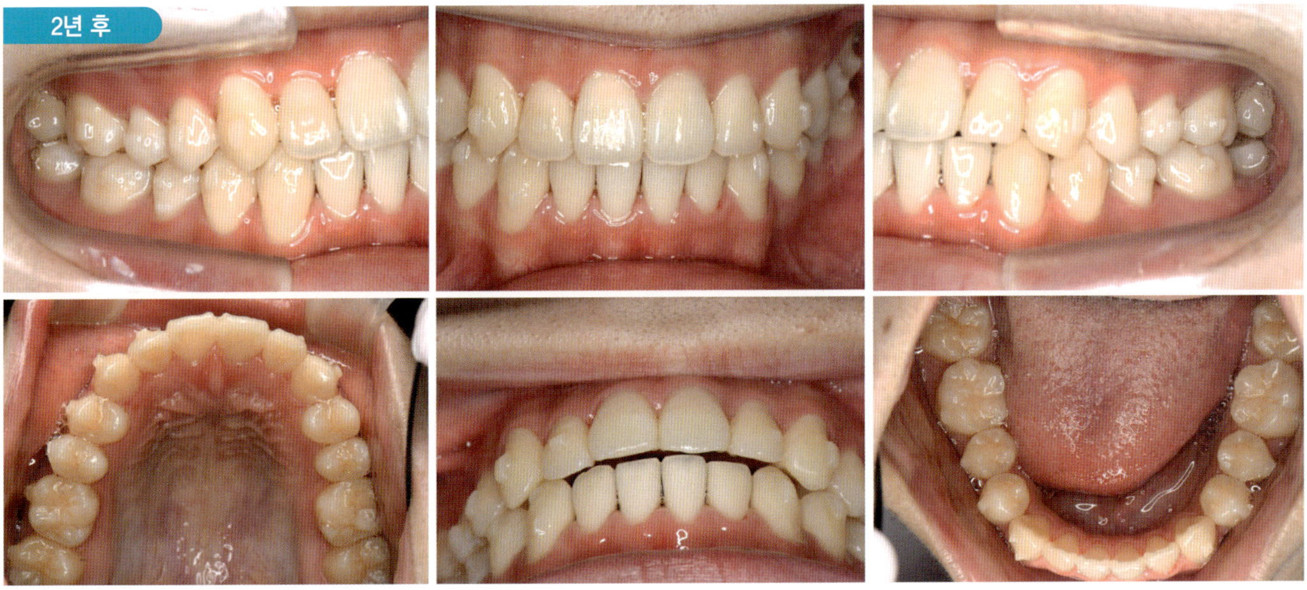

그림 9 초진 시, 3개월, 6개월, 2년 후의 구강 내 사진.

상악 우측 견치를 지점(축)으로 하여 수평 방향으로 확대하면 상악 정중선이 왼쪽으로 이동할 수 있었다.

본 증례는 긴 얼굴이므로 전치를 정출하여 공극을 폐쇄한다는 것보다, 이른바 auto rotation으로 치료하고 싶은 증례다. 14세는 하악위를 변화 및 유도하기 쉬워 개방교합 치료에 적합한 연령이라고 생각한다. 교합평면 만곡이 강했던 것도 압하하기 쉬운 요인이다. 얼라이너는 개방교합 치료에 적합한 장치라고 생각하는데, 치료 전부터 교합평면이 평탄한 개방교합은 치료의 난이도가 올라간다고 생각되며, 이러한 개념만으로 전부 잘 하게 된다는 생각은 위험하다. 얼라이너는 비교적 부드럽게 휘어지는 교정장치이므로 교합고경을 더 깊게 하고 싶은 경우에는 한 번 더 똑같은 치료계획을 반복하는 경우도 많다. 증례에 따라서는 당연히 전치를 정출시켜 개방교합을 개선하는 경우도 있다. 사랑니도 아직 치배여서 제2대구치의 압하나 원심이동이 가능한 공간이 있는 한편, 하악이 성장할 가능성도 크므로 본 증례에서는 수직피개를 너무 깊게 하지 않고 경과 관찰 중이다. 10대 초반까지 본 증례와 같은 하악 편위 증례를 개선해 두는 것은, 근골격계가 완전히 형성되기 전까지의 중요한 치료 개입 시기라고 생각된다. (그림 9~11).

치료 시작 전

동영상 8

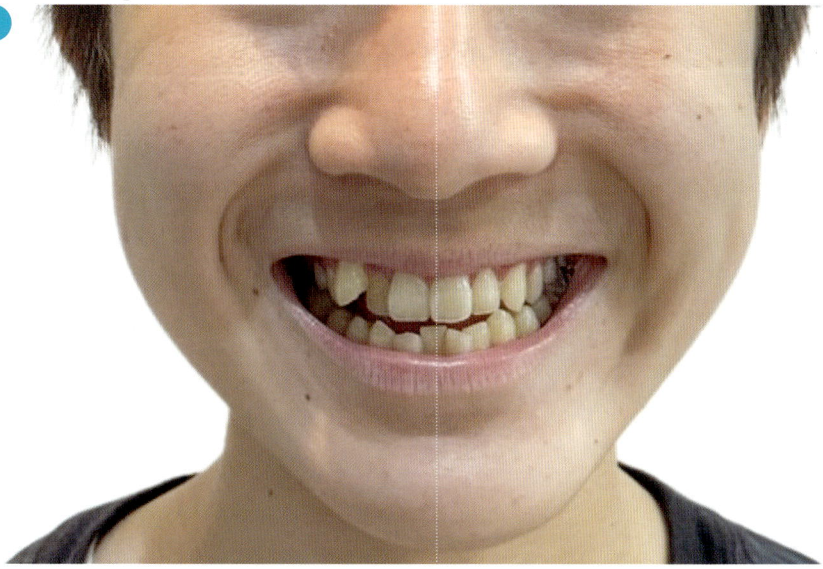

ClinCheck를 중첩시킨다

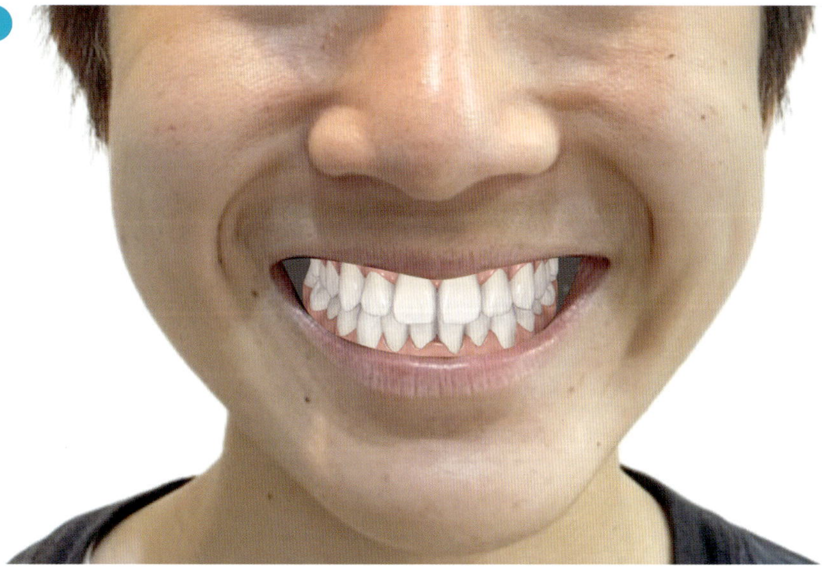

치료 후

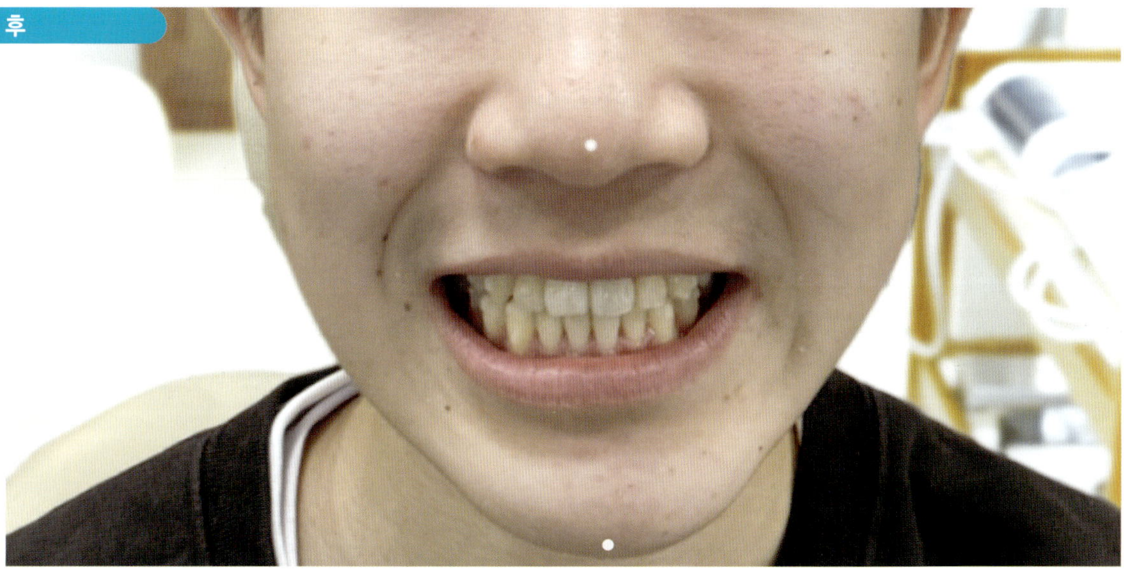

그림 10 치료 전·후 정면의 변화. 상악 전치가 정출하지 않고 수직피개가 개선되었다.

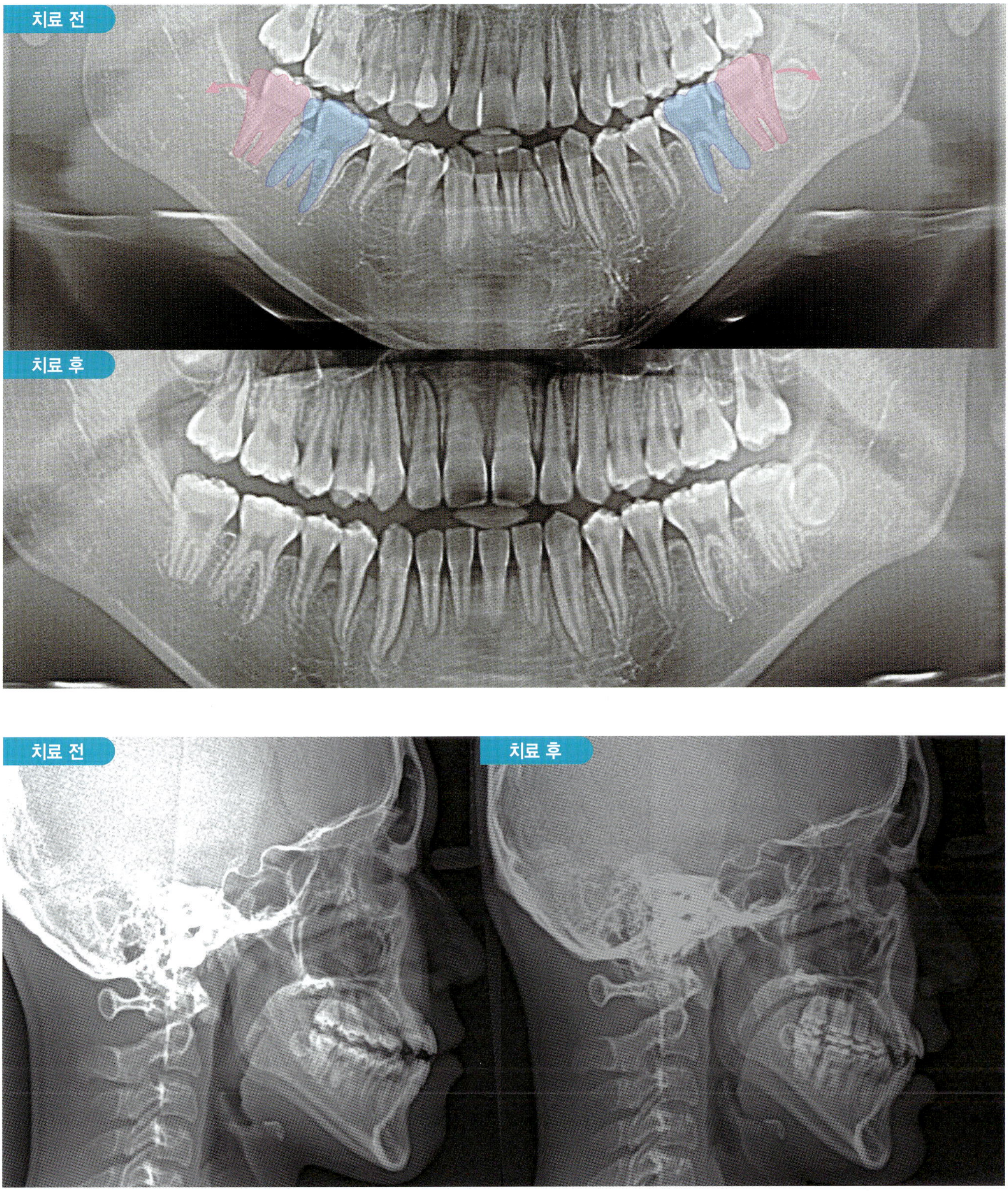

그림 11 파노라마로 구치의 압하, 두부 방사선사진 측면에서 auto rotation을 확인할 수 있다.

Case 2의 치료 포인트

- 얼라이너는 압하에 효과적인 교정장치
- 구치부의 압하와 반시계방향 회전으로 개방교합을 개선(그림 12)
- 상악은 상악 우측 견치를 중심으로 수평 방향으로 측방 확대, 전치의 순측 이동량은 치료 전에 꼼꼼히 환자 컨설팅
- 안모 사진과 ClinCheck 2D 중첩으로 최종 위치를 예측(치료 후)
- 하악은 스플린트 효과로 정중선 개선(Case 11 참조)
- 하악 구치는 제2대구치로부터 압하하면서 순차적 원심이동을 실시했다.

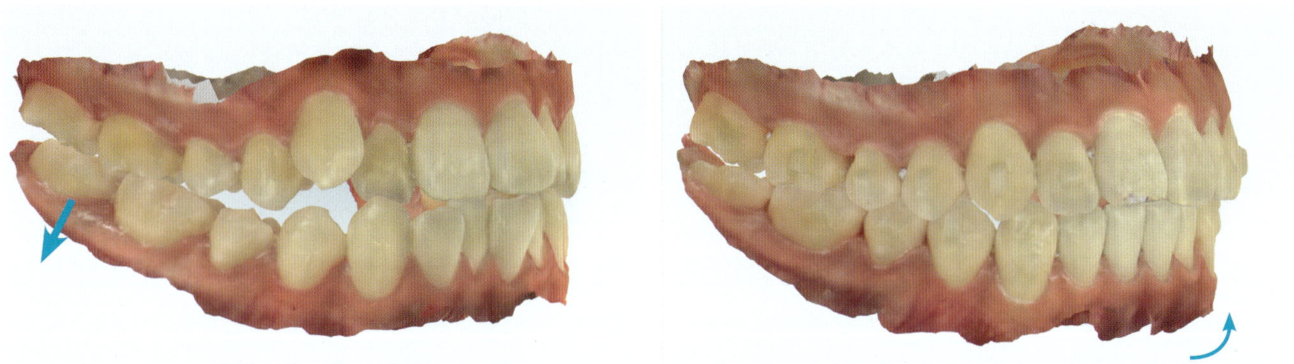

그림 12 하악 대구치 압하로 전치부의 개방교합이 개선되고 있다. 하악의 반시계방향 회전. 하악 대구치의 압하와 하악골의 반시계방향 회전.

이번 증례에서는 3급 고무줄을 사용하였지만, 상·하악의 위치 관계에 따라서는 2급 고무줄도 적절할 수 있다. 연령은 14세로, 유치가 모두 탈락한 직후이다. 대구치의 압하는 유치 상태에서는 시행하기 어렵다. 10대 초반까지가 하악 위치를 이동시키기 쉬운 시기이며, 나이가 들어갈수록 변화가 점점 어려워지는 경향이 있는 것으로 보인다.

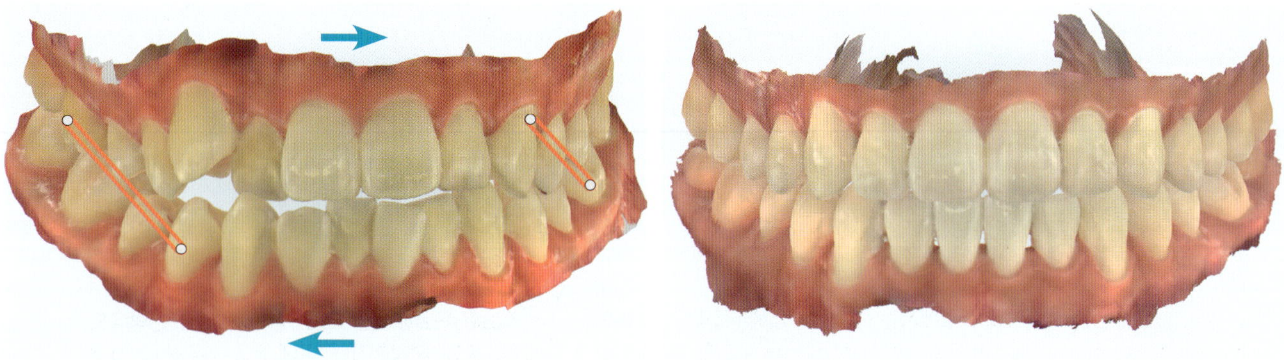

그림 13 악간 고무줄의 사용.

덧니의 방향으로 정중선이 편위되어 있는 경우가 많다. 이번 증례에서도 그 때문에 우측 상악 견치를 원심이동하는 반작용으로 상악의 정중선을 왼쪽으로 이동시켰다. 하악이 거기에 따르도록 일시적으로 왼쪽만 2급 고무줄을 사용했다.

auto rotation

교합고경을 올리고 내릴 때는 악관절 부근을 회전 중심으로 한 회전운동(auto rotation)으로 변화하는 일이 많다. 원래는 외과 교정에서의 개념이라고 한다.

Case 1-2에서는 과개교합을 ① 전치부의 압하와 시계방향의 하악 회전, Case 2에서는 개방교합을 ② 대구치의 압하와 하악의 반시계방향 회전을 사용하여 치료한 증례를 참고하기 바란다. Chapter 1 안모 진단의 중요성을 느낄 수 있는 증례이다.

얼라이너 교정에서는 압하나 일괄 이동으로 flare-out이나 upright가 가능한 증례는 효과적으로 단기간에 종료할 수 있다. 반대로 일괄 이동이 어려운 증례에서는 치료기간이 많이 필요하므로, 반드시 다음 장 이후도 보기 바란다.

또한 교합고경을 단순히 상·하 방향으로만 보는 것이 아니라, 하악의 회전이라는 관점에서 접근하면 교합 재구성이 훨씬 용이해진다. 연령이 높아질수록 새로운 하악 위치에 적응하기 어려워지는 경향이 있으므로 10대 초반에 치료 개입을 권장하고 싶다.

얼라이너를 사용한 교정이라면 다소 간식 시간이 줄어든다고는 하지만, 동아리 활동도 가능한 종류가 많아져 10대의 교정치료에서는 특히 얼라이너가 첫번째 선택이 되고 있는 것 같다.

개방교합의 경우

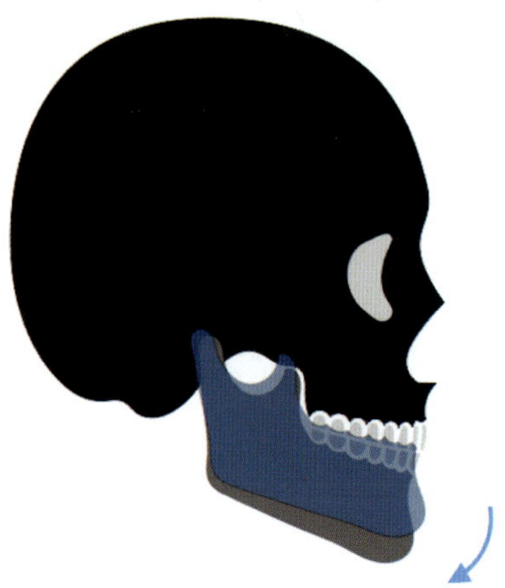

① 하악의 시계방향의 회전

Case 2에서는 여기에 더해 하악을 우측으로 바이트 점프(bite jump) 유도했기 때문에, 그림 13과 같은 고무줄(3급 고무줄 또는 비대칭 엘라스틱)이 사용되었다.

과개교합의 경우

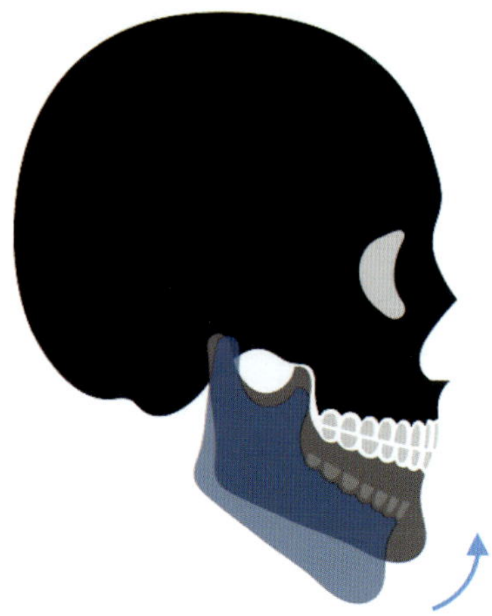

② 하악의 반시계방향 회전

Case 1-2에서는 이에 더해 하악의 전방유도도 함께 시행했기 때문에 2급 고무줄을 사용하고 있다.

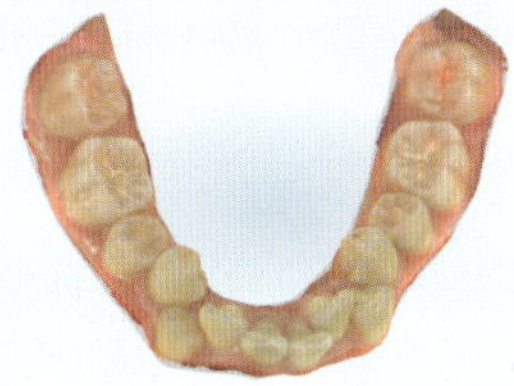

Case 3 협착치열궁 — 발치 비발치 경계 증례 (소구치 발치를 했어도 좋았을 증례)

#협착치열궁 #상악전치전돌 #총생 #롱페이스
#과개교합 #하악구치설측경사 #하악후퇴

내원목적

전치의 치열이 마음에 들지 않는다.
16세 여성

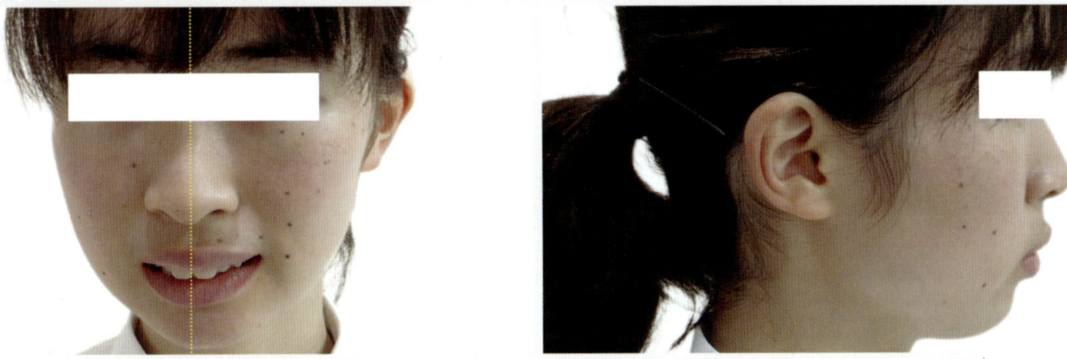

그림 1 하악이 작거나 후방 편위가 의심되는 안모이다. 악관절 증상은 없다.

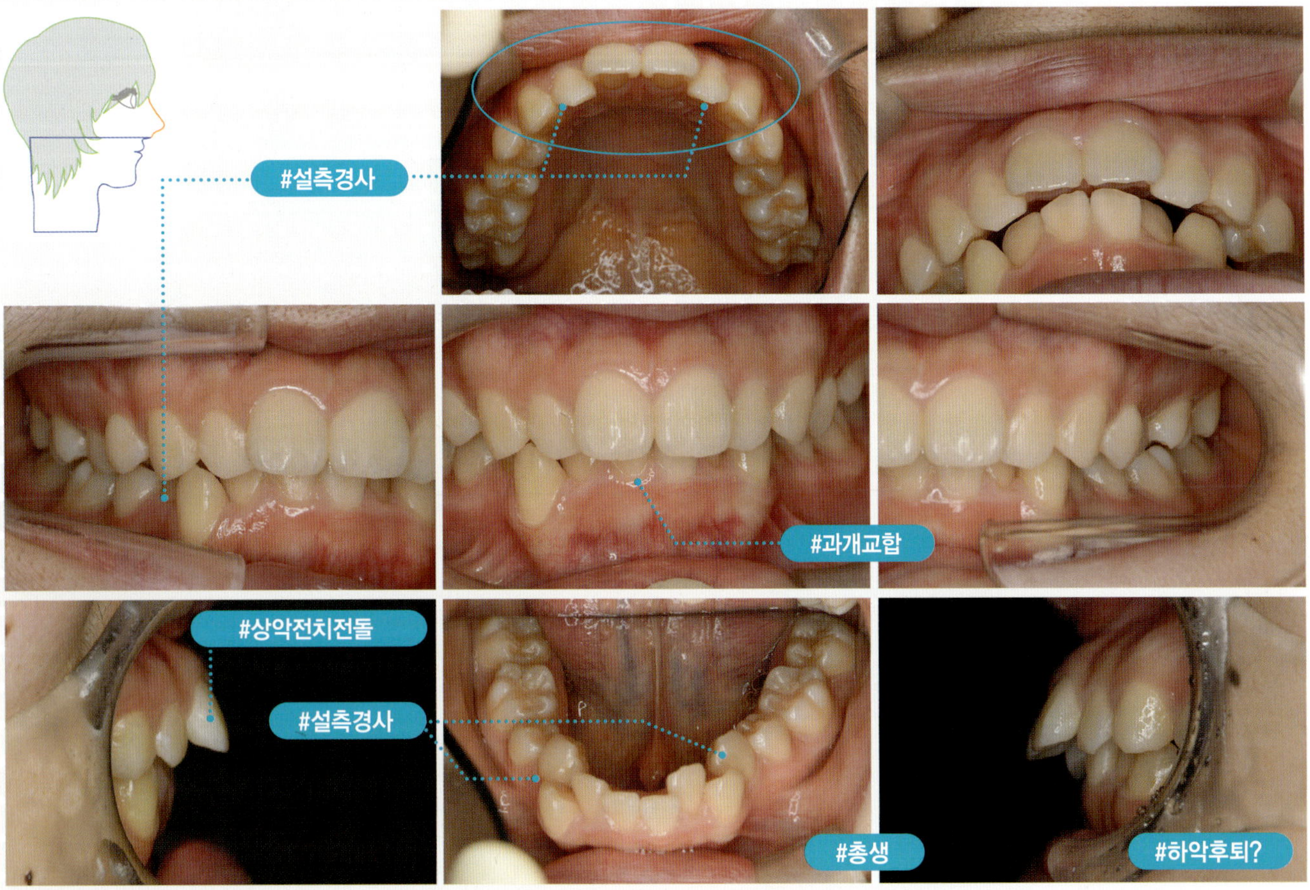

그림 2 상악 중절치의 순측경사와 하악 소구치부의 총생이 뚜렷하다. 구치부는 그다지 설측경사되어 있지 않다.

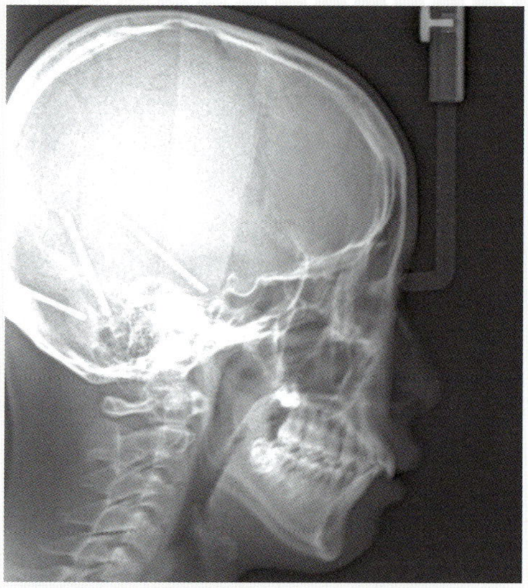

Profile 진단

Convex Profile
High Angle
Mesio–Dolicho Facial
Long Face tend.
Skeletal Class I–II
Deep bite

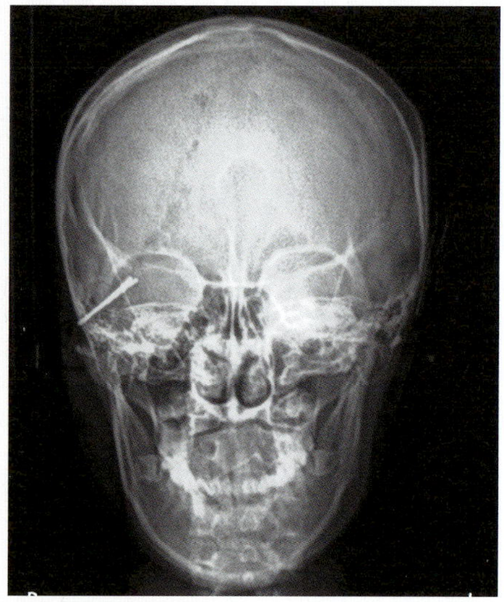

그림 3 초진 시 두부 방사선사진. 긴 얼굴 경향.

본 증례의 해석

- 긴 얼굴형인데 수직피개가 깊다. ◀······ 교합고경은 높이고 싶지 않다
- High angle dolicho face, deep bite ◀······ 전치부의 압하만으로 수직피개를 개선하고 싶다
- 상악 측절치의 설측경사로 인해 하악도 후방으로 편위해 있다는 의심 ◀······ 하악 전방유도를 기대
- 하악이 후퇴해 있는 증례에서는 교합평면 만곡이 심한 경우가 많지만 본 증례에서는 평탄
- 하악 소구치가 설측경사된 V자형 치열궁, 견치, 소구치 간 폭경이 좁다.
- 상악은 중절치의 전돌이 개선되기만 하면 나쁘지 않다.
- 하악 좌측 견치가 원심경사되어 있으므로 인접 소구치를 발치하기 어렵다.

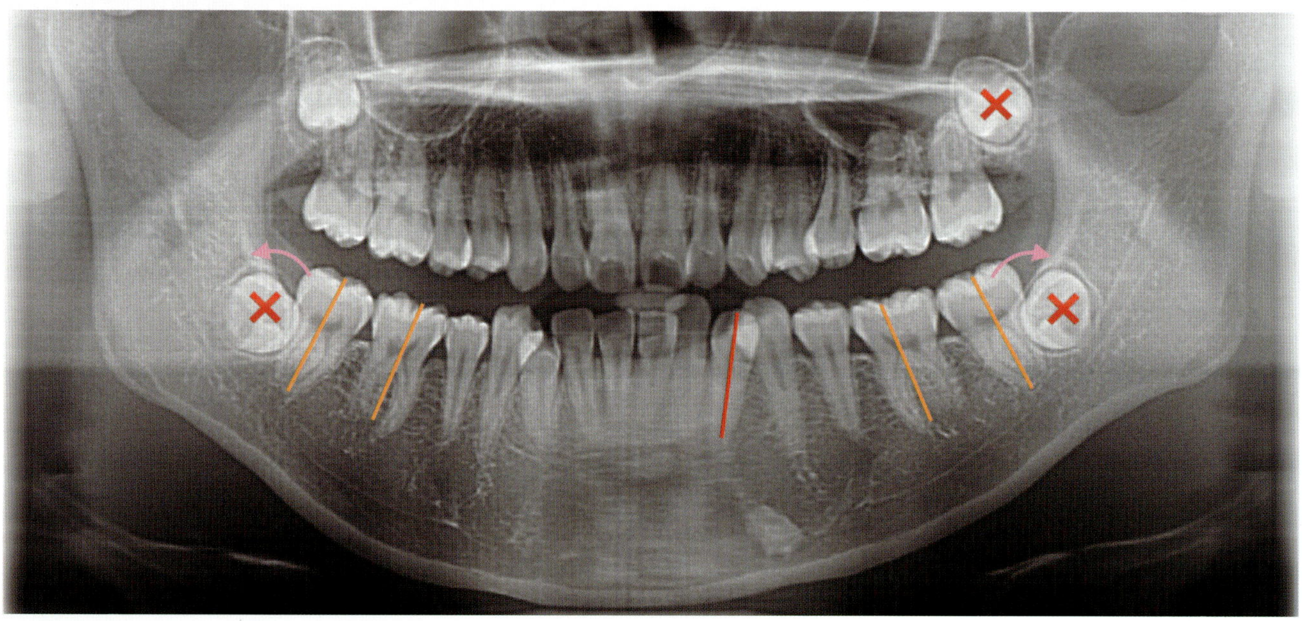

그림 4 초진 시 파노라마 방사선사진. 구치가 상·하, 좌·우 모두 근심경사 경향이다.

치아 이동계획

동영상 9

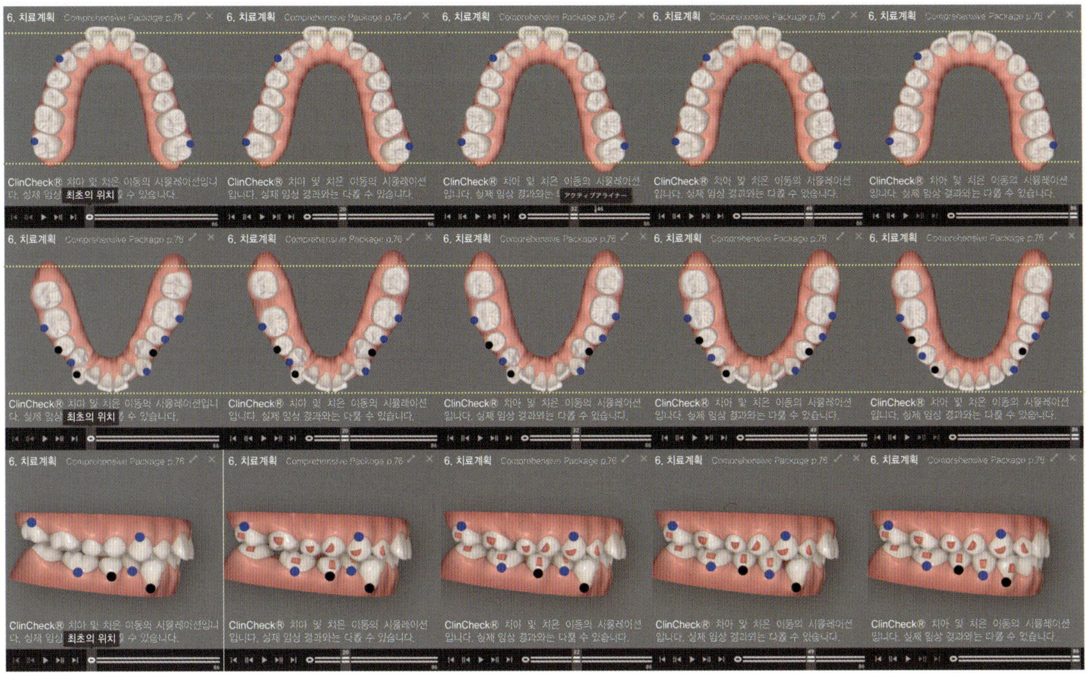

그림 5 대구치를 하나씩 순차적으로 이동하고 있으므로 86개(=약 1년 반)이라는 장기간의 치료가 되고 있다. 이는 예측 가능성을 높이고, 전치가 전방으로 돌출하는 등의 anchor loss를 일으키지 않는 것이 목적이다.

총생을 가진 하악 소구치 발치 증례로, 대구치의 근심경사 위험을 감수하고 발치를 선택할 것인지, 혹은 비발치로 대구치를 원심 및 측방으로 업라이트시킬 것인지를 검토한 결과, 후자(비발치 업라이트)를 선택하였다.

치료기간은 길어지지만, 한 치아씩 순차적으로 이동시키는 방식의 원심이동이며, 제1·제2대구치와 제2소구치를 동시에 이동시키는 방식보다 전치부에 가해지는 반작용(force side effect)이 적다는 장점이 있다. 양쪽의 장단점을 모두 알아두기 바란다(그림 5).

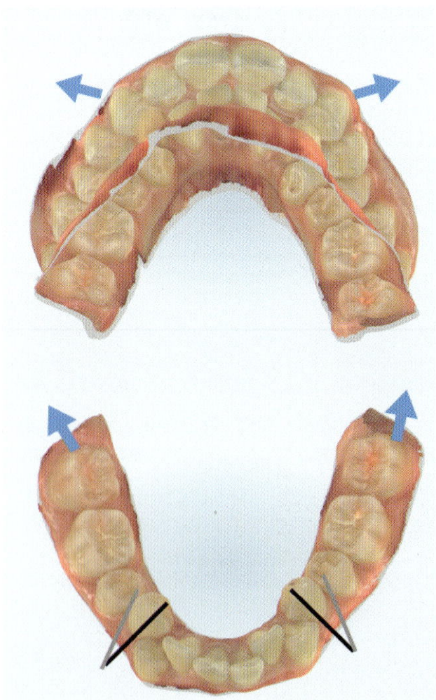

그림 6 측방 확대와 원심이동의 이미지를 갖는 것이 중요하다.

[상악의 이동](그림 6)

① 제2대구치를 정위치로 조기에 위치시킬 것

② 제1대구치를 정위치로 위치시킨다.

③ 소구치를 일괄적으로 이동한다.

④ 이 증례에서는 견치가 측방으로 넓어지는 힘을 이용하여 전치를 설측으로 이동했다.

[하악의 이동](그림 6)

①~③의 개념은 같으며 상·하악이 최대한 가지런해지도록 조정한다.

④ 전치는 현재 중절치의 위치보다 순측으로 이동하지 않도록 정렬, 압하한다.

상·하악 동시에 원심이동했으므로 고무줄은 사용하지 않았다. 측절치에서 lock하여 flare-out(전방으로의 anchor loss)을 예방할 수 있다고 예측했다. 경과 관찰 중에는 하악 전치의 치은퇴축은 더 이상 진행되지 않았다.

본 증례에서는 치료 후 사진을 먼저 제시한다(치료경과는 다음 페이지)

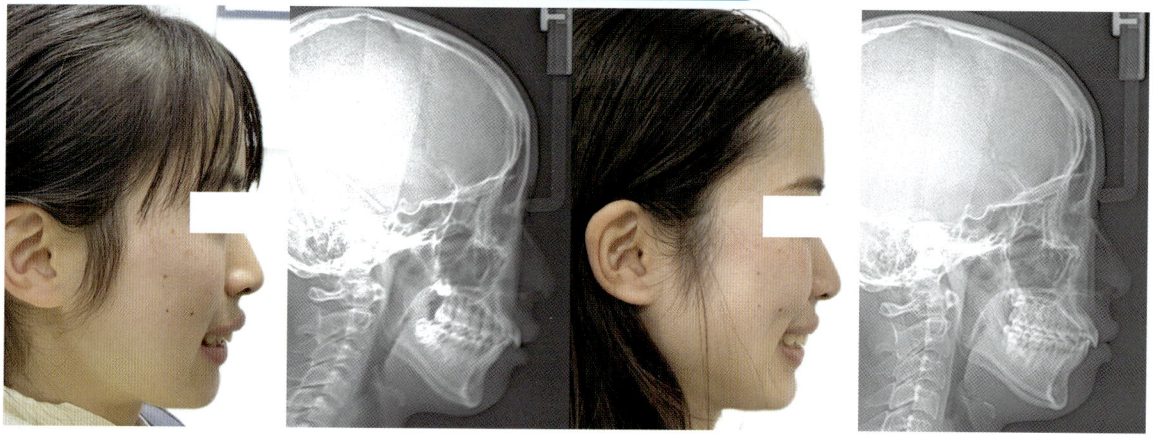

그림 7 치료 전, 치료 후 옆 얼굴 비교.

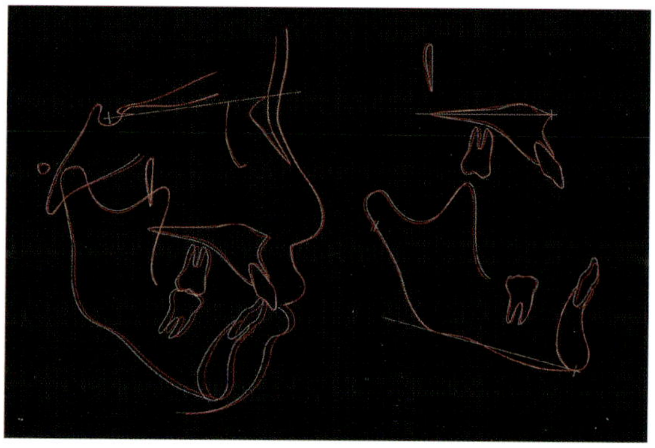

그림 8 치료 전, 치료 후 세팔로의 중첩.
비발치 증례의 단점 중 하나로 전치의 돌출감이 남기 쉽다.

안모 사진에서는 하악이 약간 전방 이동된 듯 보이지만 두부 방사선사진을 보면 뚜렷하지 않다. 연령적으로도 하악이 성장 중인 시기이기도 하다.

이 환자의 경우도 부모님은 비발치, 본인은 발치를 희망했다. 발치, 비발치 모두 가능한 증례라고 생각되었지만 본 증례에서는 보호자의 의견을 존중하여 비발치를 선택하게 되었다. 만약 소구치 발치를 하면 대구치의 근심경사 개선에 시간이 필요할 수도 있다.

하악골의 성장, profile 변화에 대해 설명하면서 발치 비발치 결정에는 치료 전 컨설팅을 충분히 하는 것이 중요하다. 본 증례와 같이 얼라이너 단독으로 상악 전치 전돌을 비발치, 대구치의 원심이동으로 치료한 증례는 대구치를 원심이동한 것이지만, 두부 방사선사진의 중첩에서는 대구치가 원심으로 그다지 이동하지 않는 것처럼 나타난다(그림 7~10).

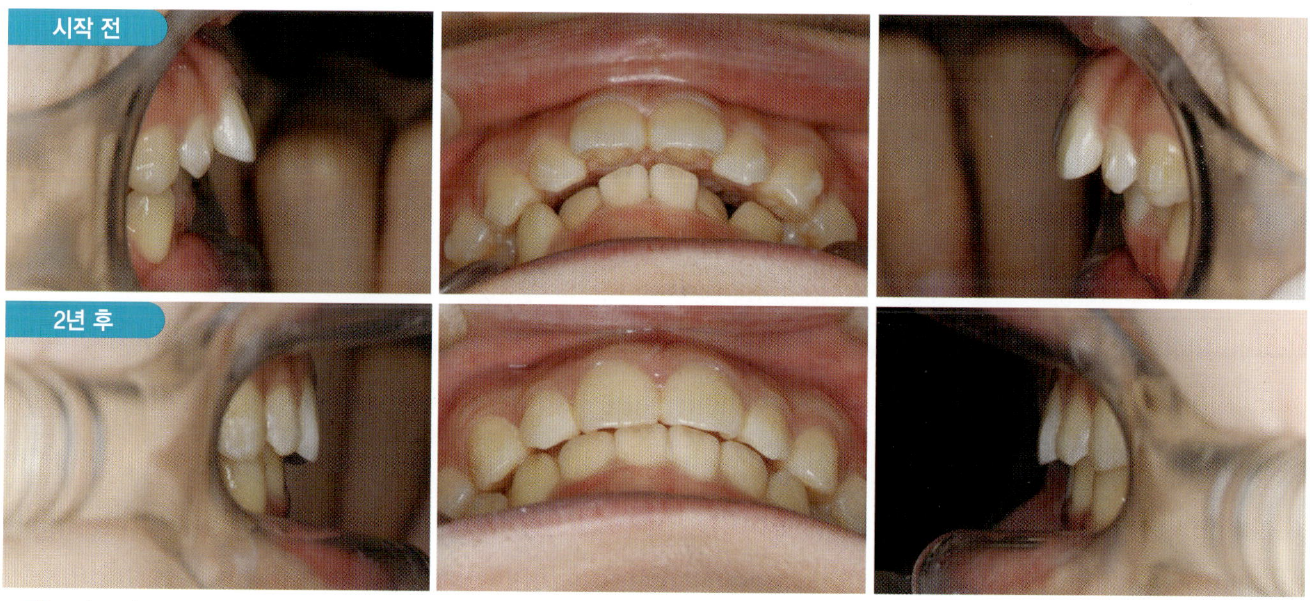

그림 9 치료 전 및 치료 후 옆쪽과 아래쪽에서 찍은 사진의 비교.

치료경과

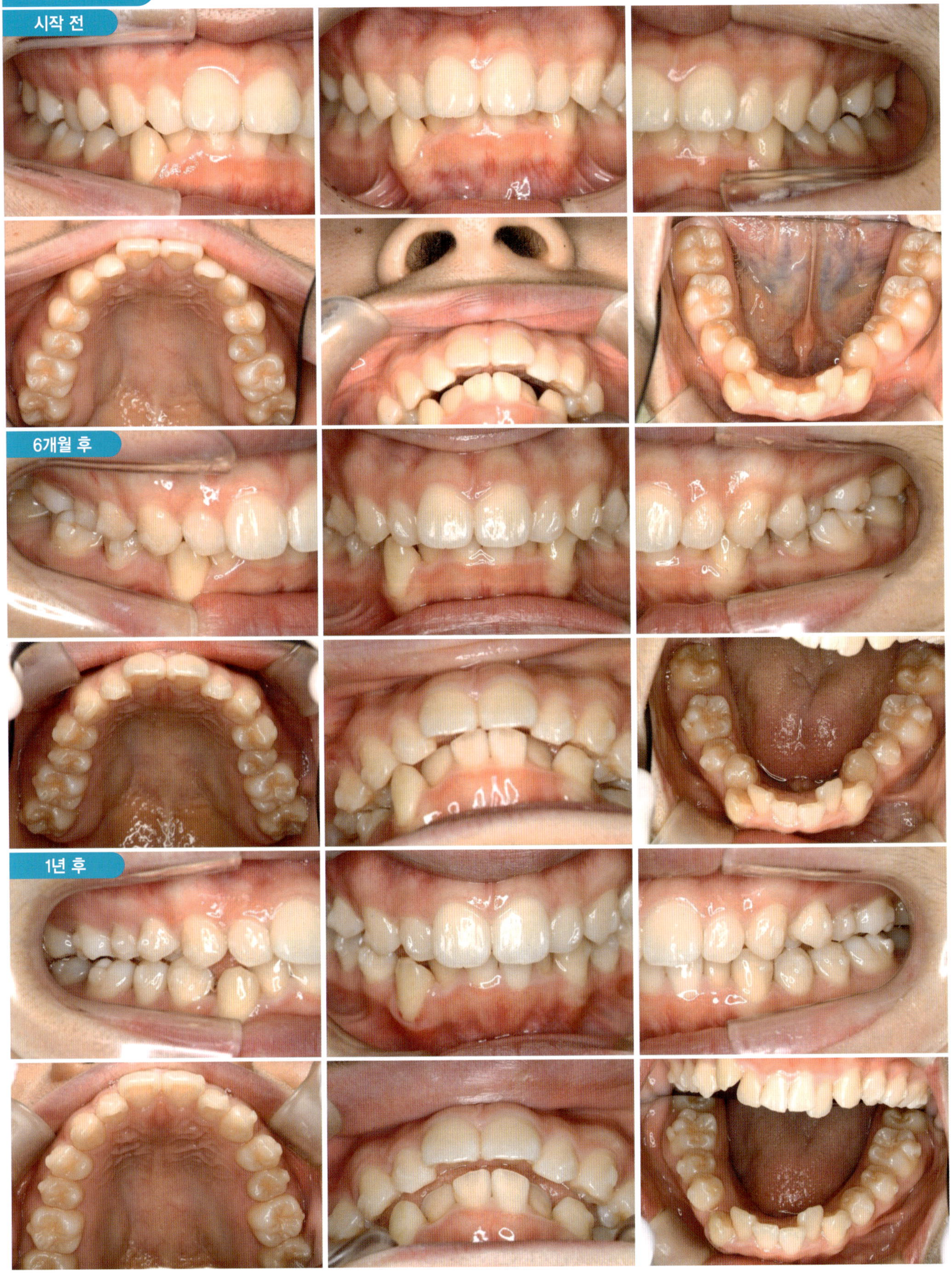

그림 10 1 치아씩 원심으로 이동한 것을 확인하여 다음 치아로 이동하는 작업을 반복했다.

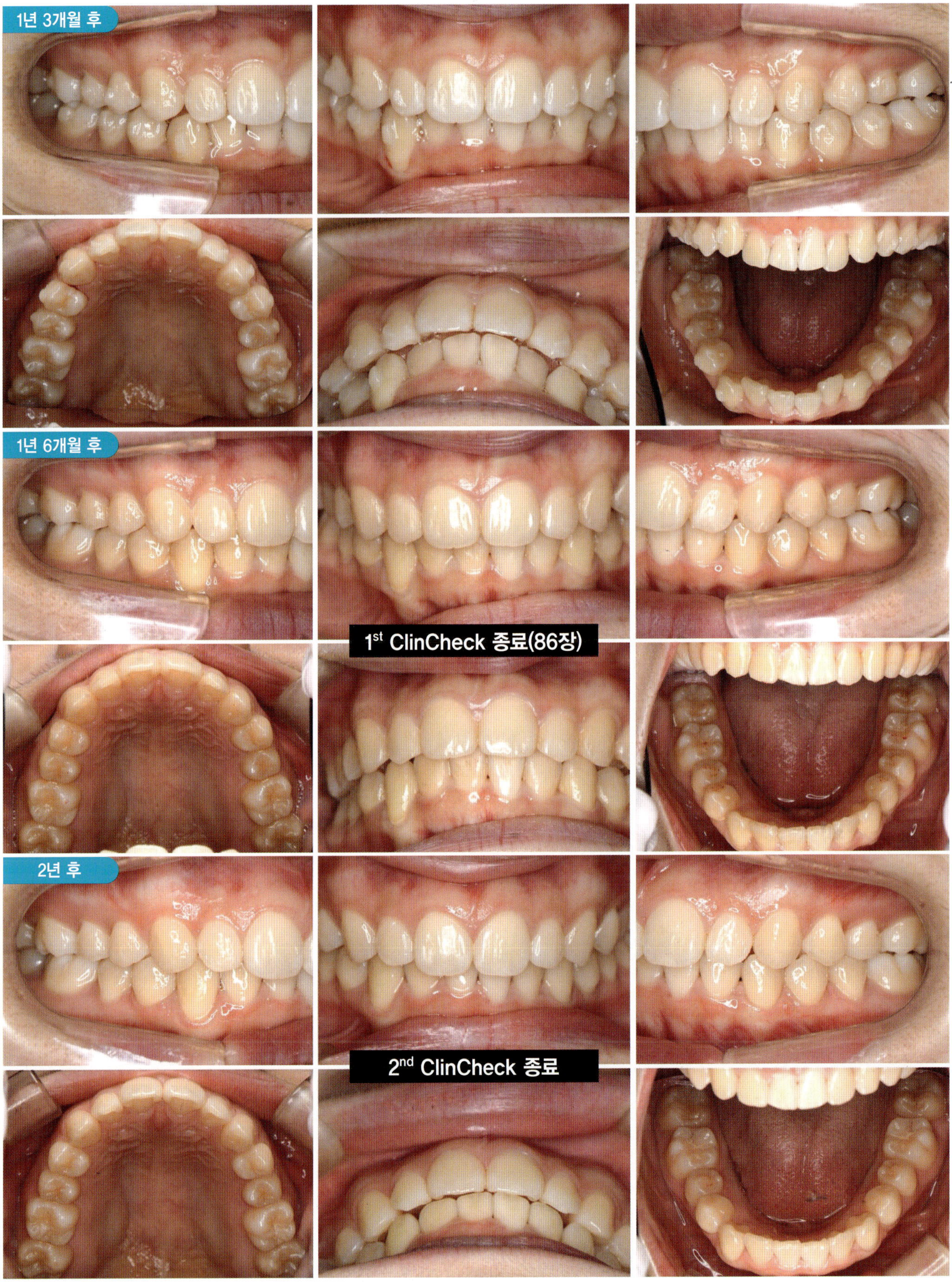

그림 11 하악 전치의 치은퇴축 위험을 최대한 피하기 위해 대구치의 원심이동부터 시작하고 있는데, 치료기간을 필요로 하는 스테이징이 되었다.

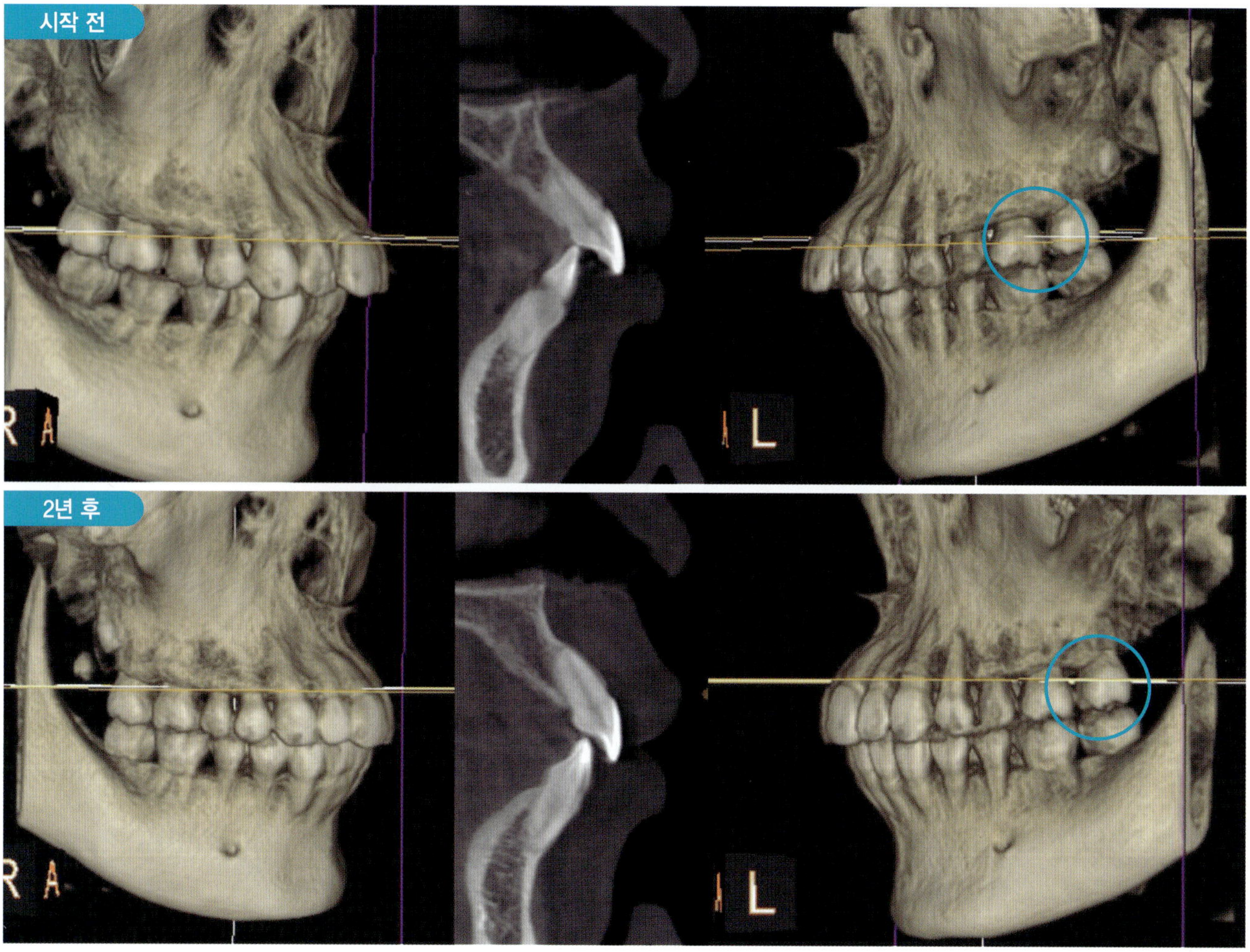

그림 12 CBCT 치료 전, 치료 후 비교.
상악 좌측 대구치의 원심이동이 계획대로 되지 않아 전치의 상악 좌측 대구치의 원심이동이 계획대로 충분히 이루어지지 않았으며, 그로 인해 전치부의 리트랙션도 다소 부족한 상태이다.

반성점

1회째의 치료계획 종료(1st ClinCheck)에 1년 6개월(86개)이 필요했다.

그리고 상악 좌측 구치의 원심이동 불충분으로 인해 상악 정중선이 1mm 오른쪽으로 편위한 결과가 되었다.

상악 6전치의 견인(retraction)을 동시에 했기 때문에 구치부 anchor loss도 전치 견인(retraction) 부족의 원인 중 하나로 생각되고 있다.

2nd ClinCheck에서는 환자가 멀리 이사를 가는 바람에 적정하게 사용하지 못해 개선되지 않았다. 대구치를 하나하나 원심으로 이동하는 방식은 치료기간이 길어진다.

첫번째 ClinCheck 이후 1년 이상 경과한 환자의 경우, 2nd ClinCheck에서 수정이 어려워지는 경우가 자주 발생하기 때문에, 치료계획은 가능한 한 짧게 설정하는 것이 바람직하다. 첫번째 단계에서 주요 불만사항이 대체로 개선되어 있어 환자의 동기부여가 떨어진 것도 한 가지 요인이지만, 이 증례에서는 치료기간이 지나치게 길어진 점이 더 큰 원인이라고 판단된다.

만약 상악 소구치 발치를 선택했더라면, 하악의 상대적인 크기로 인해 심미적 불만이 남았을 가능성이 있으며, 상·하악 소구치를 모두 발치했을 경우에는 하악의 공간폐쇄에 어려움을 겪고, 혀가 위치할 공간이 좁아진 것에 대한 후회가 더욱 컸을 가능성이 있다. (그림 12~14).

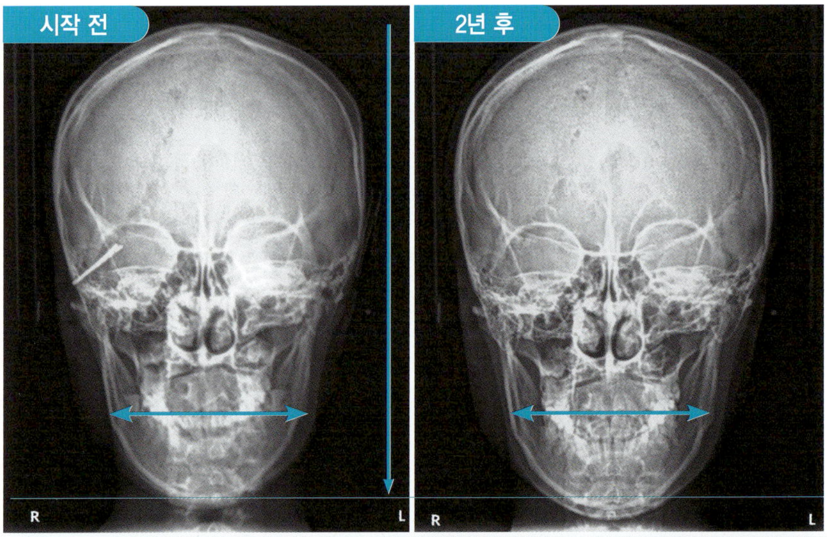

그림 13 성장에 따라 상·하악골이 다소 커졌을지도 모른다(본 증례 그림 8 참조).

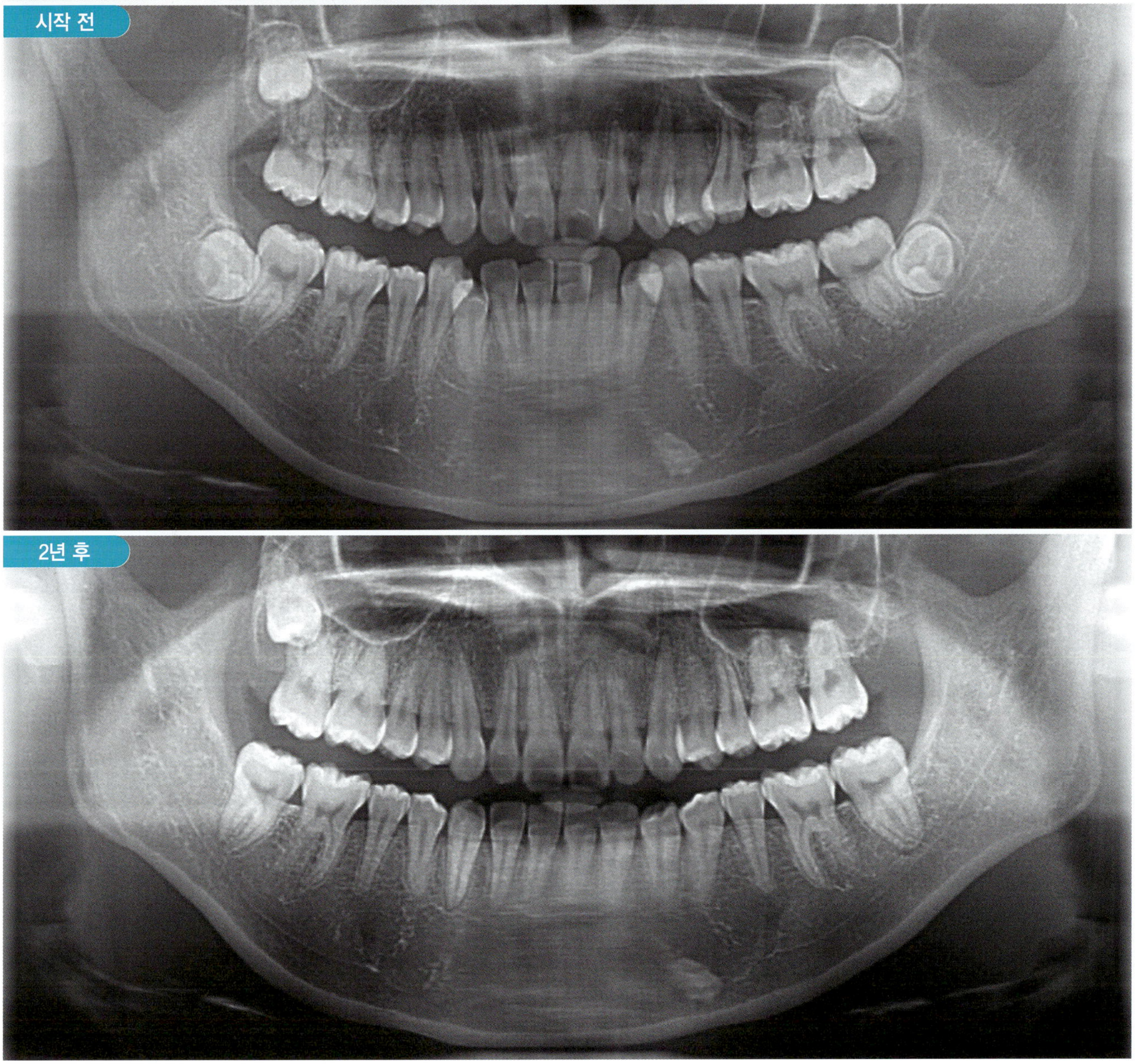

그림 14 파노라마 방사선사진. 구치부가 원심으로 upright 되어 있다.

[협착치열궁]

대구치가 설측으로 경사되고 구강이 좁아진 증례는, 혀의 위치나 기도 문제와 관련이 있다는 점이, 교합을 다루는 일반 치과의사(GP)들 사이에서도 수십 년 전부터 중요한 과제로 인식되어 왔다. 현재는 이러한 문제를 교정 전문의들과도 공통된 과제로 함께 다룰 수 있는 시대가 되었다.

물론, 치아가 upright되어 있는 편이 교합·치주·보철의 관점에서도 바람직하며, 가능하다면 비발치로 개선하는 것이 이상적이다. 하지만 본 증례처럼 롱페이스 경향이 있는 증례에서는 얼굴이 더 커 보이지 않게 하려는 심미적 이유로 발치를 선호하는 경향도 있다.

만약 구강이 술전보다 줄어들지 않으면서도 소구치 발치 교정이 가능하다면, 환자의 주소(chief complaints)에 따라 그 선택지를 배제하지 않고 고려해야 한다고 생각한다.

본 증례도 발치·비발치의 경계 증례일지도 모른다.

또한 인비절라인의 ClinCheck에서 측방 확대를 하면 디폴트에서는 매우 높은 확률로 치근이 치조골로부터 밀려 나온 치료계획이 세워지는 일이 많았다. CBCT를 ClinCheck에 병합시킨 「Root」 기능을 사용할 수 있게 된 현재는 그것이 거의 사라졌으므로 획기적인 진화이지만, 어디까지나 가상의 3D 구축 영상이므로 원래의 CBCT 영상에서 체크, 의사가 직접 root lingual torque를 넣어 수정해야 하는 일이 많다. 또한 「plane(평면)」 기능을 사용하여 전치의 하우징 체크도 가능해졌다.

디지털 교정의 진화는 뚜렷하며, 어떤 제조사가 어떤 툴을 사용하는지도 제조사 선택의 기준이 될 것이다.

현재 일본에서는 iTero 만을 사용해야 하지만, iTero의 우수함을 고려하면, 인비절라인이 역시 우세하다. 다른 제조사들이 제공하는 일부 옵션이 더 우수한 경우도 있다.

앞으로 각 회사들이 계속해서 기술 발전을 거듭할 것이므로, 그 진화를 지켜보는 것이 기대된다.

얼라이너 제조사 선택의 지표

- 가격
- 얼라이너의 재질
- 치아 이동 소프트웨어의 우열
- 일본어 지원　경험자에게 배운 것
- 어태치먼트의 옵션
- 버튼류의 옵션
- IOS가 오픈인지 아닌지
- 브랜드
- AI 어시스트에서의 정밀도 향상

얼라이너의 검품

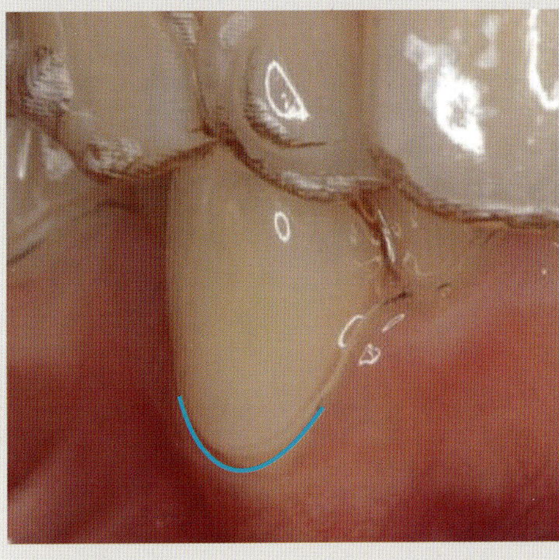

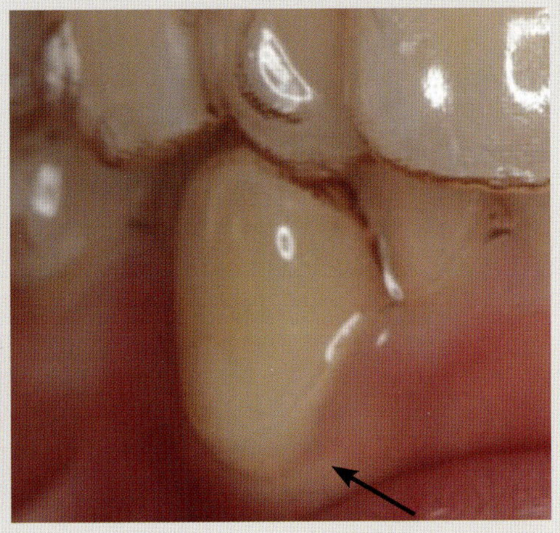

Case 3에서는 하악 우측 견치부 순측에 얼라이너 마진이 너무 긴 것 한 개가 포함되었기 때문에 하악 우측 견치의 순측 치은이 다소 퇴축했다.

검품에서 불량을 검출할 수도 있으며, 환자가 알아채는 일도 있다.

전부 체크를 할 수 있는 것은 아니므로 불량품이 있을 수 있다는 것도 설명해둘 필요가 있다.

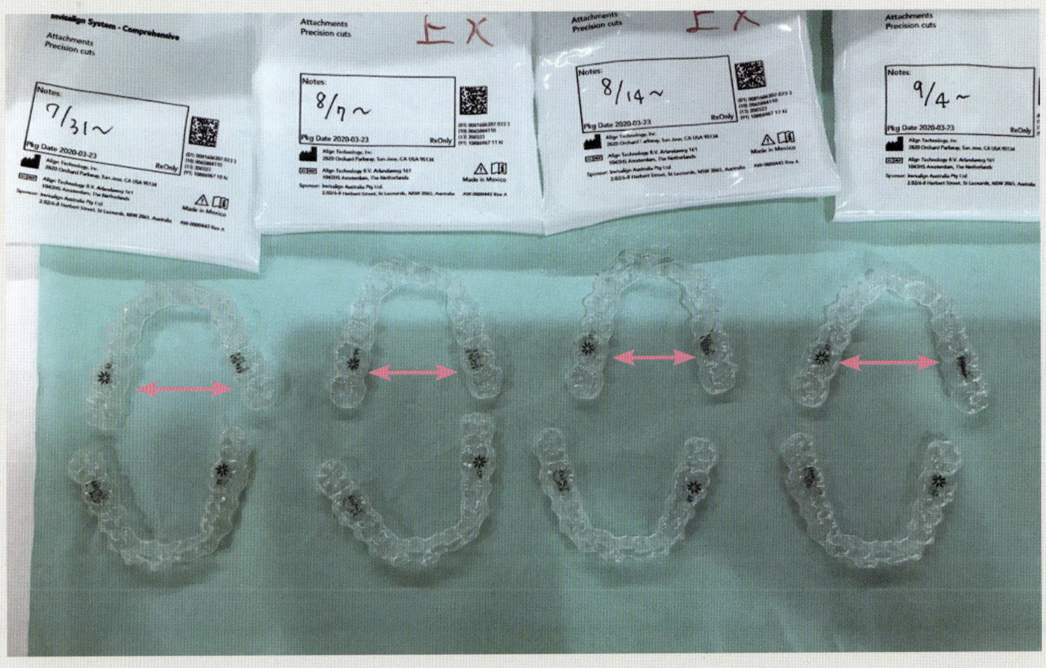

다른 증례이지만 연속된 4개의 얼라이너 모두 형태가 다르다.

2020년 무렵에, 인비절라인사의 얼라이너는 제품 불량이 종종 나타났지만, 최근에는 줄어들었다.

당시에는 감염병 유행 등의 영향도 있을 수 있었다고 생각된다.

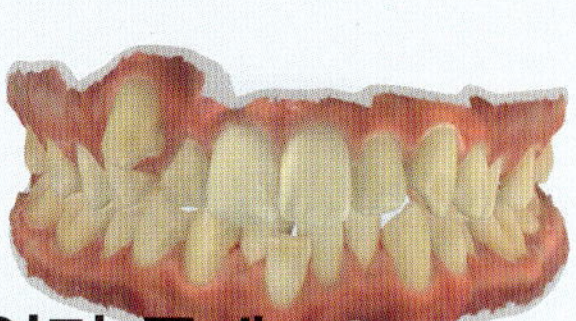

Case 4 편측 견치 덧니 — 발치와 비발치의 경계선상에 있었던 증례 (소구치 발치를 하지 않아서 다행이었던 증례)

#상악견치순측편위 #덧니 #상악정중선편위 #하악협착치열궁 #총생

내원목적

전치의 치열이 마음에 들지 않는다(전돌은 신경 쓰이지 않는다). 비발치(사랑니 제외) 희망
16세 남성

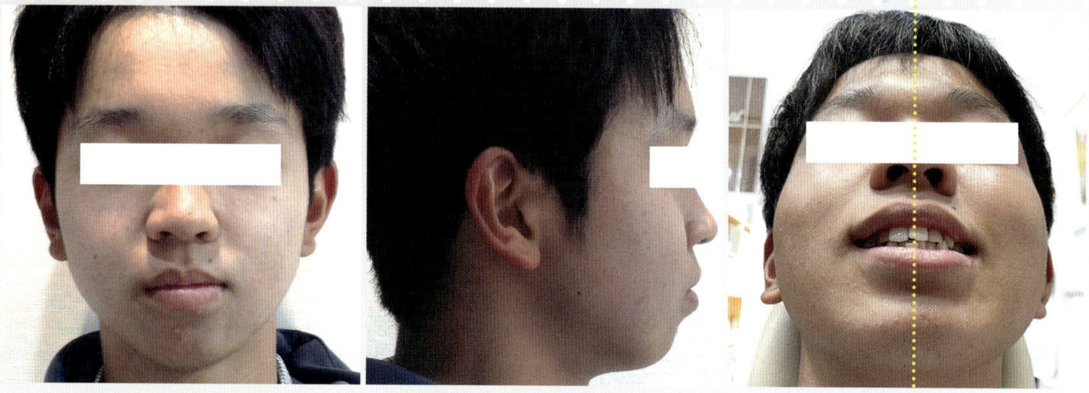

그림 1 안모 좌·우 비대칭(좌), 상·하 입술의 돌출감은 신경 쓰이지 않는다(중앙), 상악 정중선 편위(오른쪽)

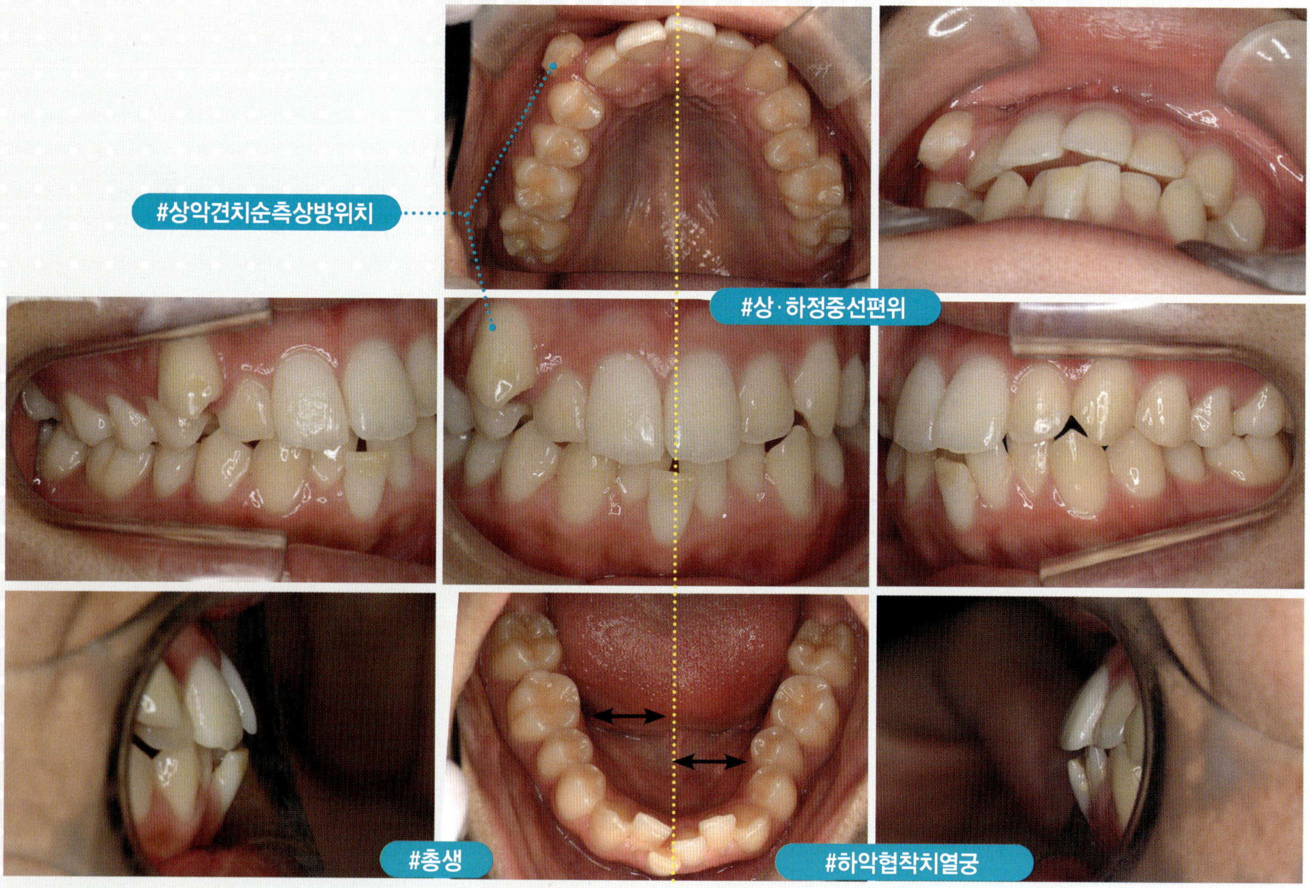

그림 2 구강 내 사진. 「덧니」가 있는 환자에게 정중선이 편위되어 있는 경우가 많다.

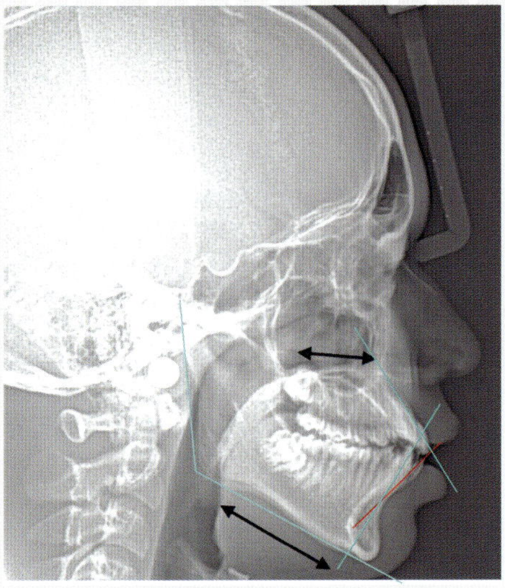

Profile 진단

Convex or Straight Profile
Normal–High Angle
Normal–Dolicho Facial
Normal–Long Face tend.
Skeletal Class III
Normal bite

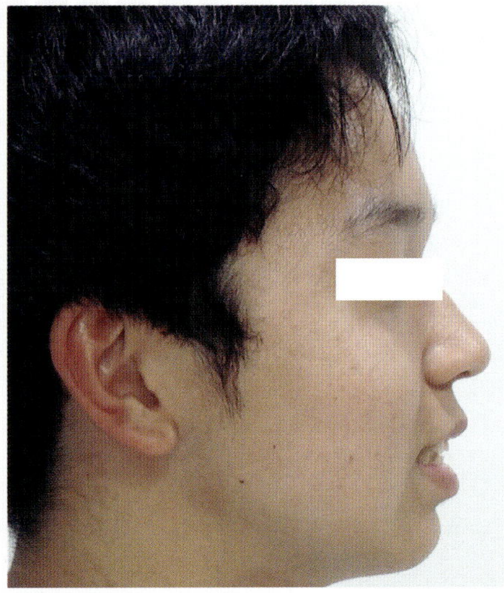

그림 3 측면 얼굴 사진과 두부 방사선사진.
전치의 순측경사가 안모에 잘 드러나지 않는 타입이다. 프로파일도 Convex로도, Straight로도 해석될 수 있는 이미지이며, 그 인상을 어떻게 받아들이는지가 매우 중요하다.

본 증례의 해석

- 상·하 전치 치축이 순측경사 경향(*환자가 말한 것은 아님)
- 상악 기저골의 전·후 길이가 짧다.
- 상악 우측 덧니와 상·하 전치부 총생의 개선을 희망
- 하악골의 전·후 길이는 약간 크며 비교적 상악 기저골 전후 길이가 짧다.
- 소구치 비발치를 희망, 소아기에 상악 2×4 치료 경험 있음, 얼라이너 희망
- 제2대구치 원심경사되어 있지만, 사랑니 발치 시 이동 가능한 공간은 있다.
- 전방으로 너무 확대하지 않도록 세심한 주의가 필요

상악 전치 전돌 경향이며 하악이 큰 타입은 convex인지 straight인지 감별하기 어렵다

사랑니 발치만 허용되며 그 외 치아의 발치는 희망하지 않는다

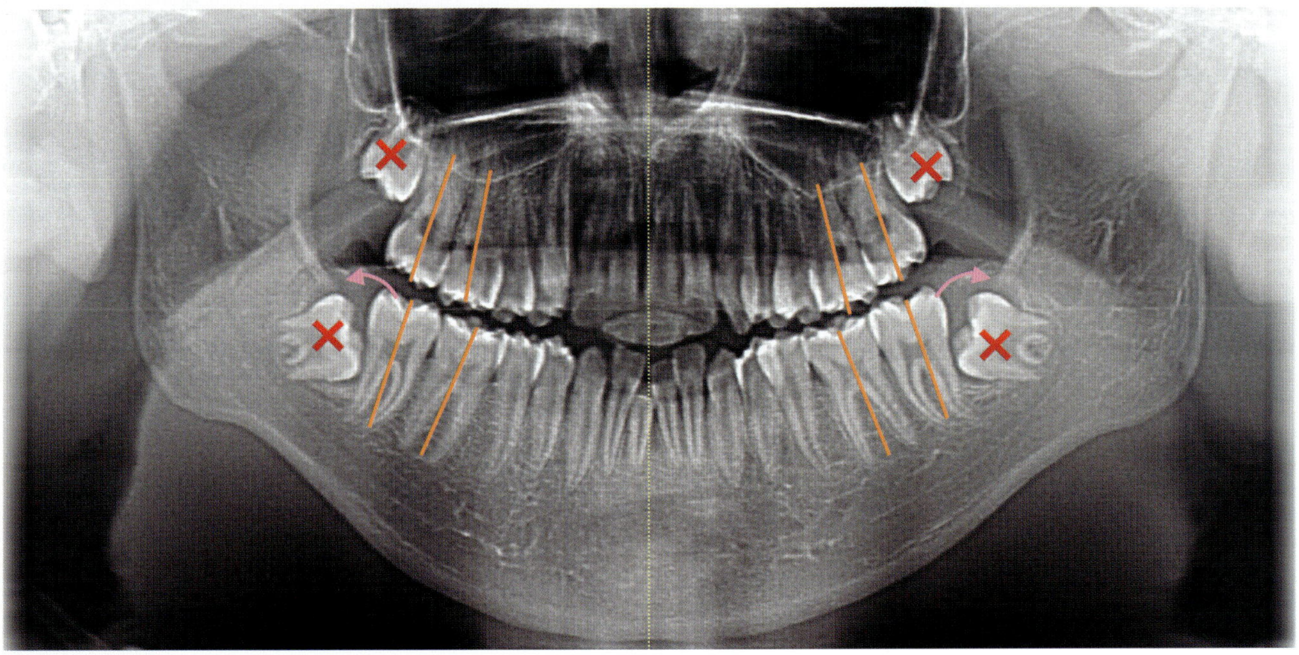

그림 4 파노라마 소견. 하악각이 크므로 하악 하연 평면이 가파름, 제2대구치는 원심경사 경향.

치아 이동계획

신장 178cm, 하악골의 전·후 길이는 약간 크지만 상악 기저골이 작아 현재의 아치 크기대로 편측 덧니를 개선해야만 하는 증례. High angle dolicho 타입(그림 1~3).

측모 두부 방사선사진에서는 소구치 발치가 쉬워 보이지만 비발치 희망. 하악 전치는 1개만 flare-out 하고 있으므로 그 이외의 하악 전치의 치축을 참고로 한다(그림 4).

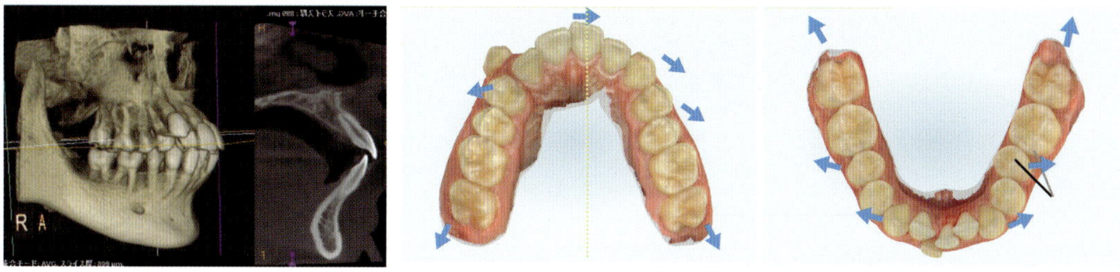

그림 5 이동계획. 상악은 전치가 순측경사되지 않도록 대구치부터 이동, 원심측방으로 확대하는 느낌.

편측 덧니에서 아치 확대가 불가능한 경우는 치료기간이 길어지기 쉽다. 게다가 상악 제2대구치는 원심경사되어 있으므로 대구치의 원심이동은 쉽지 않다. 상악 제2대구치 발치도 제안했지만 받아들여지지 않았다.

소아기에 2×4를 실시한 것 때문에, 부모님은 사랑니 이외의 발치는 절대 안 된다고 하며, 환자 본인도 부정적인 경험으로 남아 얼라이너 교정을 강하게 희망했다. 어린이의 교정을 하는 경우에 장래 소구치 발치를 하지 않으면 정렬이 어려운 증례도 있다는 것을 언급해두어야 했지만, 당시에는 그러한 설명이 부족했고, 장기적인 전망 없이 전치부만의 교정을 시행해버린 것이 아쉬운 부분이다. 다행히 본인은 이번에는 브라켓이 없으면 치료기간은 길어져도 좋다고 했다.

통상이라면 소구치 발치를 고려하고 싶은 증례이지만, 상·하악 전치의 치축이 순측으로 경사된 경향이 있음에도 불구하고 환자는 그 부분이 신경 쓰이지 않는다고 하였다. 전치부의 치축 개선을 원하지 않는 환자에게 전치부 후방 견인을 시행하는 것은 피하고자 한다(그림 5).

[상악의 이동]

① 제2대구치를 조기에 정위치로 가져가는 것.
② 제1대구치를 정위치로 가져가는 것.
③ 소구치는 일괄적으로 이동하며, 반작용으로 정중선 개선.
④ 견치가 측방으로 확대되는 힘을 이용하여 전치를 설측으로 이동했다.

[하악의 이동]

①~③의 개념은 똑같으며, 가능한 한 상·하를 맞추도록 조정한다.
④ 전치는 현재 중절치의 위치보다 순측으로 이동하지 않도록 조정, 압하한다.

Case 5의 치료의 포인트

상·하악 전치 치축이 순측경사 경향이지만, 안모 소견에서는 눈에 띄지 않으므로 신경 쓰지 않는다. 구치의 원심이동 시에 전치부가 anchor loss를 일으켜 flare-out 하지 않도록 상·하악 모두, 대구치를 한 치아씩 신중하게 원심이동할 필요가 있다.

소구치는 upright 하면서 원심이동하여 공간을 만들고, 하악 견치는 아치에 따라 원심이동한다.

힘의 체계(force system)에 문제가 없으면 와이어 교정처럼 덧니에는 얼라이너에 포함하지 않는 경우도 있다.

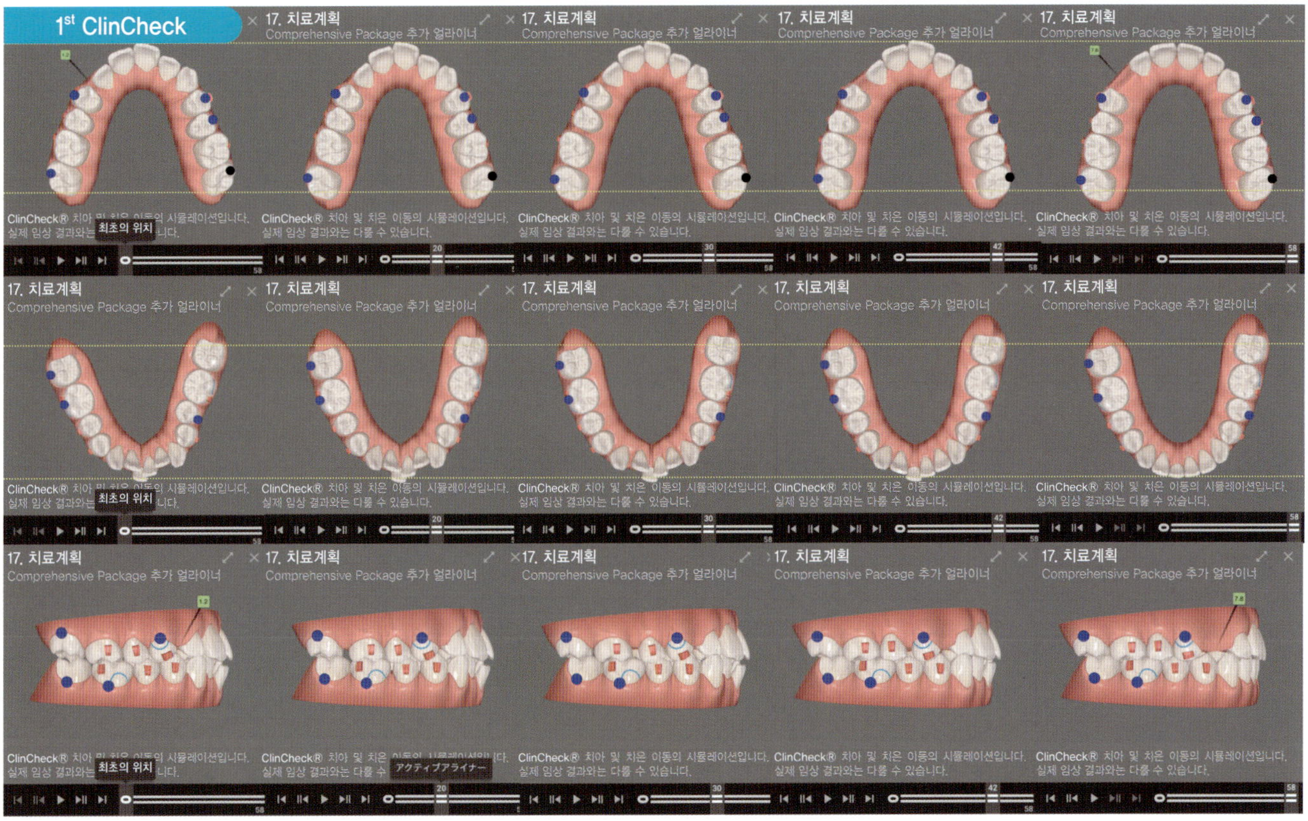

그림 6 「덧니」 증례에서는 1st ClinCheck에서 견치를 얼라이너에 포함하지 않는 경우도 있다.

동영상 10

상악 중절치의 순설적인 위치는 오른쪽 위로 맞추고 싶었지만 대구치의 원심이동에 한계가 있어 전방 한계로 정한 상악 좌측 중절치의 위치까지 확대하는 것으로 하였다(그림 6).

하악 전치의 순설적인 위치는 하악 좌측 중절치의 위치를 기준으로 했다.

1st ClinCheck(58개)에서는 덧니의 견치는 얼라이너에 포함하지 않으며, 2nd ClinCheck(위 17개, 아래 10개)로부터 견치를 포함한다. 공간이 벌어지면 견치는 어느 정도 자연히 정출하며, 이후 얼라이너에 포함하는 것이 편한 경우가 종종 있다. 2nd ClinCheck를 시작할 때에는 견치가 매우 내려와 있다(그림 7).

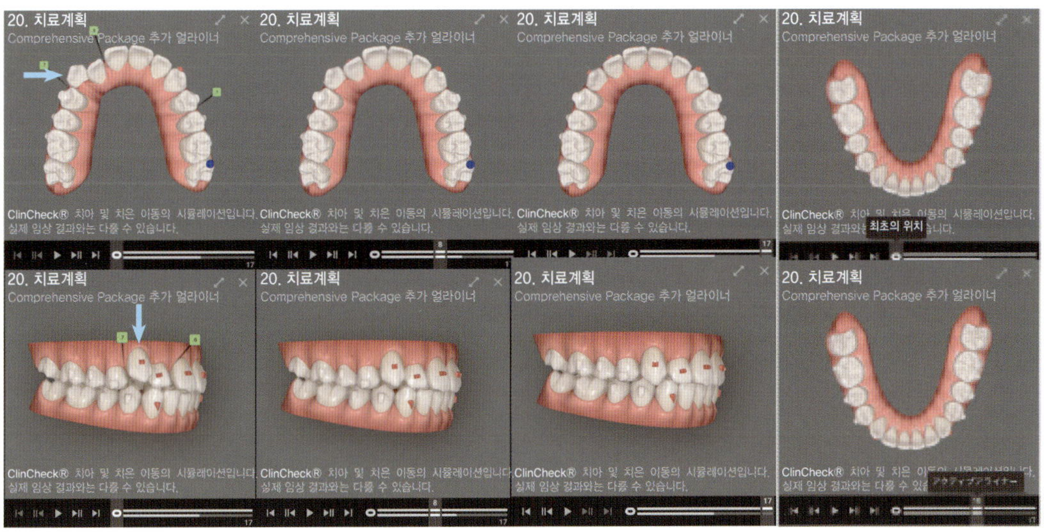

그림 7 상악 우측 견치가 내려와 있다. 하악의 아치는 1st ClinCheck로 대부분 배열이 잘 되어 있다.

치료경과

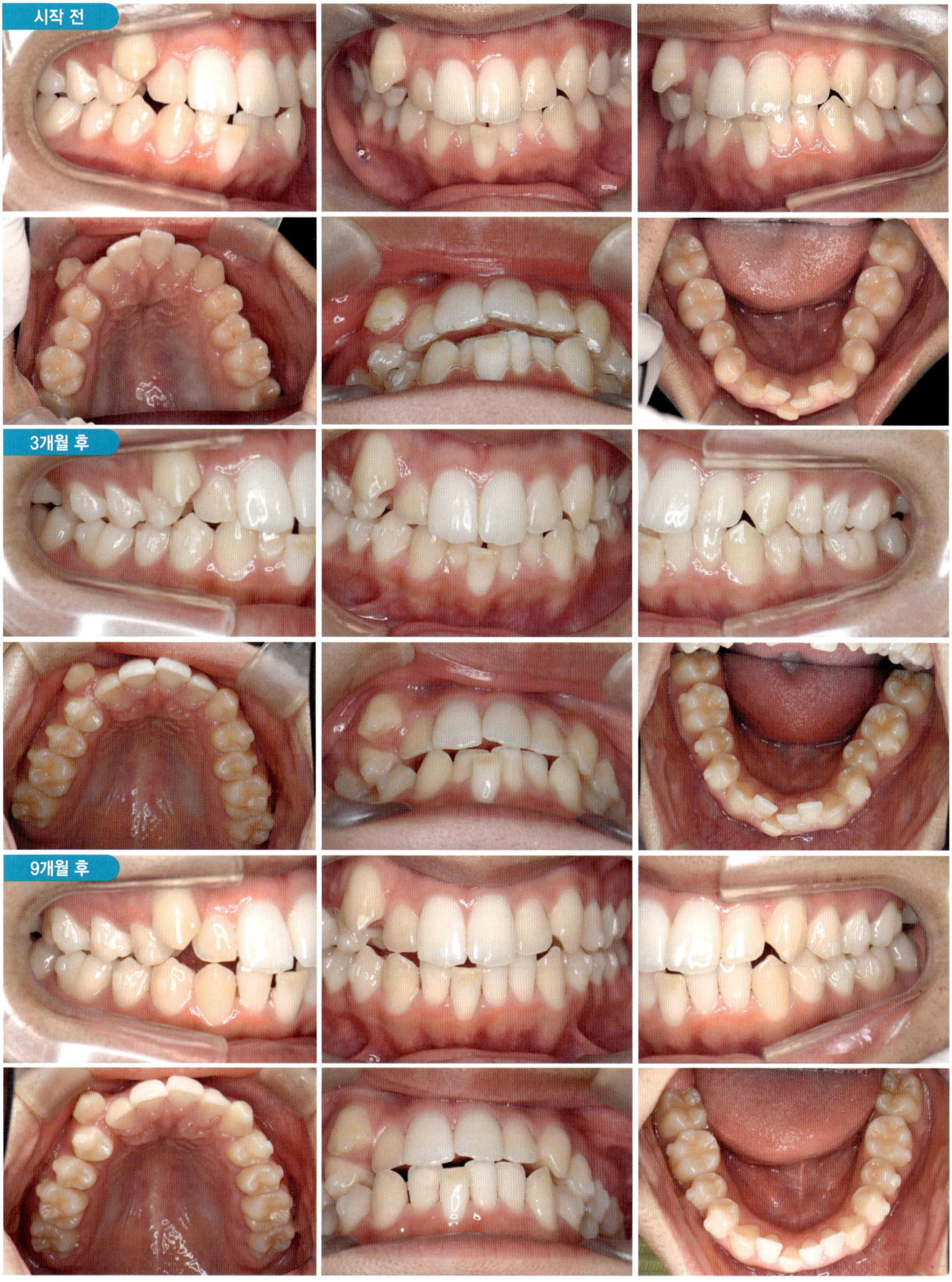

그림 8 구치부가 이동하는 것이 중심이 되는 치료 초기에는 전치부에 어태치먼트를 붙이지 않는 경우도 있다.

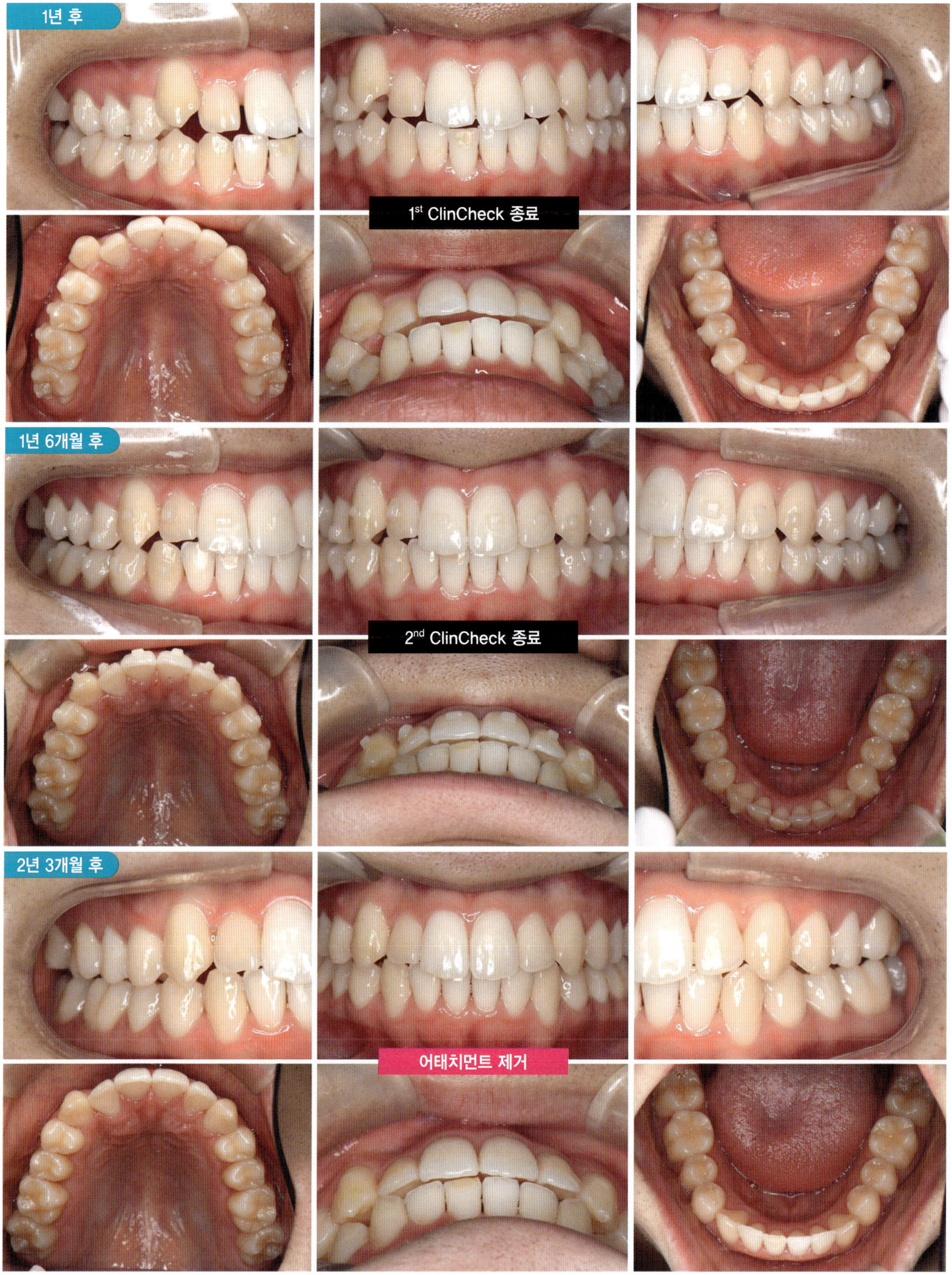

그림 9 본 증례에서 전치부의 어태치먼트는 1st ClinCheck에서는 설치하지 않았다. 2nd ClinCheck로부터의 detailing 시에 전치부의 어태치먼트를 설치했다.

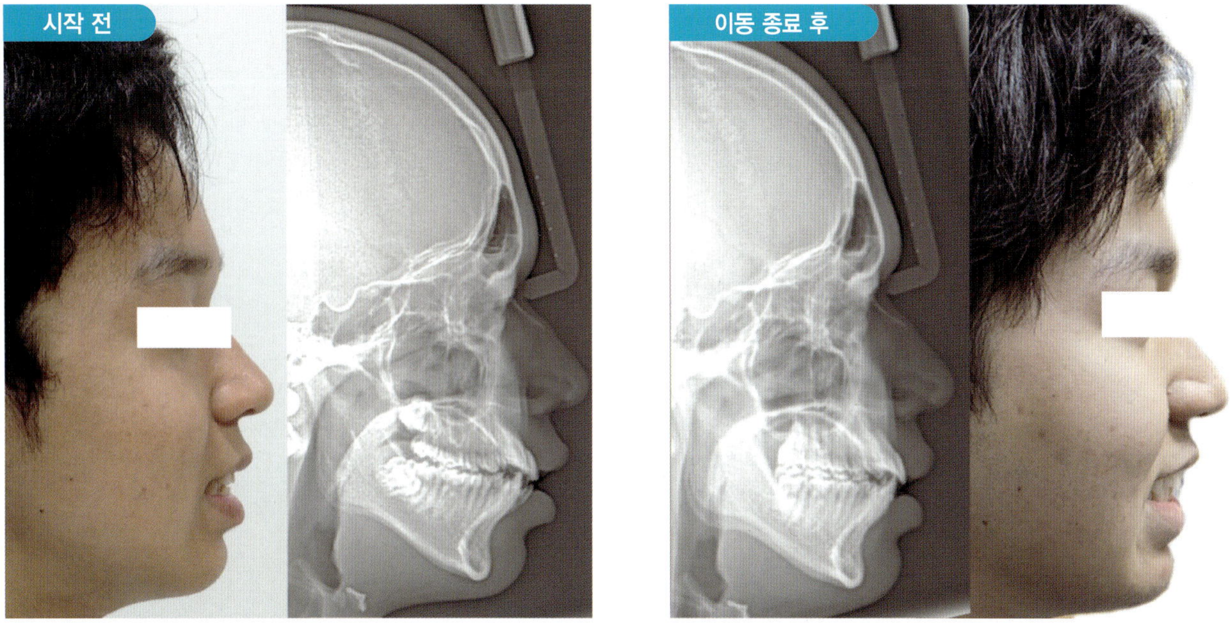

그림 10 두부 방사선사진에서 보면 실제로 전치가 나와 있는 느낌은 없다.

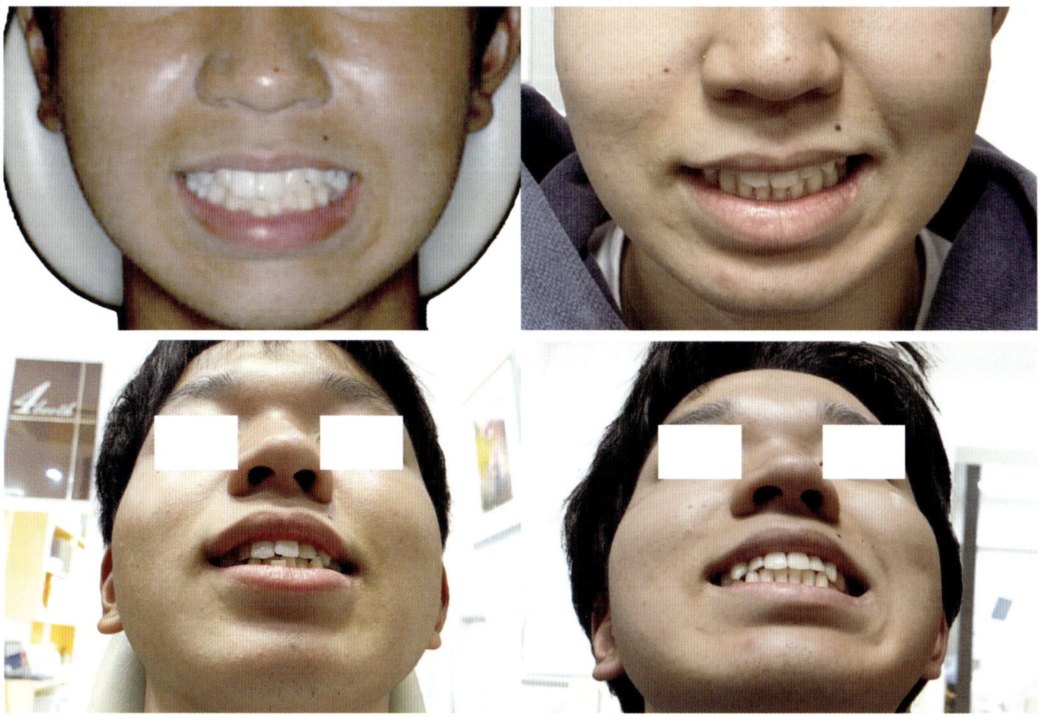

그림 11 비첨(코끝)이 안면 정중선보다 약간 왼쪽에 있으므로 정중선은 하악 전치의 정중선에 맞추었다.

1st ClinCheck에서는 대구치부터 한 치아씩 원심으로 확실하게 이동하여 정중선 개선과 상악 우측 견치의 공간 확보를 해나간다. 2nd ClinCheck에서 견치의 공간을 확인하고 그 외 치아의 디테일링에 들어간다(그림 8, 9). 안모 사진과 체어사이드에서의 소견을 여러 번 비교해보면서 정중선을 확인하고 현 상태의 interincisal angle을 기본으로 정렬한다. 소구치 비발치이고, 여기에 상악 기저골이 작고, 하악골이 비교적 큰 요소가 더해지면, 상악 치아는 전방경사된 형태로 나타나기 쉽다. (그림 13).

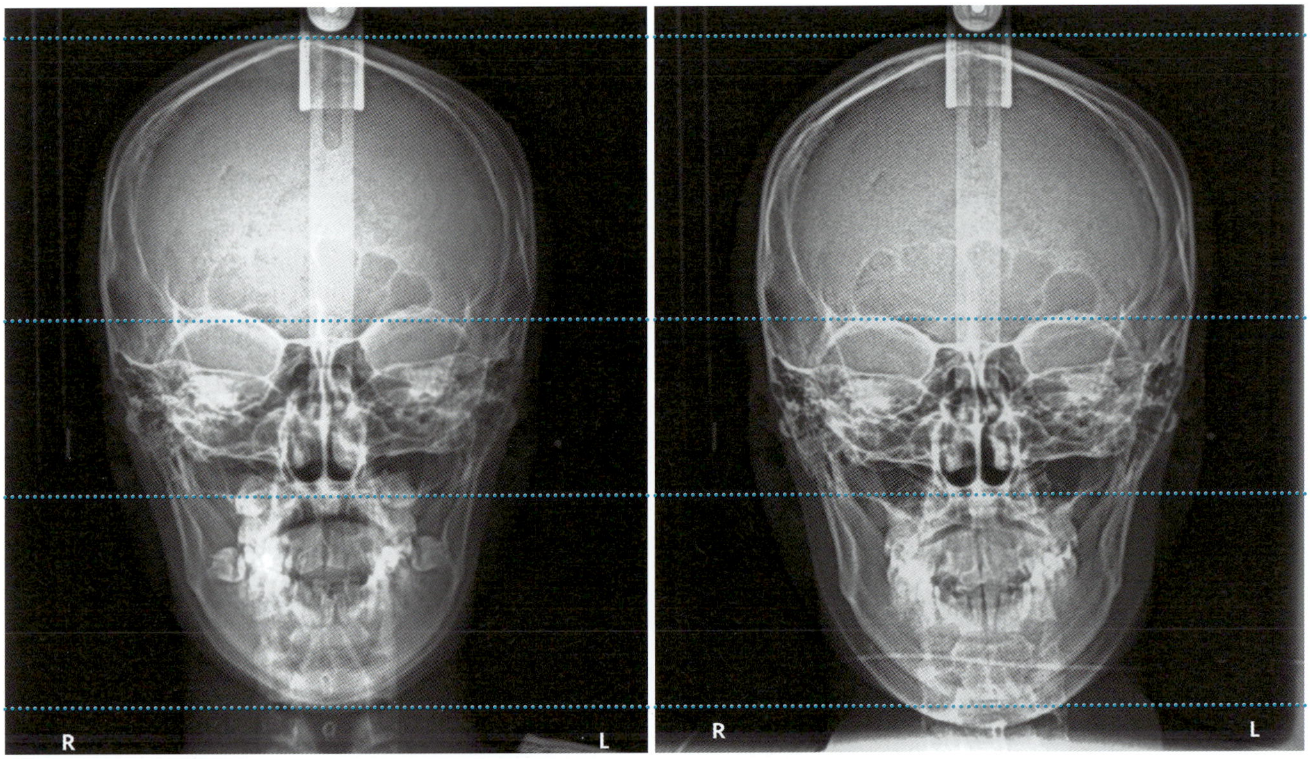

그림 12 성장에 따라 하악이 조금더 발달했을 가능성이 있다.

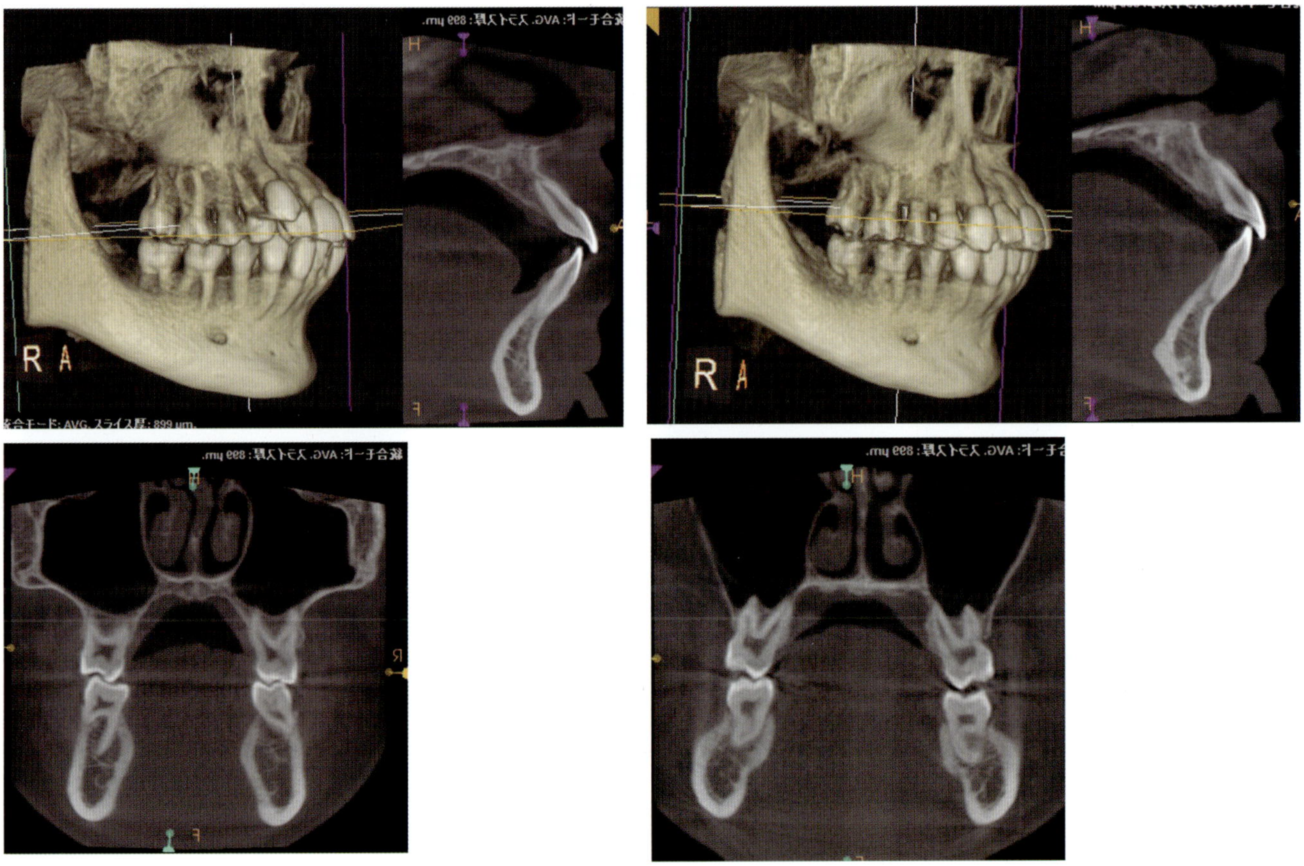

그림 13 전방, 측방 모두 최대한 확대된 경계 증례(비발치 한계 증례).
상악은 MSE(급속 확대)가 가능하면 이상적일지도 모른다.

Case 4 치료의 포인트

* 발치로 하든 비발치로 하든 어려운 증례라고 느꼈다.

① 편측 덧니에서 정중선이 같은 쪽으로 이동한 증례는 비발치로 치료했을 때 치료기간이 길어진다.

② 전방으로 확대할 수 없으며 후방으로도 제한이 있다. 상악 기저골이 작으면 상악 전치는 flare–out 되기 쉽다.

③ 안모가 좌·우 비대칭이어서 정중선을 설정하기 어려웠으며, 코끝과 치열 정중선이 일치하지 않았다.

④ 소아 1차 교정시에 브라켓+와이어에 부정적인 이미지가 있어 발치 교정을 선택할 수 없었다.

* 찾아낸 활로

① 본인의 협조도와 이해도가 부모보다도 높았던 것이 무엇보다도 크다.

② 소아기부터 가족이 함께 내원했으므로 신뢰 관계가 있었다.

③ 비–상악 전치(non–maxillary anterior teeth, 하악 전치)의 순측경사에 대하여 본인과 가족 모두 신경 쓰지 않았던 것이 크다(그림 13).

④ 원치 않았던 소구치 발치 치료 시 대구치 근심경사로 치료의 만족도가 떨어질 것으로 예측되었다.

⑤ 전치의 후방이동(retraction)이 안모에 어울리지 않는다는 것을 술자와 환자 모두 느꼈다.

⑥ 부친 역시 상·하 전치가 순측으로 경사된 안모·골격을 가지고 있었으며, 그에 대해 전혀 불편함을 느끼지 않았다.

동적 치료 종료 후

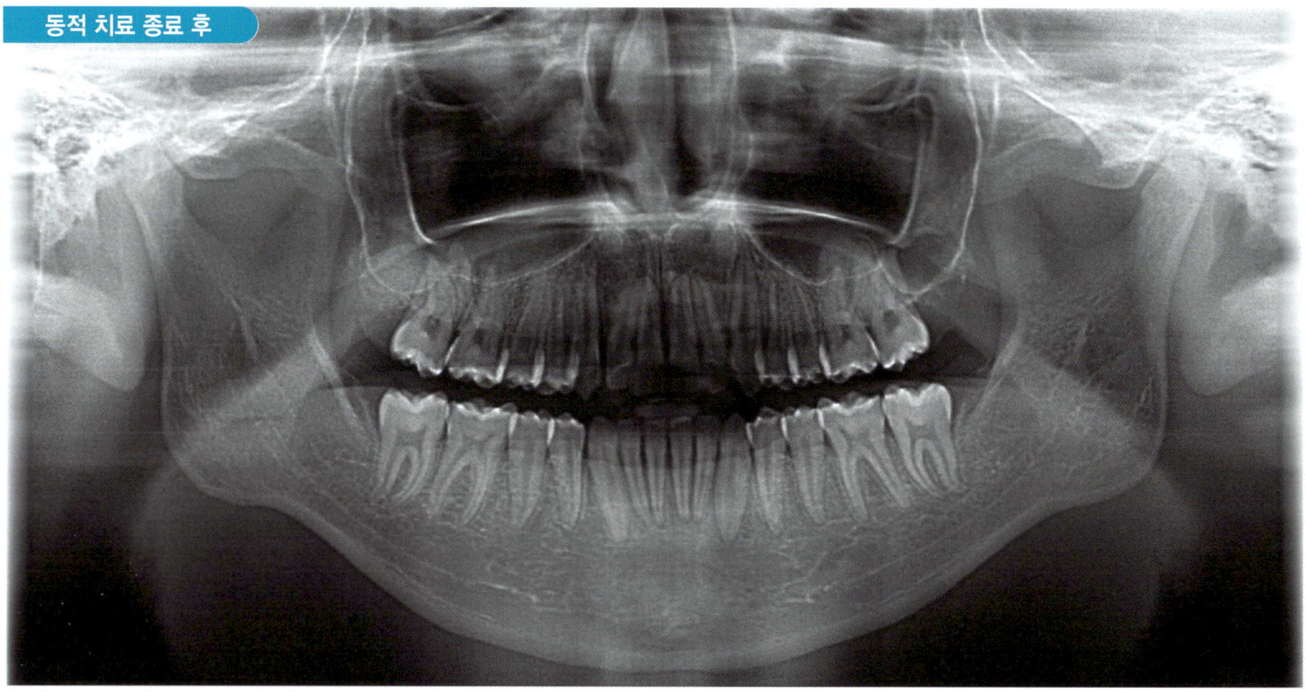

그림 14 상악 기저골의 좁은 테이블 위에 치열궁이 있으므로 상악치는 바깥쪽으로 경사질 수밖에 없다. 상악은 소구치를 발치하여 사랑니를 맹출시키는 것도 좋았을지 모르지만, 소구치 발치는 확실히 치료를 완료할 수 있는 근거와 환자와의 합의가 필요하다고 생각한다.

[참고 증례] 편측 덧니(비발치)는 시간이 걸린다!

동적 치료기간은 2년 반 정도, 초진일로부터 완료까지 약 3년이나 걸렸다.

참고 증례 1(약 3년)

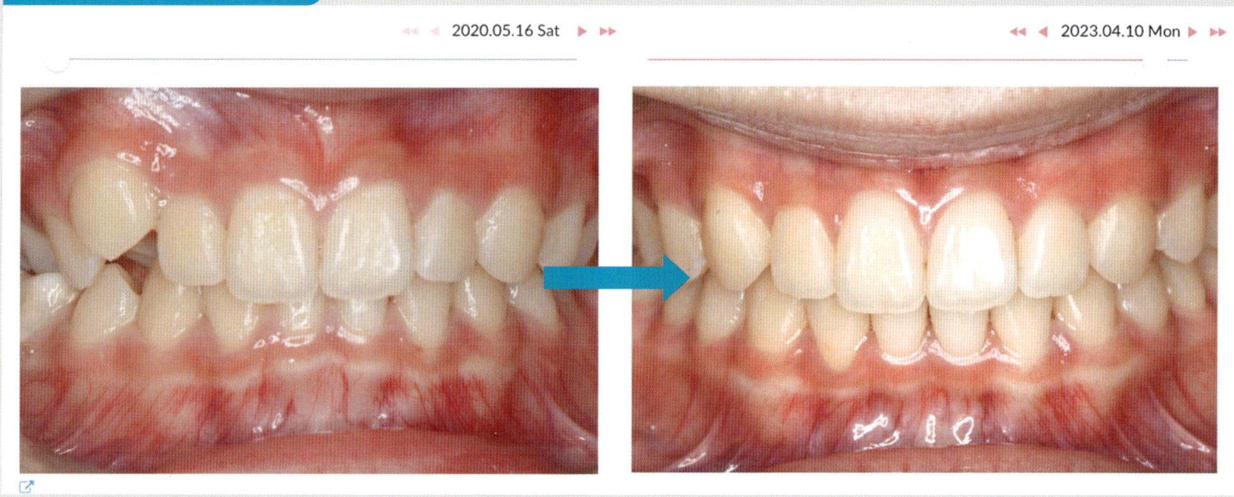

참고 증례 2(2년 9개월)

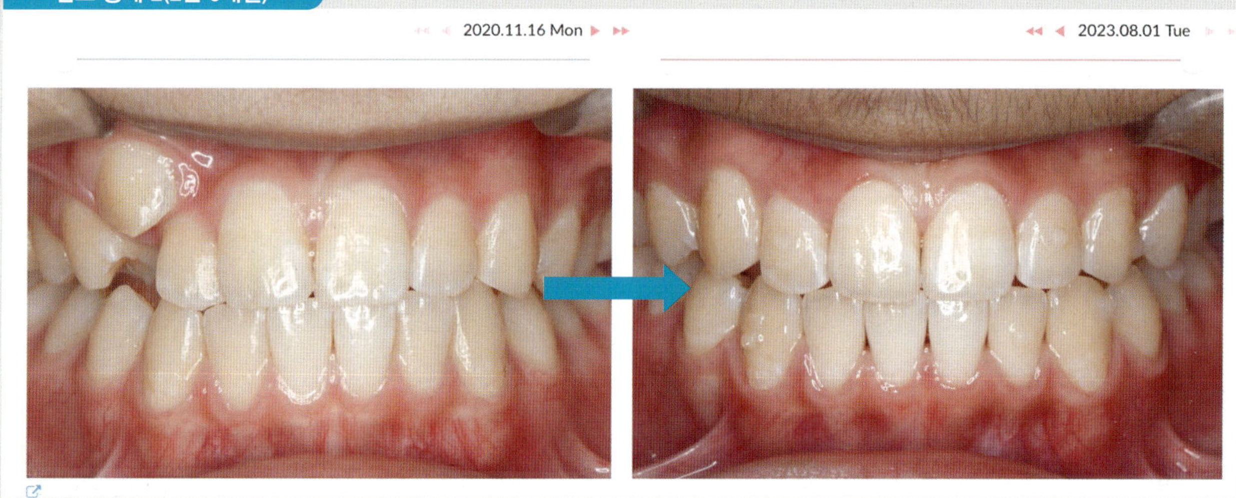

미숙한 술기로 인한 결과로 보이지만, 초심자에게는 참고가 될 수 있지 않을까 생각한다.

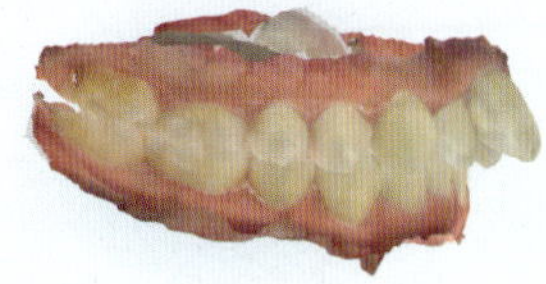

Case 5 상악 전치 전돌 ①
하악 3전치, 상악 제1대구치의 실활치

#상악전치전돌 #하악3전치 #과개교합 #교합평면만곡
#소구치비발치 #사랑니발치 #제2대구치발치 #제1대구치발치

내원 목적

16세, 여성. 고교 입학 직후. 재학 중의 치료종료 희망. 보철은 가능하면 하지 않고 싶다.
하악 사랑니의 발치는 원하지 않음.

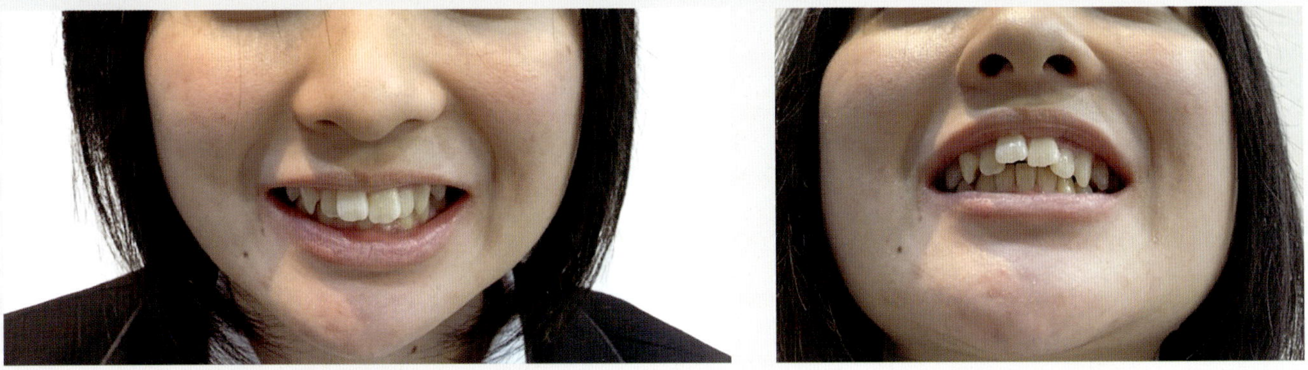

그림 1 Smile 정면 및 하방에서 찍은 사진. 상악 중절치만 치열궁으로부터 벗어나 있다.

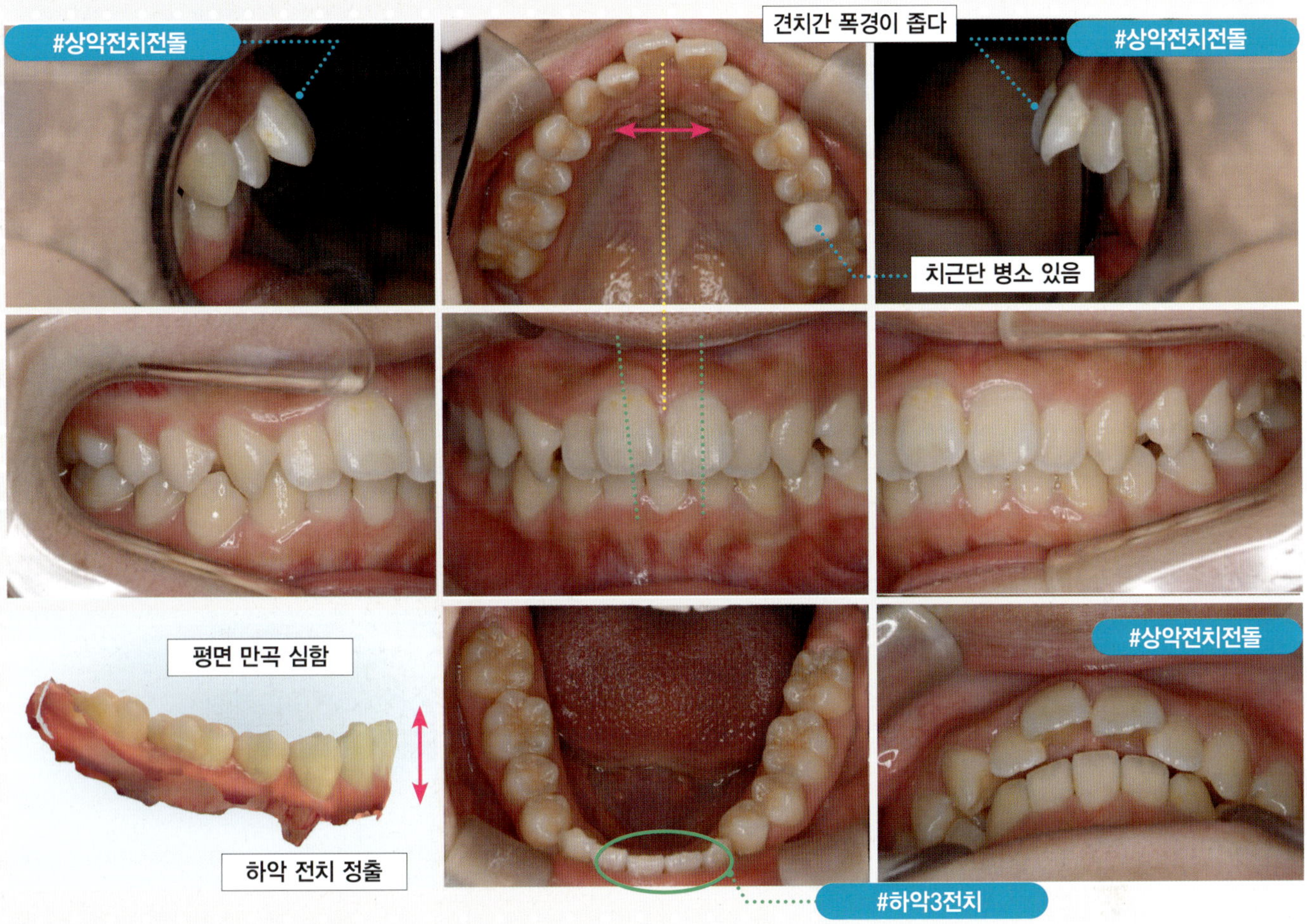

그림 2 상악 전치 전돌에서는 전치를 바로 옆에서 촬영한 사진으로 전치의 돌출도를 환자에게 전달한다.

본 증례의 해석

- 상악 전치 전돌(수평피개)
- 상악 견치 간 폭경이 좁다.

→ 측방으로 확대하고 싶지만 견치유도(canine guidance)가 어렵다

- 하악 3전치(하악 좌측 전치 선천결손) 정출되어 있다.
- UL6에 근첨병변(초진 시는 급성 증상 있음)

→ 치료하면 비용 ↑

- 상·하악 매복 사랑니, 상악은 과잉 매복치 있음.
- 상악의 치열궁이 V자형

→ 상악 측방 확대는 치은퇴축에 주의

- 하악 아치는 수평적으로는 흐트러져 있지 않다.
- 우식 위험이 큰 경향

→ 섣부른 발치를 하지 않도록 주의 필요

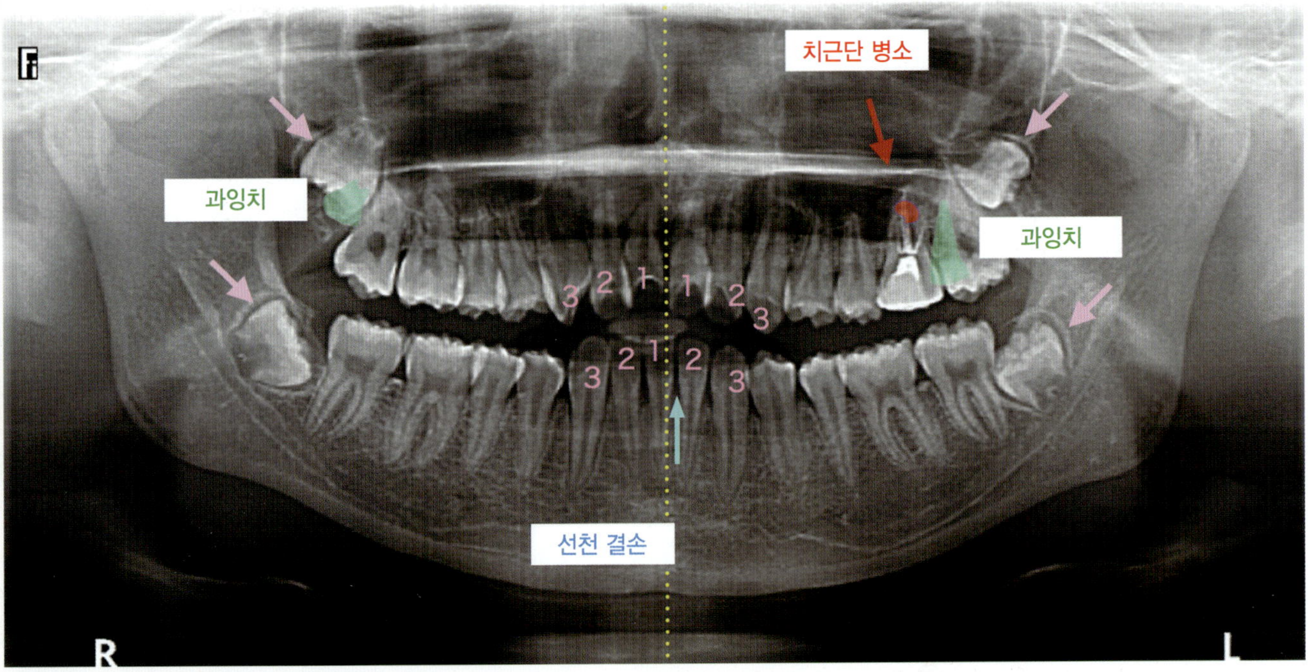

그림 3 파노라마 소견. 상악 좌측 매복치는 위치가 높으며, 치관이 원심 쪽으로 매복되어 있다.

GP(일반 개원의) 입장에서는, 근관치료를 성공적으로 유도하고, 상·하악 모두 측방 확장을 시행한 뒤, 결손된 하악 전치에 임플란트 등으로 보철 수복까지 완료할 수 있다면 시술자 입장에서는 만족스러운 결과라고 할 수 있다. 그러나 한편으로 10대에 보철하는 것의 장기 예후 문제와 보철로 인해 치료비가 비싸지는 문제가 있다. 초진 시 UL6에 강한 급성 증상이 있다는 것도 치료방침 결정에 크게 영향을 받았다.

또한, 발치 교정은 우식 위험이 높은 환자에게는 특히 신중히 고려해야 하며, 이러한 부분에서 GP(일반 개원의)의 개입 가치가 매우 크다고 생각된다. 환자 본인과 가족의 희망, 그리고 연령까지 고려하면 치료계획의 선택지는 다양하지만, 이처럼 단순히 치아를 배열하는 것만으로 끝나지 않는 증례일수록, 우식 조절, 근관치료, 보철치료까지 모두 수행할 수 있는 GP가 세밀한 치료계획을 세워 치료에 임하는 것이 바람직한 교정 증례라고 생각된다(그림 1~3).

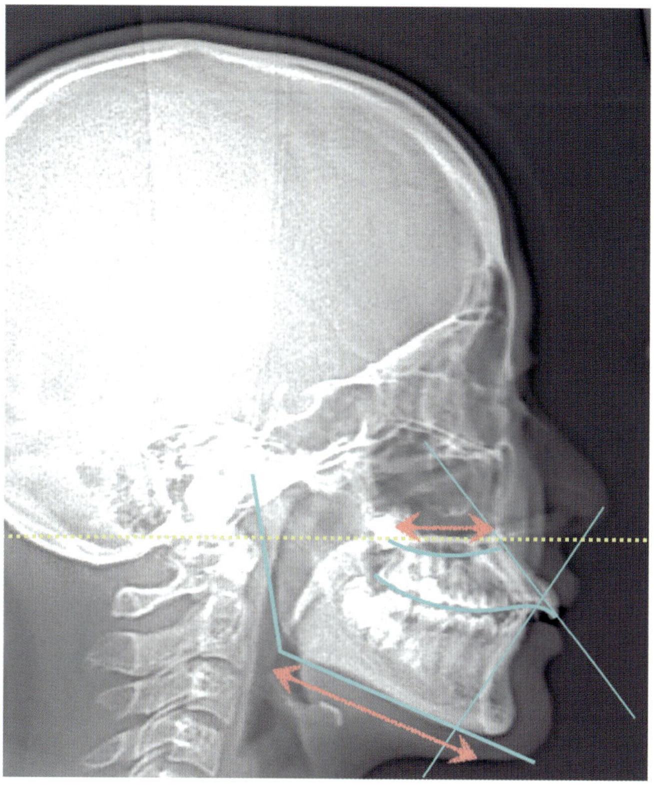

그림 4 상악 기저골의 면적이 좁다. 따라서 상악 전치는 순측경사, 제2 대구치는 원심경사되어 있다.

Profile 진단

Straight Profile
Normal Angle
Mesio–Brachy Facial
Normal Face
Skeletal Class I–3
Deep bite

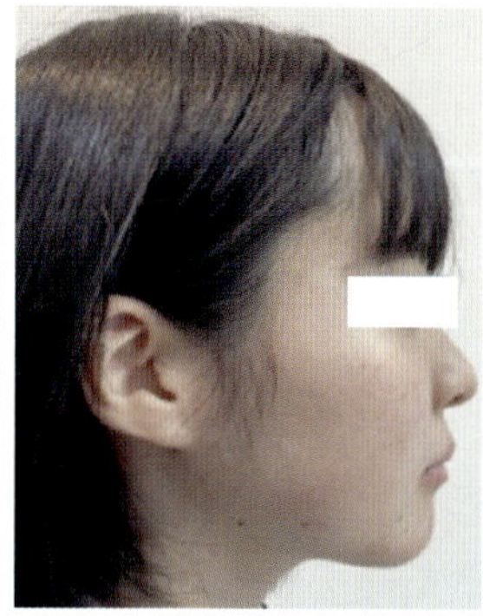

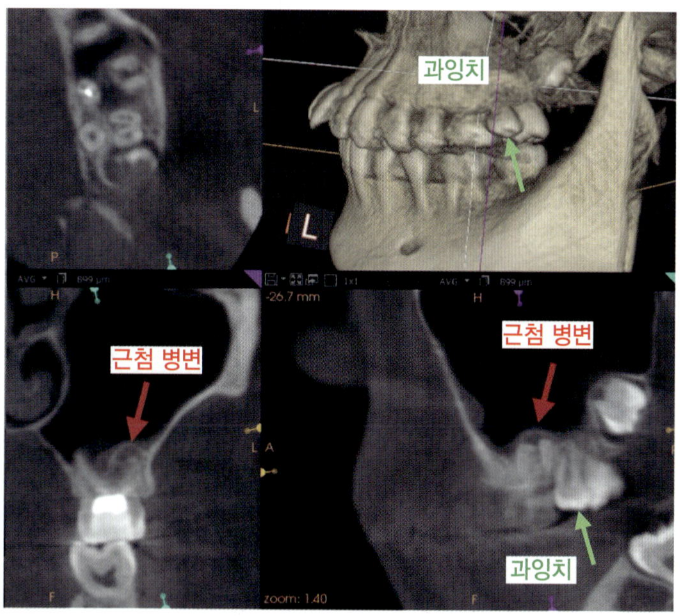

그림 5 과잉치와 치료받은 치아를 발치하는 것으로 UR7이 근심으로 이동하기 쉬워지는 것을 기대한다.

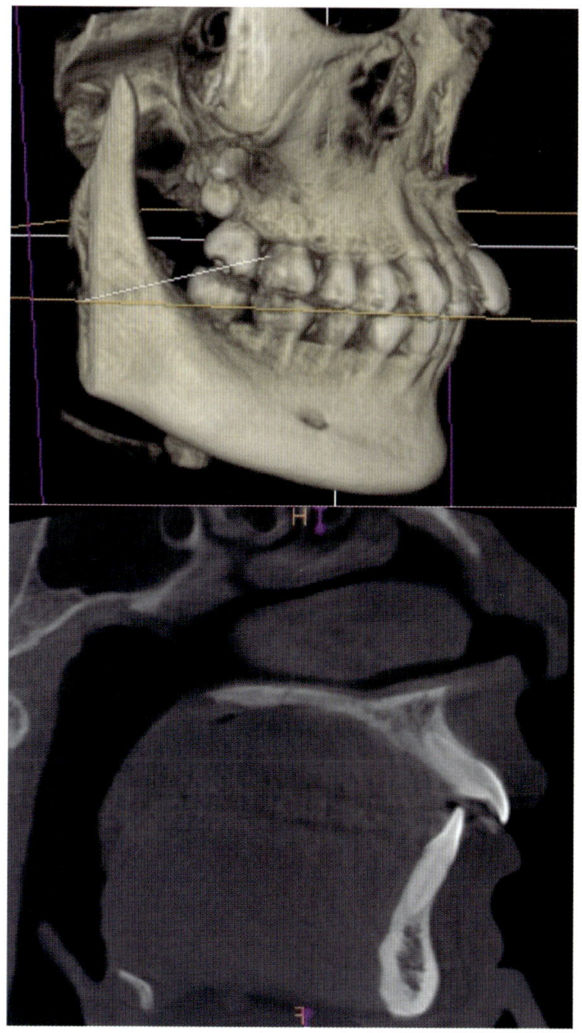

그림 6 하악 전치의 전·후적인 가동 범위는 거의 없다. 따라서 압하도 치축 방향으로 하는 것이 좋다.

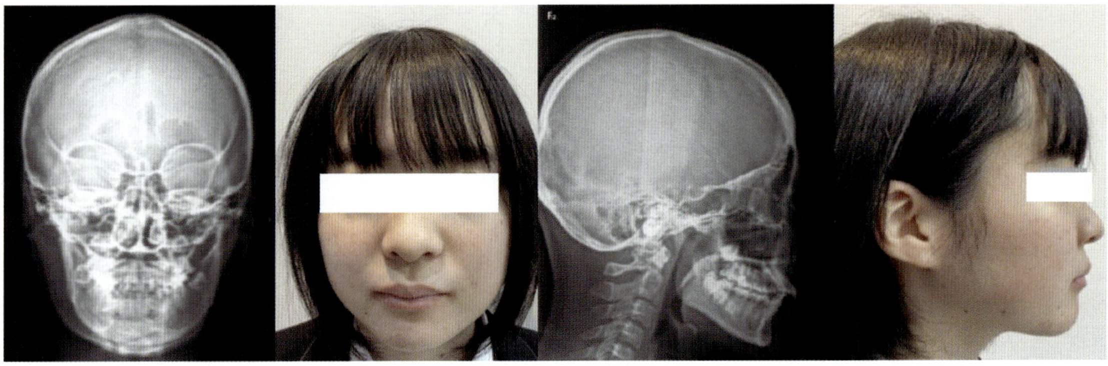

그림 7 정면과 측면의 얼굴 사진 및 두부 방사선사진.

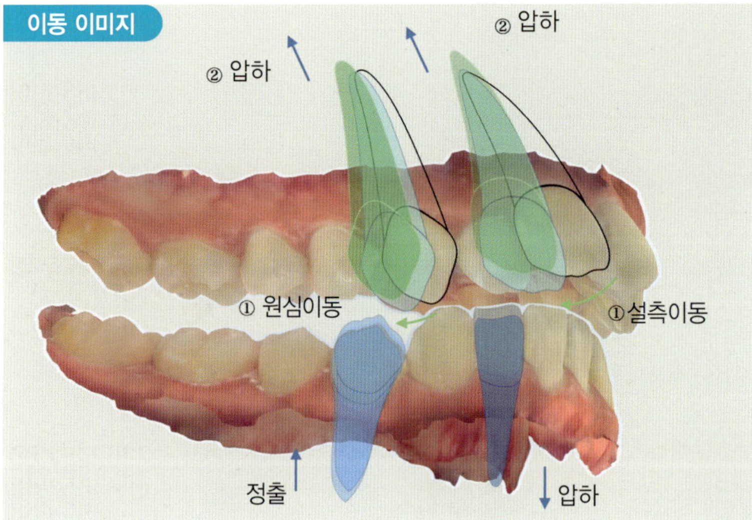

그림 8 순측으로 flare-out된 상악 전치 치축을 설측으로 경사이동시키면 상대적으로 정출해 버리므로 교합평면과 조화를 이루도록 압하하면서 설측경사시킨다. 또한 하악 전치를 압하하여 교합평면을 평탄하게 내리는 것으로 교합고경은 거의 변화하지 않고 마무리할 수 있다.

상악의 치료 방침은

1) 소구치 발치?
2) 사랑니 발치?
3) 제1대구치 발치?

본 증례는 상악 소구치 발치가 일반적이지만 UL6이 실활치, 하악 3전치인 상황이다. 현재의 인비절라인에서는 「root 기능」으로 CBCT와 중첩시키는 기능이 있지만, 당시는 아직 그 기능은 없었다. 단, 그 기능을 사용하지 않아도 CBCT 이미지와 자신의 이미지를 그림과 같이 중첩시키는 예상력은 중요하다.

하악 전치가 4개 있고 치료받은 치아도 없으면 단순한 증례로 보인다. 하나하나 문제점을 정리하고 명확히 한 뒤, 치료계획(치아 이동계획)을 마무리한다(그림 4~8).

전치부의 위치는 위에서 언급한 것처럼 이미지를 예측하고, 그것을 위해 이동 공간을 획득하는 방법이 대구치의 원심이동인지, 다른 치아를 발치하여 공간을 확보하는 방법 중에서 고려하게 된다.

디지털 툴을 활용한 시뮬레이션은 이러한 예측을 훨씬 더 쉽게 도와준다(그림 9). 이번에는 예산 문제도 있어 환자의 희망으로 UL6를 발치하는 교정치료를 선택하게 되었다.

치아 이동계획

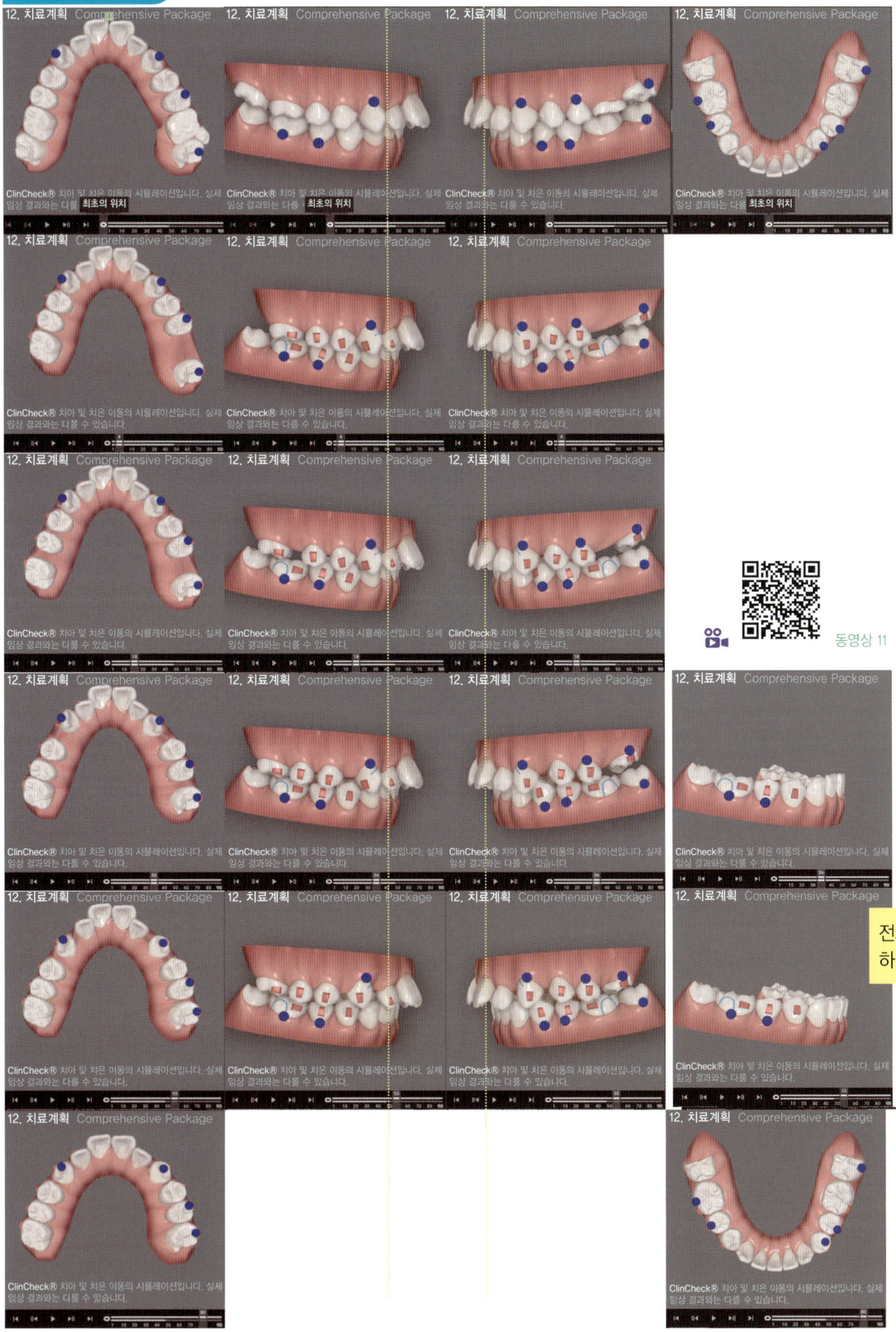

전치가 접촉하고 나서 하악 전치를 압하한다.

동영상 11

그림 9 하악 전치의 전·후방적인 위치에 맞추어 상악 전치를 배열한다.

치료의 포인트

상악 왼쪽은 UL6과 같은 부위의 과잉치를, 오른쪽은 UR7과 같은 부위의 원심의 과잉치를 발치, 하악은 일괄 이동으로 배열, 주로 상악 치아를 원심이동하기 위한 anchor가 된다. 치료기간은 약간 길게 설명해둔다(그림 10).

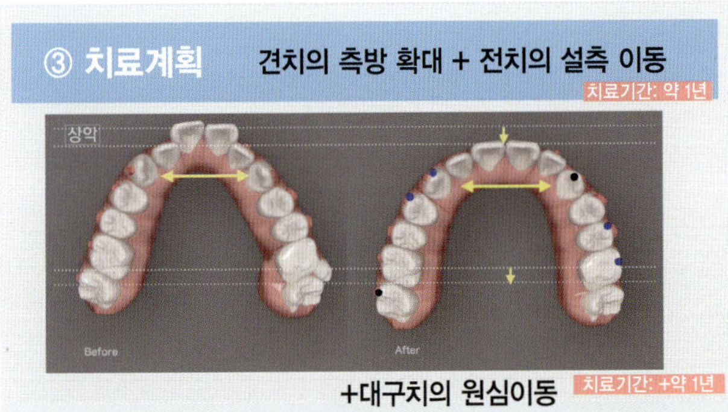

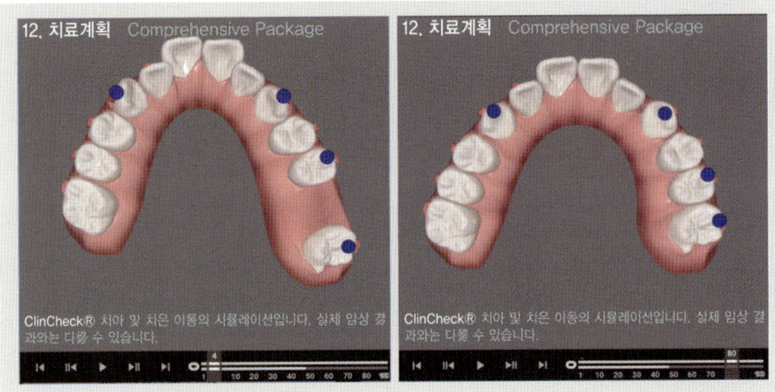

그림 10 왼쪽은 환자 설명용 프레젠테이션(Keynote)으로 실시하며, ClinCheck도 여러 패턴을 준비한다.

치료 설명을 하는 컨설팅 시에는 비발치할 경우의 시뮬레이션도 설명한다. 본 치료계획에서는 UR6 발치라는 불확정 요소가 되어 2년+α의 치료기간이라고 설명했다. UR7 근심경사나 상악 사랑니 맹출의 가능성이 낮은 것도 납득시켜 치료계획을 결정했다.

인비절라인의 장점은 치료계획을 여러 가지로 세워 치료기간까지 포함하여 제시할 수 있는 것이다. 환자에게 프레젠테이션하기 쉬운 소프트웨어 설계다(그림 11).

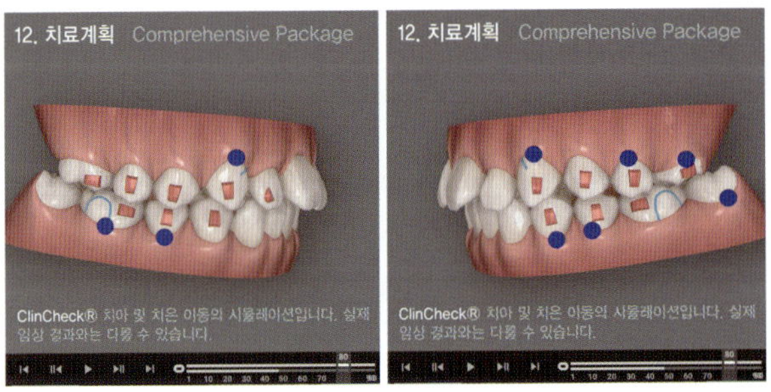

그림 11 1st ClinCheck 종료 후 양측 구치부의 측면 사진. 이 증례에서는 전치부를 우선적으로 배열하면 양측 구치부의 교합관계를 적절하게 만드는 것이 어렵다.

3전치의 경우는 보철치료나 수복치료에서 4전치로 하지 않으면 견치유도 교합 형성은 어렵다. 이 증례에서는 오른쪽에서 가능한 한 견치유도를 만들어, 왼쪽에서는 이상적인 교합관계 부여가 어려울 것으로 예상했다.

V자형 아치를 U자형으로 만들고 싶지만, 이번 증례에서는 견치를 아치 형태를 따라 원심이동시켜 견치 간 폭경을 넓히는 방식으로 진행하였다.

단순히 견치의 측방 확대를 하면, 이 증례에서는 견치유도는 커녕 교합접촉도 만들 수 없게 된다.

상악 전치 전돌은 순측으로 경사된 전치를 설측으로 경사이동할 수 있는 공간을 확보하고 나서 설측으로 이동한다. 따라서 치료계획이 길어지는 경우는 특히 주요 목적인 전치부 심미 개선이 치료계획의 최후가 되는 것을 환자에게 거듭 주의시킬 필요가 있다. 소구치 발치를 하면 조기에 전치부의 심미성을 개선할 수 있는 일이 많은데, GP에게 교정치료를 의뢰하는 환자는 비발치를 요구하며 내원하는 경우도 많다.

치료경과

시작 전

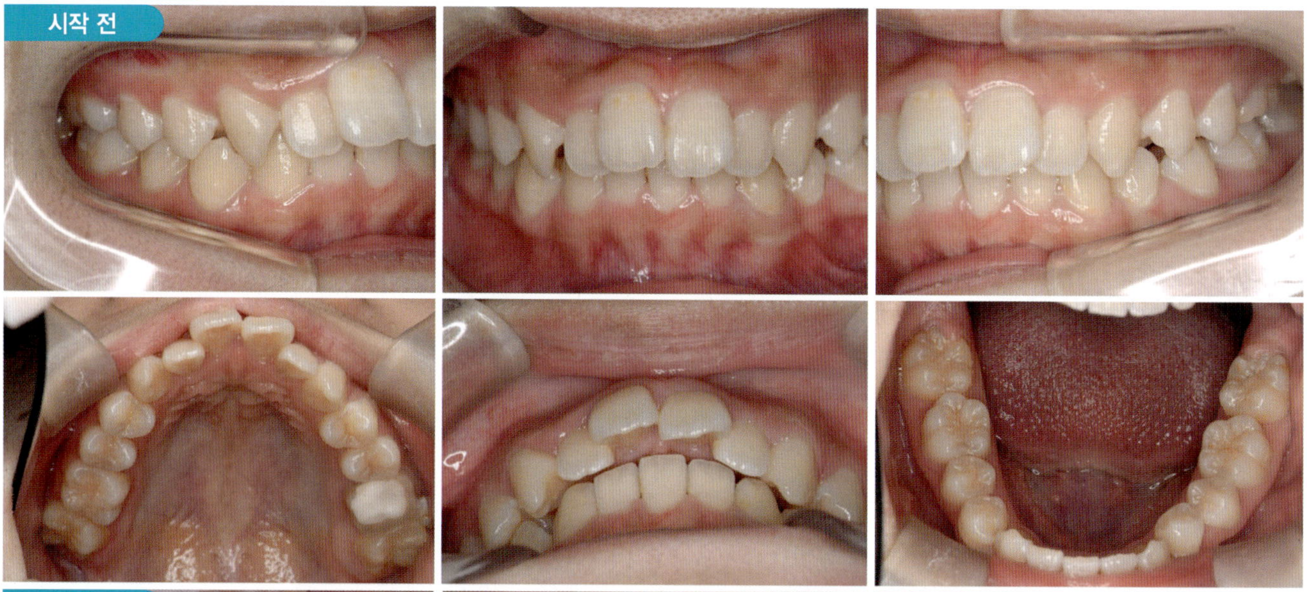

1개월 후

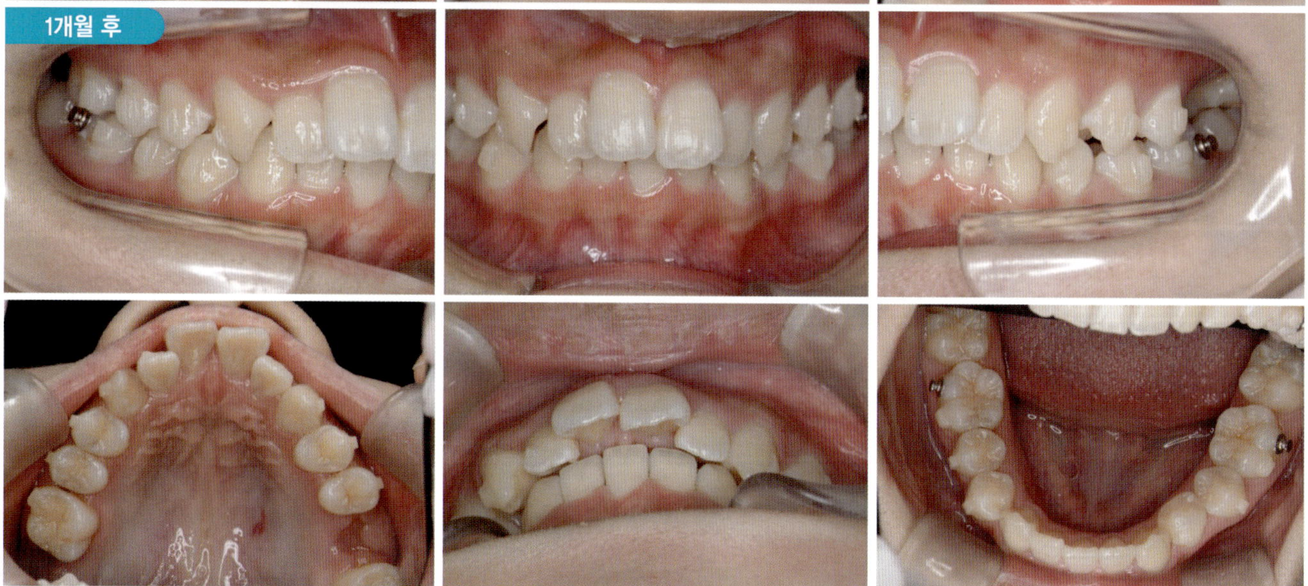

6개월 후

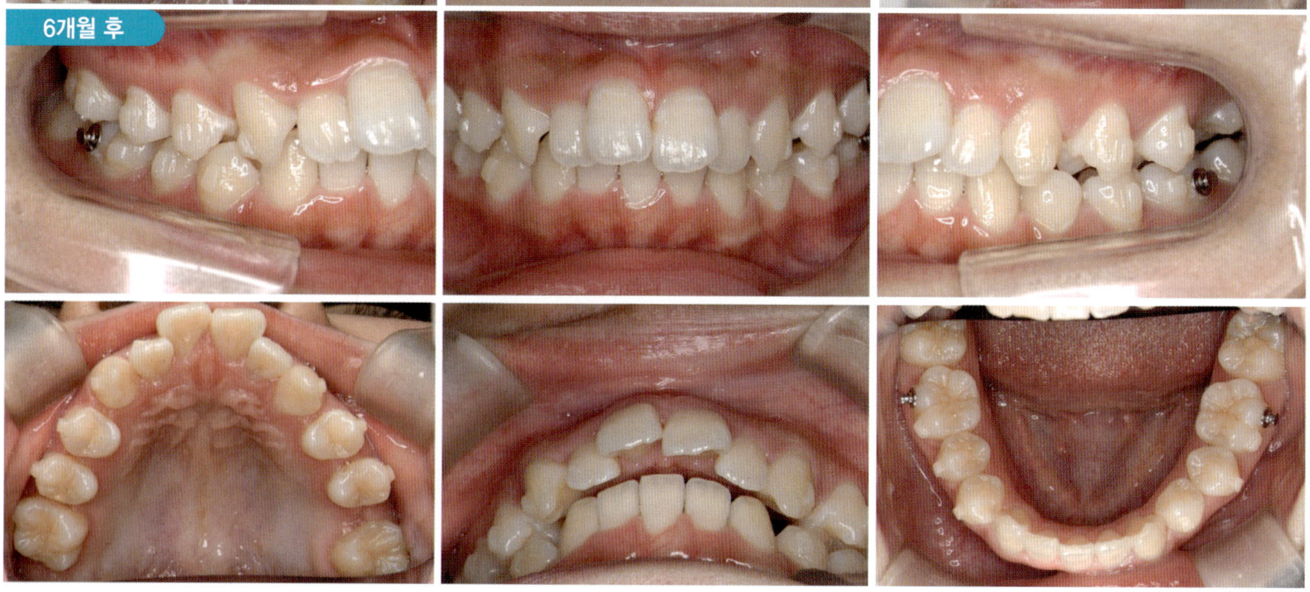

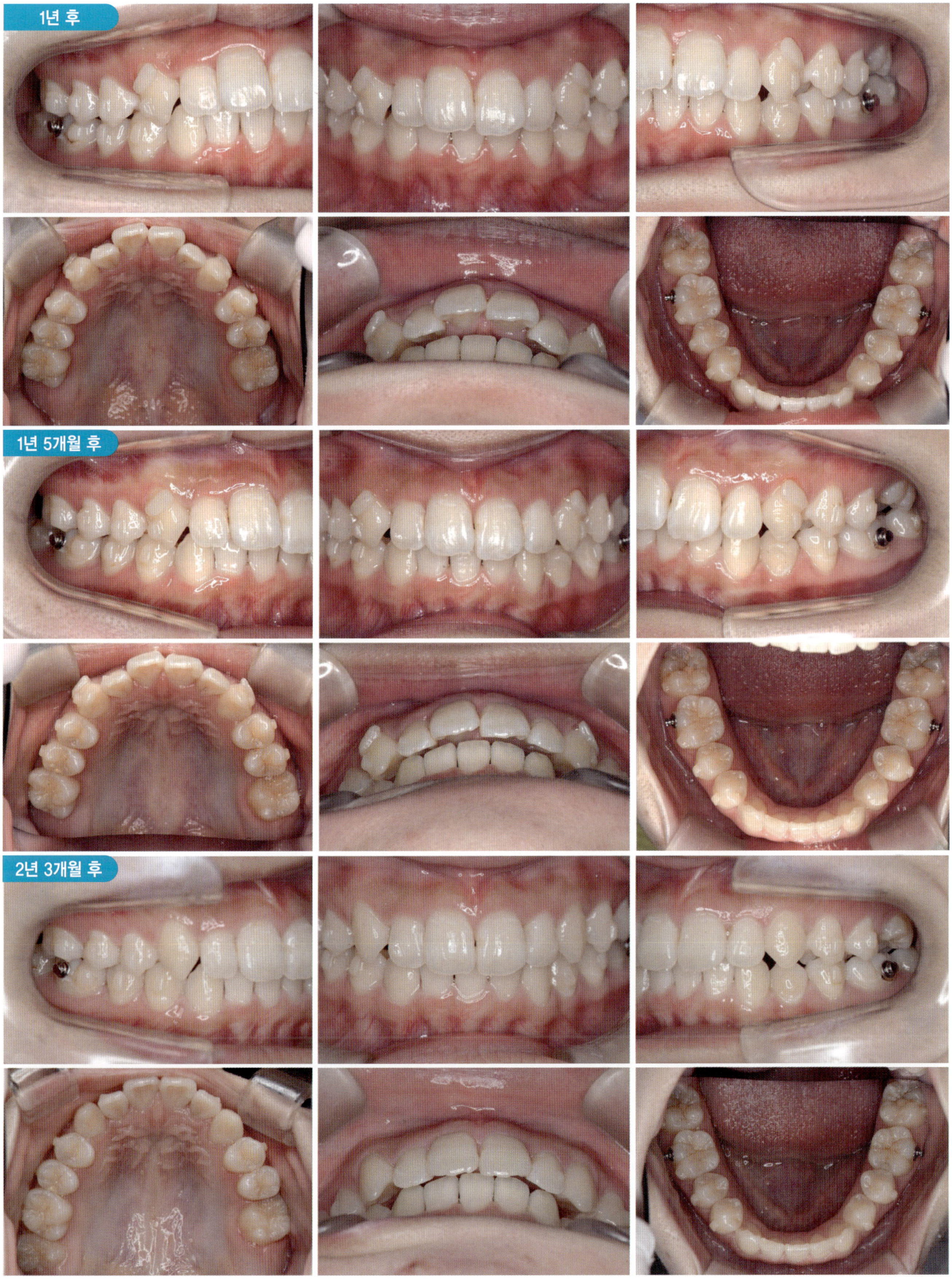

그림 12 이동계획에서의 실제 이동. 치료기간은 장기가 되었지만, 한 치아씩 확실히 움직여간다.

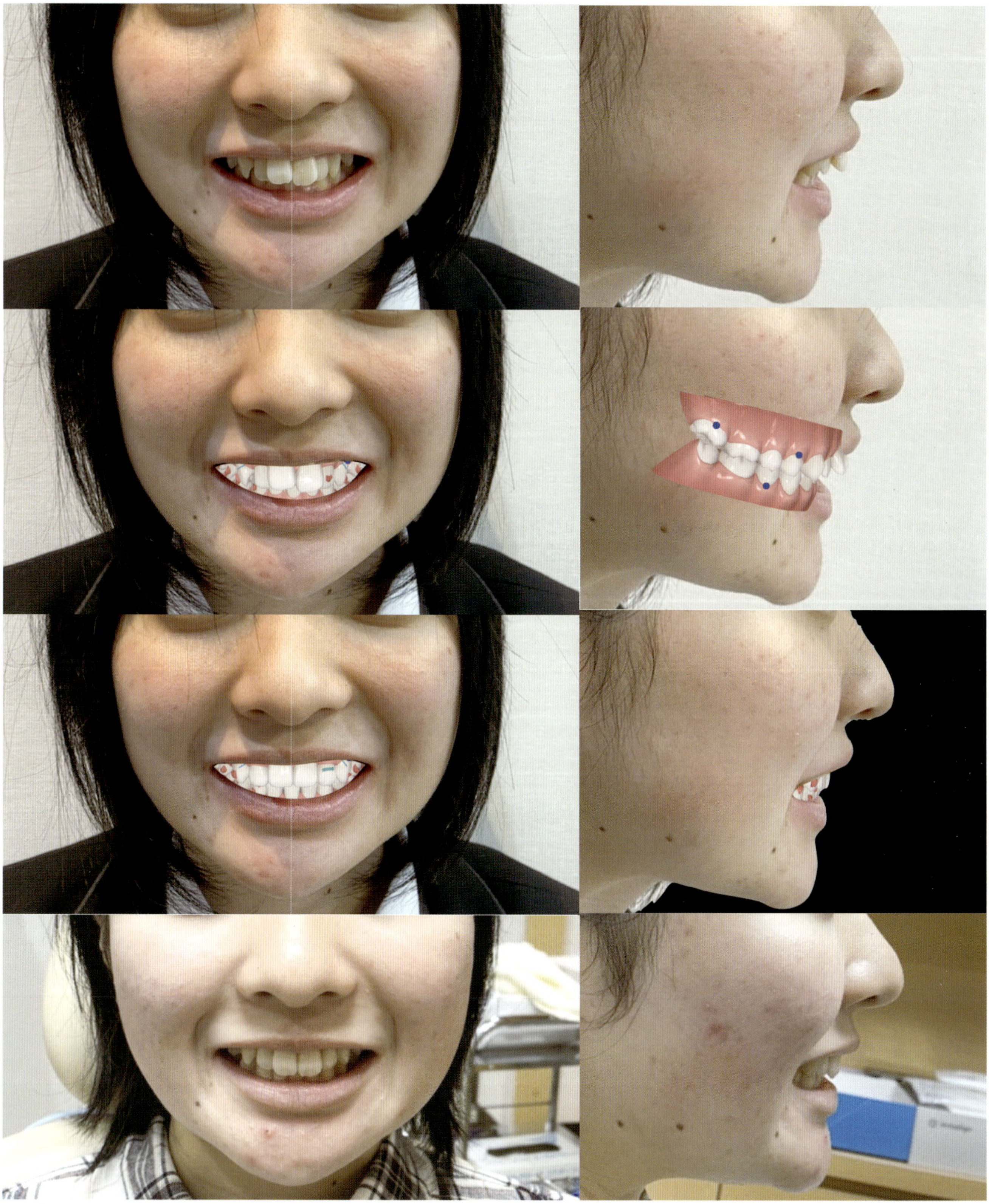

그림 13 치료 전, 시뮬레이션, 상악 전치 이동 종료 시의 비교. Keynote에서 중첩할 수 있다.

동영상 12

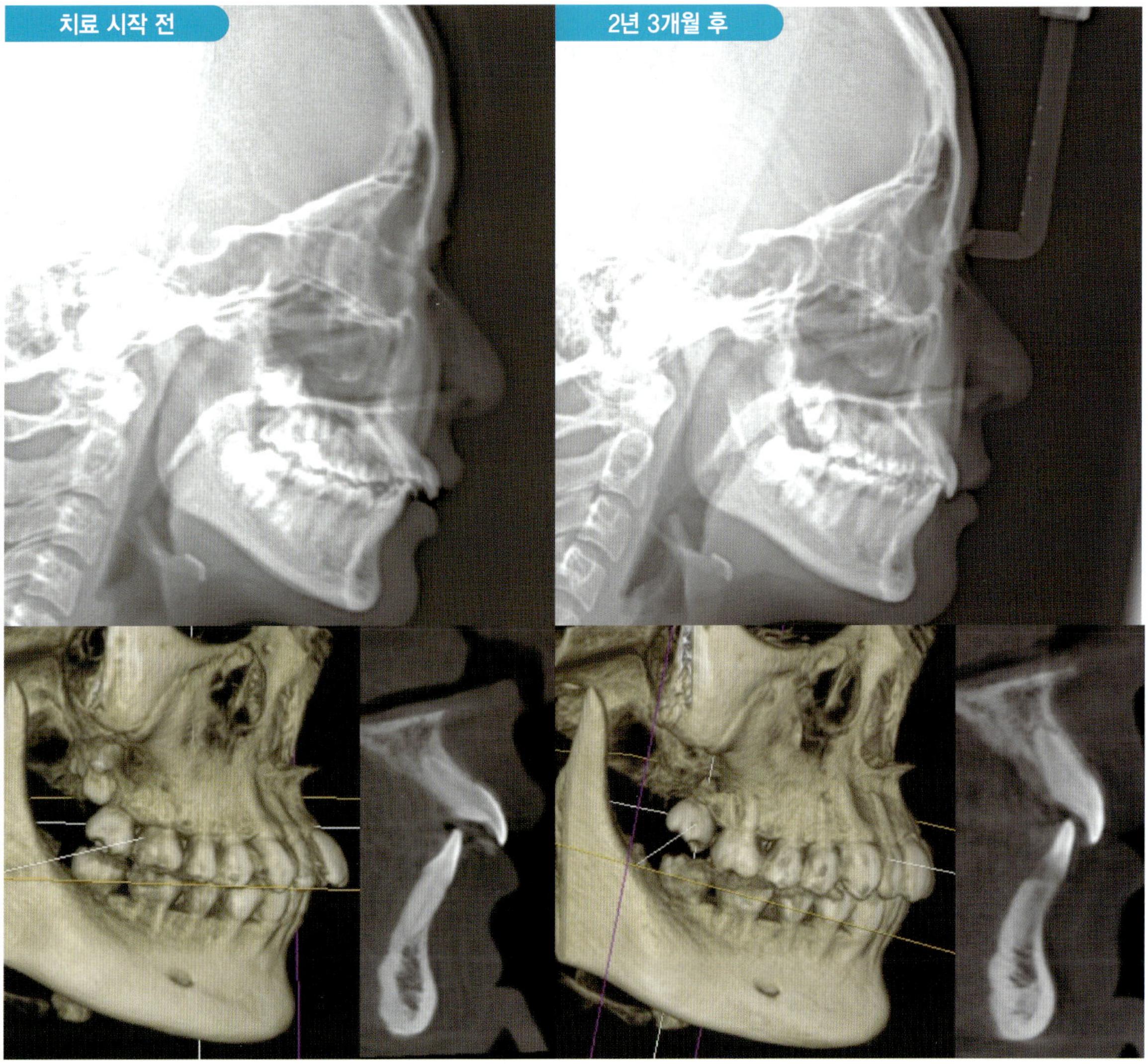

그림 14 절치의 교합 접촉이 아직 약하다. UR8이 맹출되어 있다.

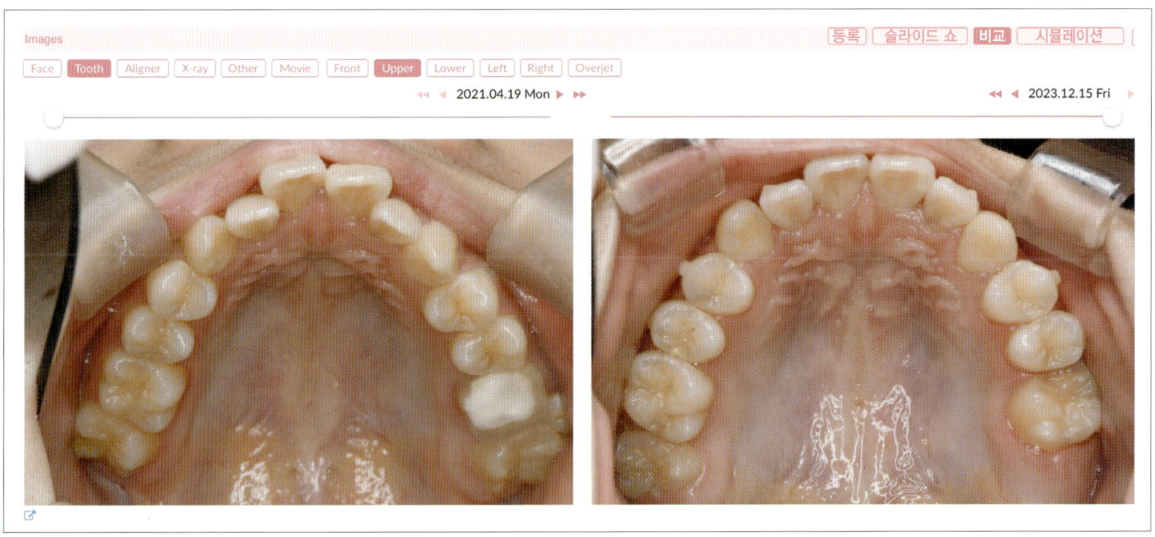

그림 15 길게 말해 둔 치료기간대로 되어버렸지만, 그 사이에 치태관리와 우식치료를 할 수 있었다.

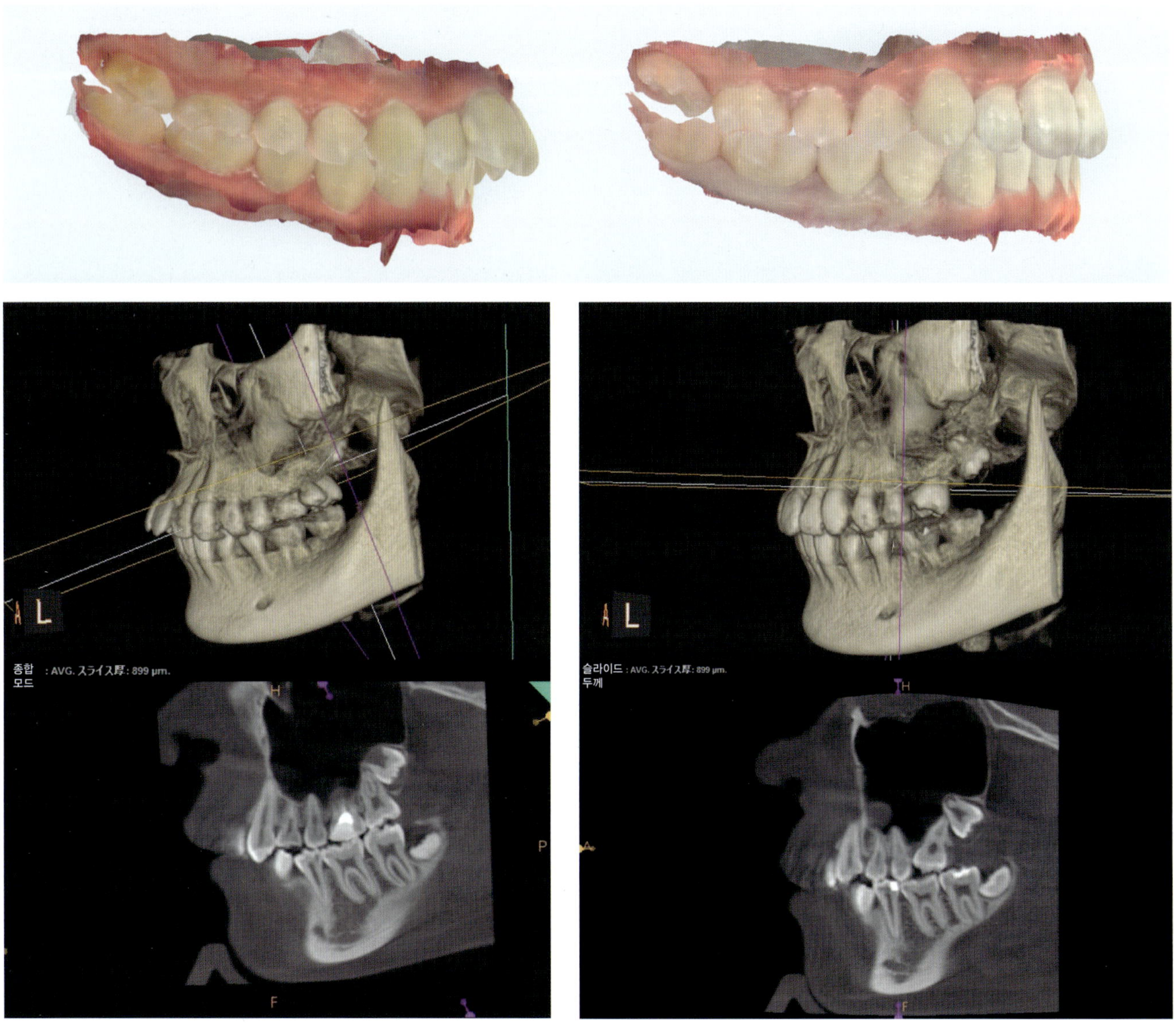

그림 16 발치 후 2년 3개월 경과한 UL7은 근심경사되어 있다.

오른쪽은 거의 생각한 대로 치료가 되었지만, UL7에 대해서는 기대 밖으로 근첨이 근심으로 이동하지 않았다(그림 12~14). 치료 시작 전에 설명했던 내용과, 전치부에서 심미성이 개선된 점으로 인해 환자의 만족은 얻어지고 있다. 앞으로 UL7을 원심으로 upright하면서 근첨을 최대한 근심으로 가지고 온다. 또한, 예상대로 우식 위험이 높아, 교정 종료 후의 우식 관리로 치료의 핵심이 이동해나간다(그림 15).

본 증례에서는 본원 초진 시에 UL6 근첨 병변으로 인해 안모 비대칭이 될 정도의 염증이 있었기 때문에 환자의 강한 희망으로 UL6 발치의 교정치료를 하게 되었는데(소염 후에 결정) 제1대구치의 발치는 제2대구치의 루트 컨트롤이 어렵다(그림 16).

그림 17과 같이 인비절라인에서는 추가 얼라이너의 이동계획이 수립되면, 이전 종료 시점과 비교하여 계획대로 얼마나 이동이 이루어졌는지를 확인할 수 있다. 현재는 최대 4개의 계획을 나란히 표시할 수 있어 치료 평가에도 활용할 수 있다.

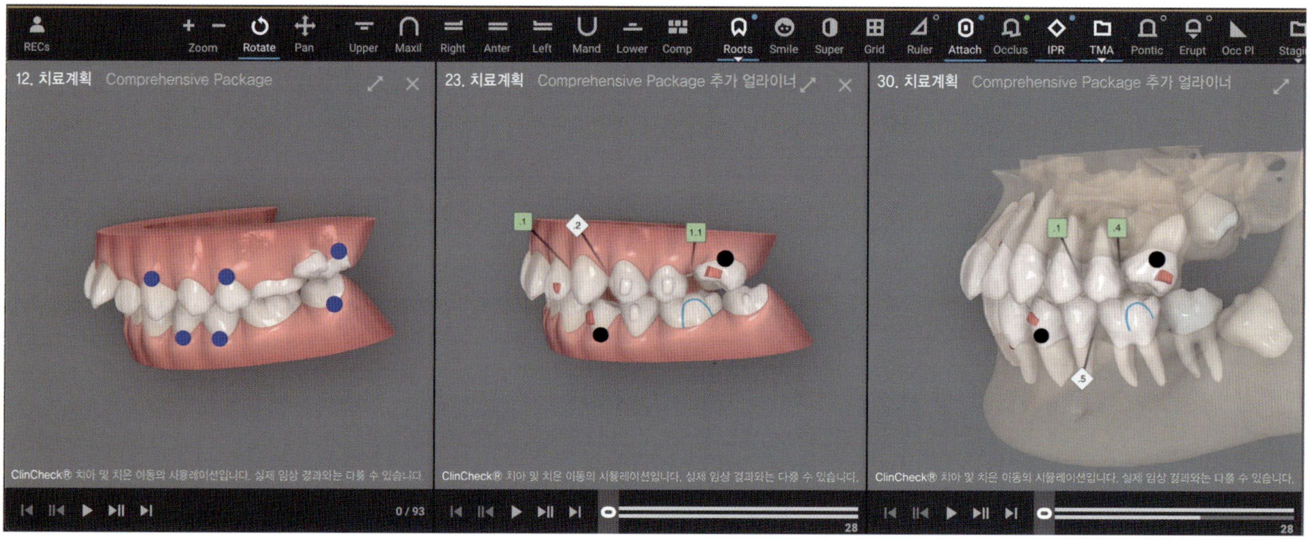

그림 17 인비절라인에서는 추가 얼라이너의 이동계획이 수립되면, 이전 종료 시점과 비교하여 계획대로 어느 정도 이동이 이루어졌는지를 확인할 수 있다. 현재는 최대 4개의 계획을 나란히 비교할 수 있으므로, 시술자의 평가뿐만 아니라 환자 설명에도 활용할 수 있다.

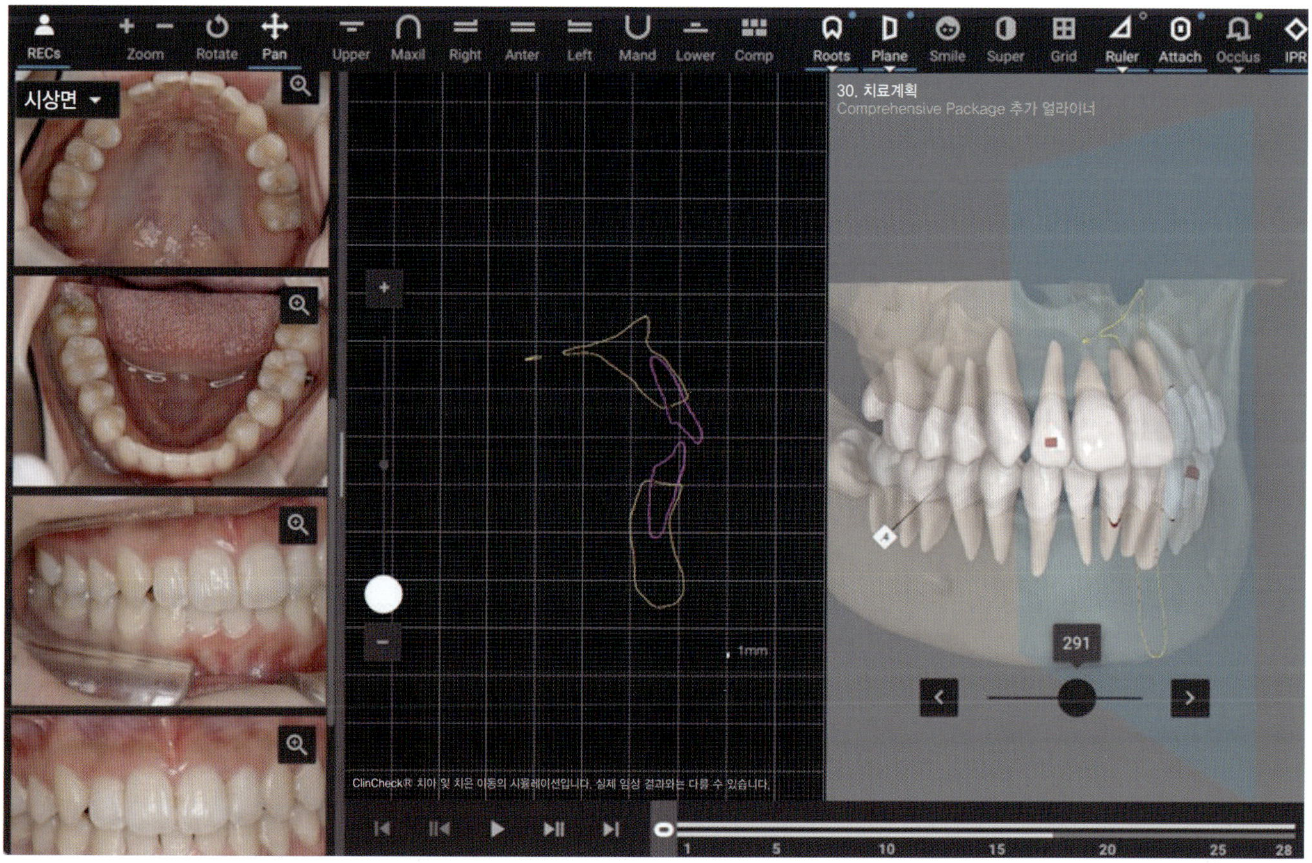

그림 18 「REC」 기능이나 「Plane(평면)」, 「Root」 기능 등 지금까지 다른 소프트웨어에서 가능했던 기능이 인비절라인에도 순차적으로 도입되고 있으므로 앞으로의 발전도 기대된다.

동영상 13

상악 전치 전돌은 (전치의 후방견인) 전치를 후방으로 이동시켜야 한다. 따라서 이동할 수 있는 곳(공간과 하우징)과 anchor(=고정원)가 필요하다.

Case 1-1, 1-2와 같이 전치가 설측경사되어 있는 증례와 같은 수법으로 구치부를 원심으로 이동하는 anchor를 전치부에 너무 요구하면, 전치 돌출이 오히려 증가할 수 있다. 2급 고무줄을 고정원으로 사용하여 상악 대구치를 원심이동을 하는데, 하악의 치열이 전체적으로 전방이동할 수도 있으므로, 고무줄 사용 중에는 주의 깊은 경과 관찰이 필요하다. 특히 하악 전치의 치은퇴축은 반드시 체크해 두기 바란다. 참고 증례(그림 19)에 나타낸 것처럼 소구치 발치 증례는 공극을 향해 전·후를 닫아가는 것으로 벡터 문제는 해소된 것처럼 보이지만, 보잉 이펙트(bowing effect)나 구치의 근심경사에 주의해야 하는 발치 교정의 어려움도 있다.

소구치가 하나씩 줄어든 치열에 대한 다양한 부하가 환자의 연령 증가와 함께 영향이 표면화되는 것을 GP는 경험하고 있으므로, 소구치 이외의 발치로 치료한 예를 먼저 보여드린 것이다. 가능하면 제1대구치 발치는 회피하고 하악 3전치도 개선하고 싶지만, 본 증례에서는 예산 문제도 있어 이러한 치료경과가 되었다. 참고하기 바란다.

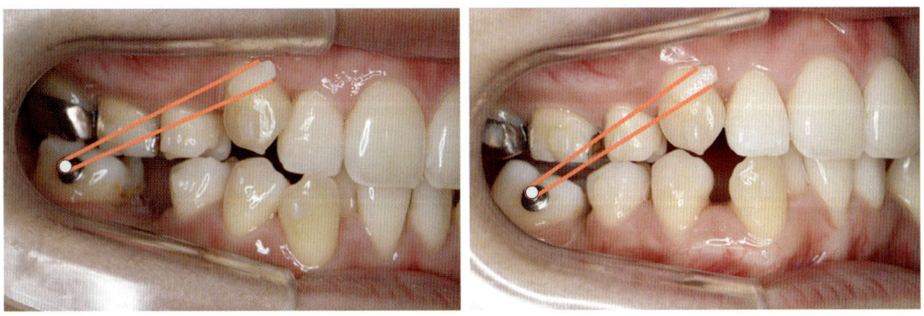

그림 19 참고 증례.
LR6이 파절되어 있어 발치해 공간 폐쇄한 증례.
역시 LR7은 근심경사되어 있다. 가능하면 제1대구치의 발치는 피하기 바란다.

Case 5 치료의 포인트

1) 하악 3전치의 경우에 어떻게 대응할지는 의사에 따라 다르겠지만, 필자의 경우는 20대까지는 3개까지로 대응하는 일이 많다. 40대 이후의 환자는 보철 등의 옵션을 권장한다.
2) 제2대구치 발치, 제1대구치(실활치) 발치의 문제점을 제시했다. 최종적으로는 어느 쪽이 환자의 이익이 되는지로 결정한다.
3) 2D 중첩은 특별히 비용이 들지 않고 약간의 노력으로 할 수 있다. 치열만 보고 있으면 완성된 교합평면이 어긋나게 될 수 있다. GP라면 전치부 보철 시적을 할 때 경험할 것이다. 반드시 활용하기 바란다. 물론 페이스 스캐너 등으로 3D 중첩도 유용하지만, 저자도 현재 유용성을 고찰 중이다.

또한 본 증례는 위의 것을 포함하여 치료계획을 다시 생각해 볼 수 있는 계기가 되었으면 좋겠다고 생각하여 제시했다.

Mac Study Club

『척척 IOS』 등을 집필한 Mac Kubota Tsutomu 선생님의 코스를 수강한 것으로 Keynote를 사용하여 안모와 ClinCheck를 중첩할 수 있게 되었다. 인비절라인도 매우 사용하기 쉬워졌지만 제한도 많으므로 사용할 수 있게 되면 틀림없이 교정치료의 정밀도는 올라간다.
Kubota 선생님의 코스를 수강하지 않았다면 이 서적을 집필할 수 없었을 것이다. 아직 수강하지 않은 분들은 매우 추천한다.

Keynote Study Club

Keynote에 특화된 세미나도 후쿠오카의 Nakajima Hiroyuki 선생님이 하셨으며, 나도 열성적으로 좋아하는 테크닉을 배울 수 있어 반드시 참여했으면 하는 세미나이다. 치과 임상에서 필요한 Keynote 테크닉을 배울 수 있다.

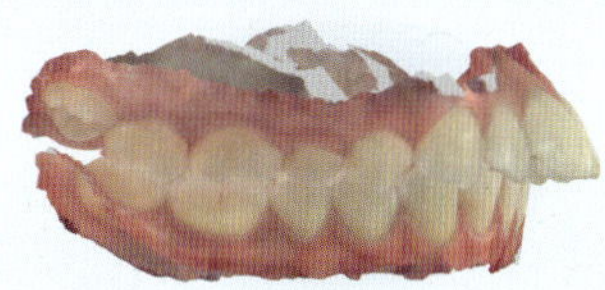

Case 6 상악 전치 전돌 ②
소구치 발치 권장 증례를 비발치로 실시한 증례

#상악전치전돌 #소구치비발치 #대구치원심이동 #하악3전치 #대구치교차교합 #anchor loss

내원목적

전치의 배열이 마음에 들지 않는다. 사랑니 이외 비발치 희망
19세, 여성

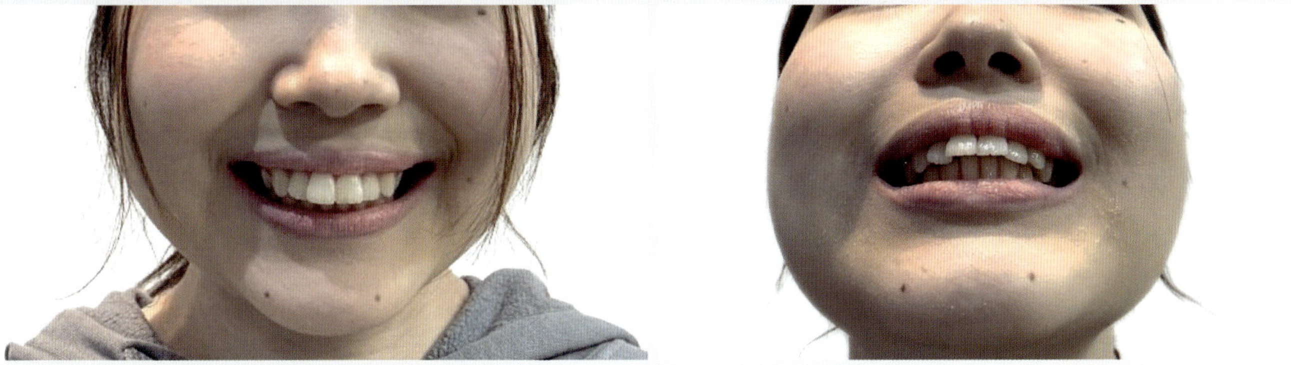

그림 1 아치가 세로로 길고 구강 내 사진만 보았을 때 우선 소구치 발치를 제1선택으로 계획하고 싶은 증례다. 상악 전치의 치관 폭경이 크다.

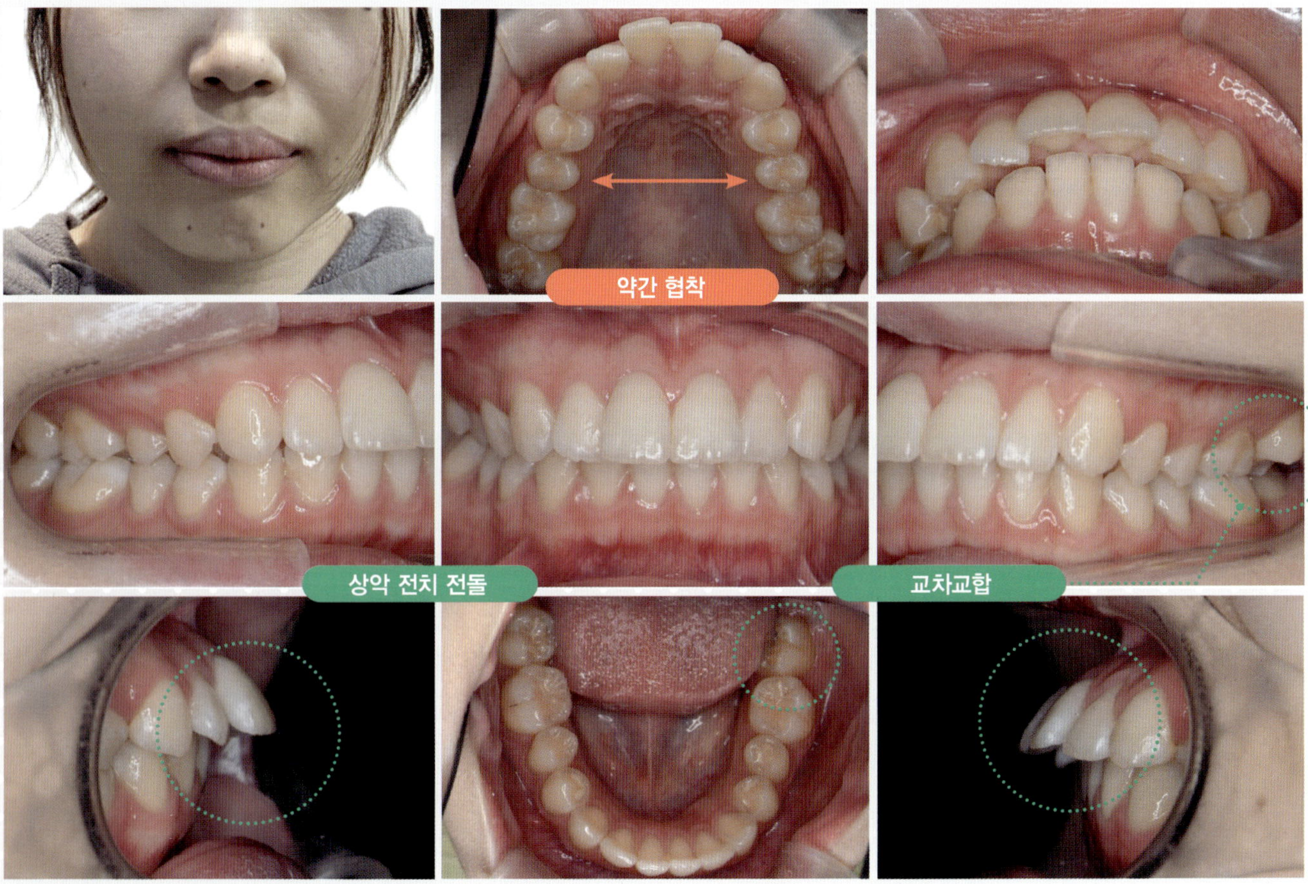

그림 2 상악은 전치의 순측경사가 심하며 소구치 사이가 약간 좁다. 하악은 좌측 대구치가 교차교합.

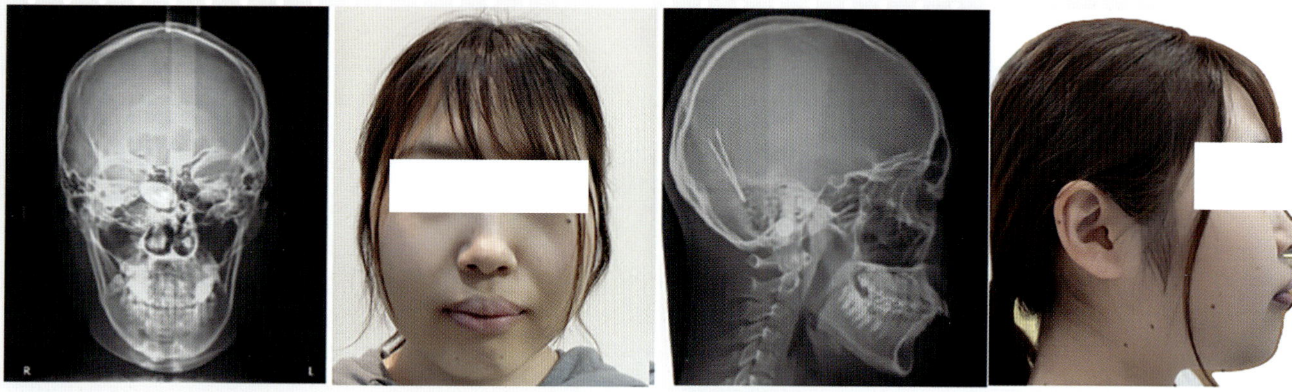

그림 3 상악 전치의 수평피개가 커서 두부 방사선사진의 옆얼굴 진단이 더욱 명확하다.

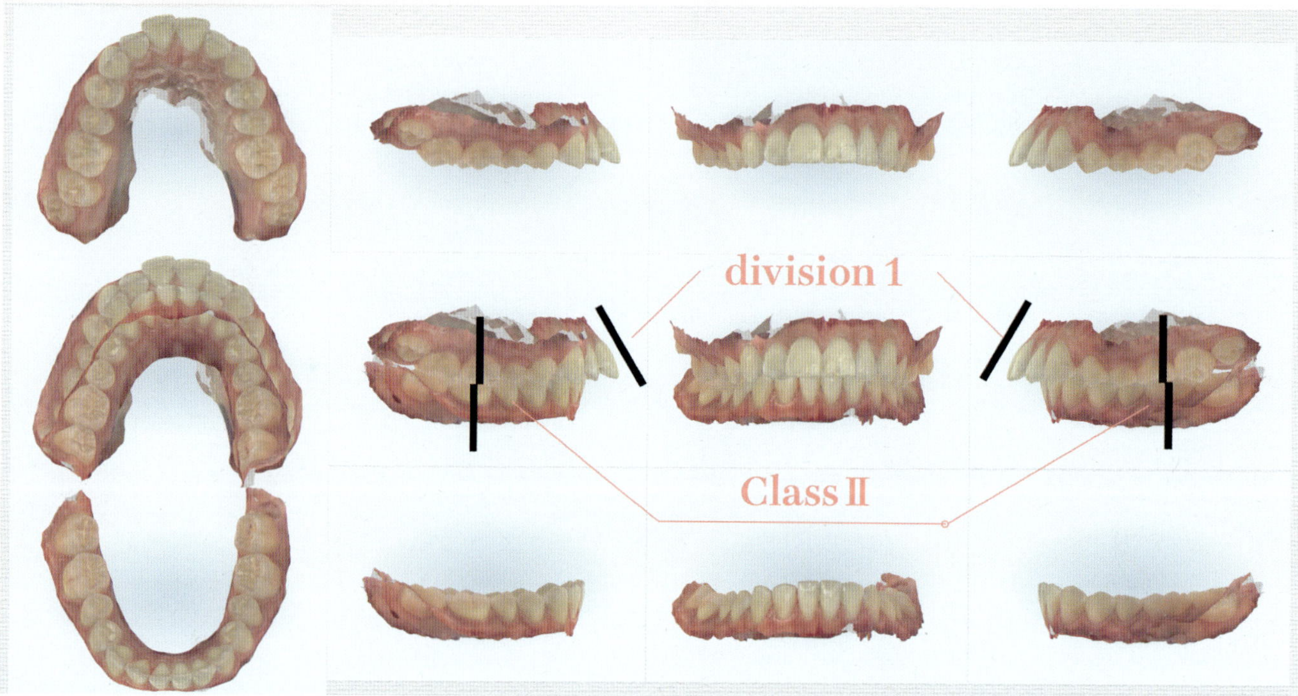

그림 4 아치의 전·후 직경이 길어, 비발치로 하면 제2대구치가 더욱 후방으로 가기 때문에 치료가 어려워질 것이 예상된다.

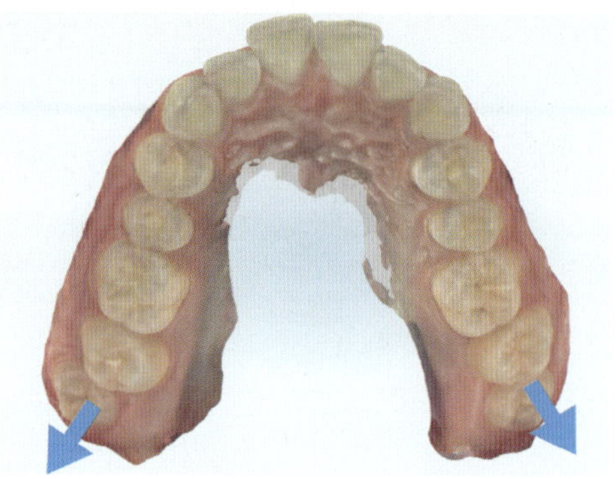

인상 채득과 IOS 스캔 모두 경험치가 낮은 초보자가 동시에 연습을 시작하면 1~2개월 이내에 스캔이 더 편하다고 한다. 필자의 GP 임상에서 전악 치료를 하는 경우, 스터디 모델 채득은 필수였다. 그것이 없으면 불가능했지만, 지금은 IOS 데이터가 더 보기 쉽다. 모형 보관함이 얼라이너 보관함으로 바뀌었다. 앞으로도 지금까지의 표준은 점점 더 빠른 속도로 변화할 것으로 보인다.

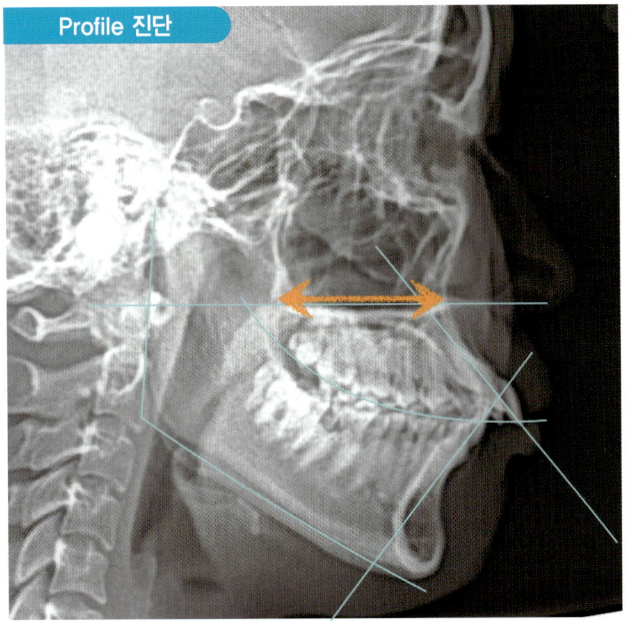

Profile 진단

Convex Profile
Normal Angle
Mesio Facial
Normal Face
Skeletal Class III tend.
Deep bite

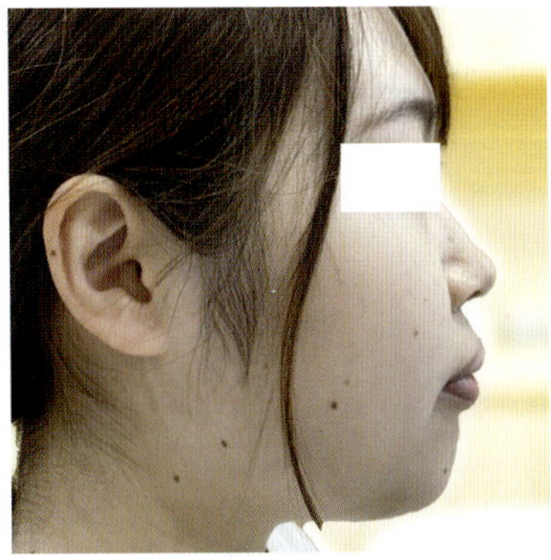

그림 5 두부 방사선사진 상에서 상악 사랑니의 위치로 제2대구치 원심이동은 가능한가?

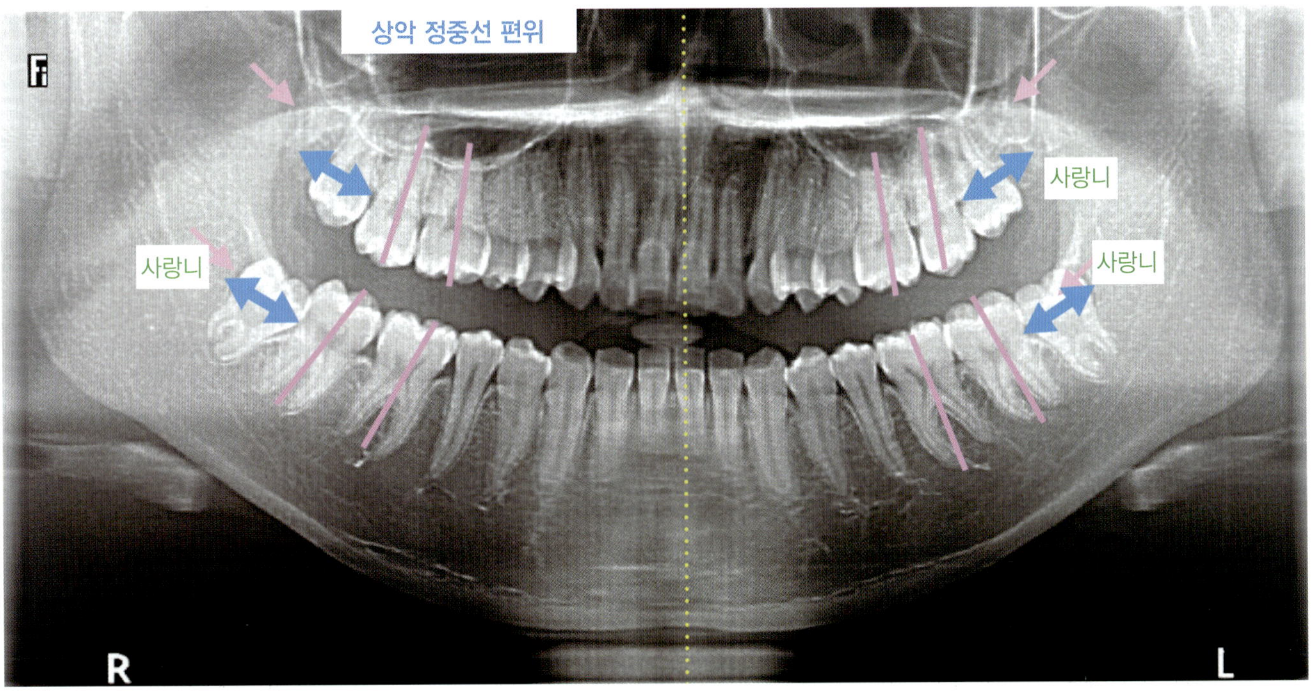

그림 6 파노라마상에서 대구치는 약간 근심경사되어 있어 원심경사이동이 가능하게 보인다.

본 증례의 환자는 사랑니 이외 치아의 발치는 희망하지 않았다. 비발치로 하면 치료기간이 매우 오래 걸린다는 것을 충분히 설명해도 사랑니 이외의 발치는 생각할 수 없다고 했다(그림 1~4).

파노라마 상에서는 상·하 사랑니를 모두 발치하면 이동할 공간은 확보할 수 있지만, 전돌의 정도로부터 생각하면 제2대구치는 가능하면 3mm 이상 원심이동하는 것이 좋다. 상·하악 모두 대구치가 근심경사 경향이 있어, 경사를 수반한 원심이동은 가능하다고 진단했다(그림 5, 6).

이동 이미지

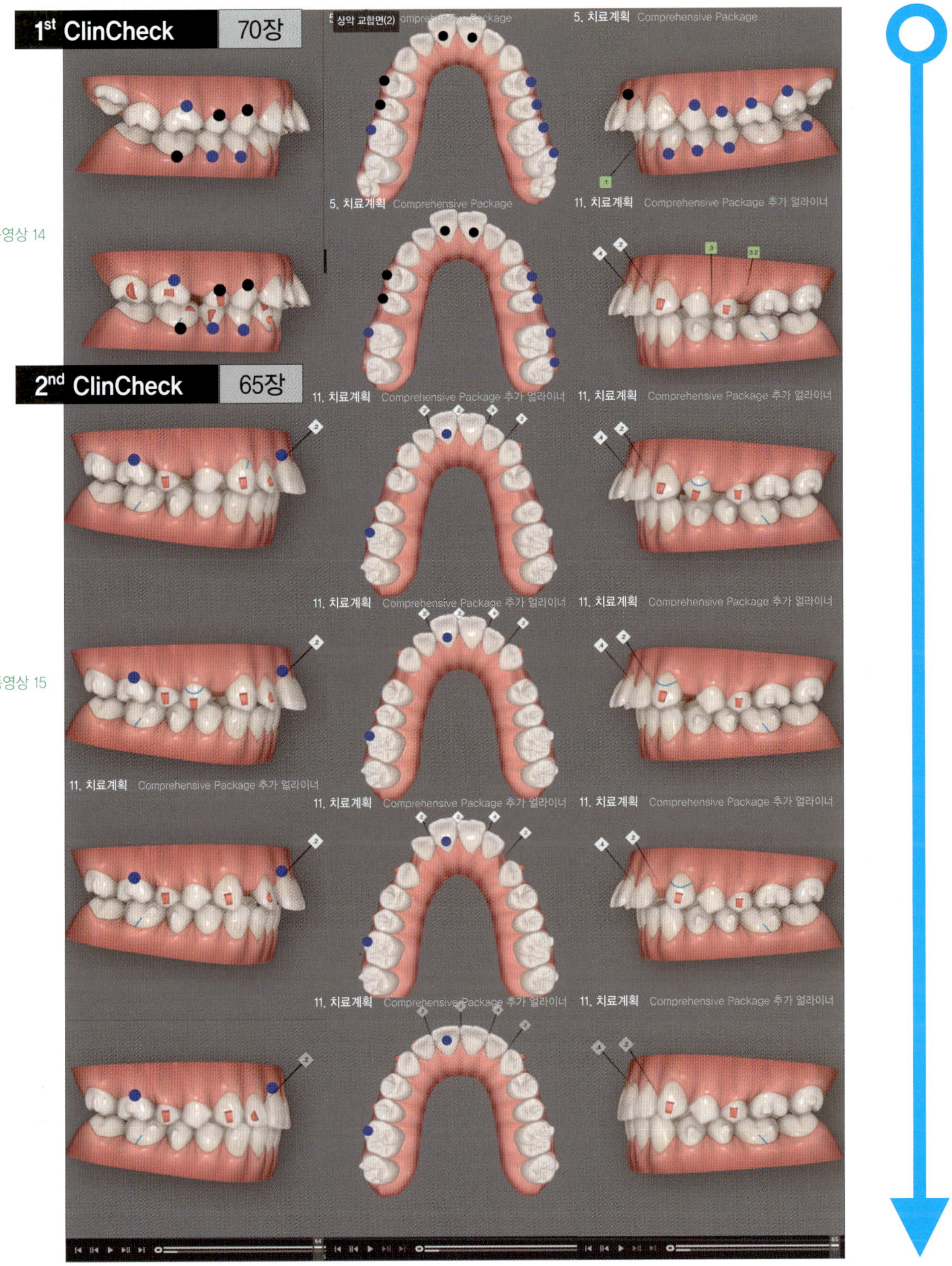

동영상 14

동영상 15

그림 7 처음부터 1st ClinCheck의 계획상 70개의 얼라이너를 사용한다고 설명했다.

이번에는 상악 대구치의 원심이동을 보다 확실하게 하기 위해, 대구치 이동이 완료된 후에 소구치를 이동시키는 추가 얼라이너를 사용하는 치료계획으로 설정하였다. 이는 대구치의 이동량이 많을 경우, 장치가 맞지 않게 되는 문제를 줄이는 데 도움이 된다. 또한 환자가 취업 준비 전에 치료를 마치고 싶다는 의사가 있었기 때문에, 결과를 확실하게 쌓아갈 수 있는 치료계획을 세웠다.

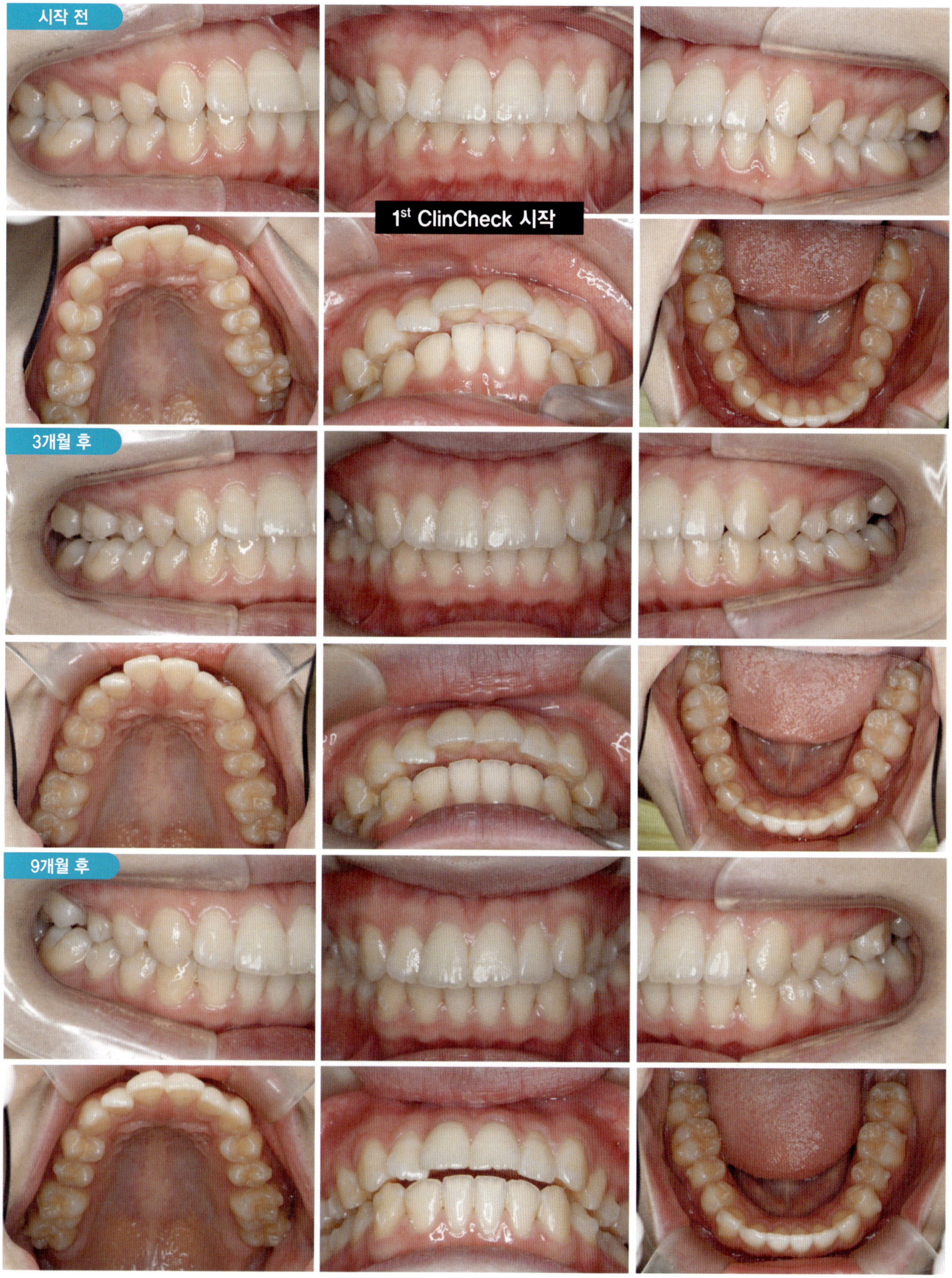
시작 전
1st ClinCheck 시작
3개월 후
9개월 후

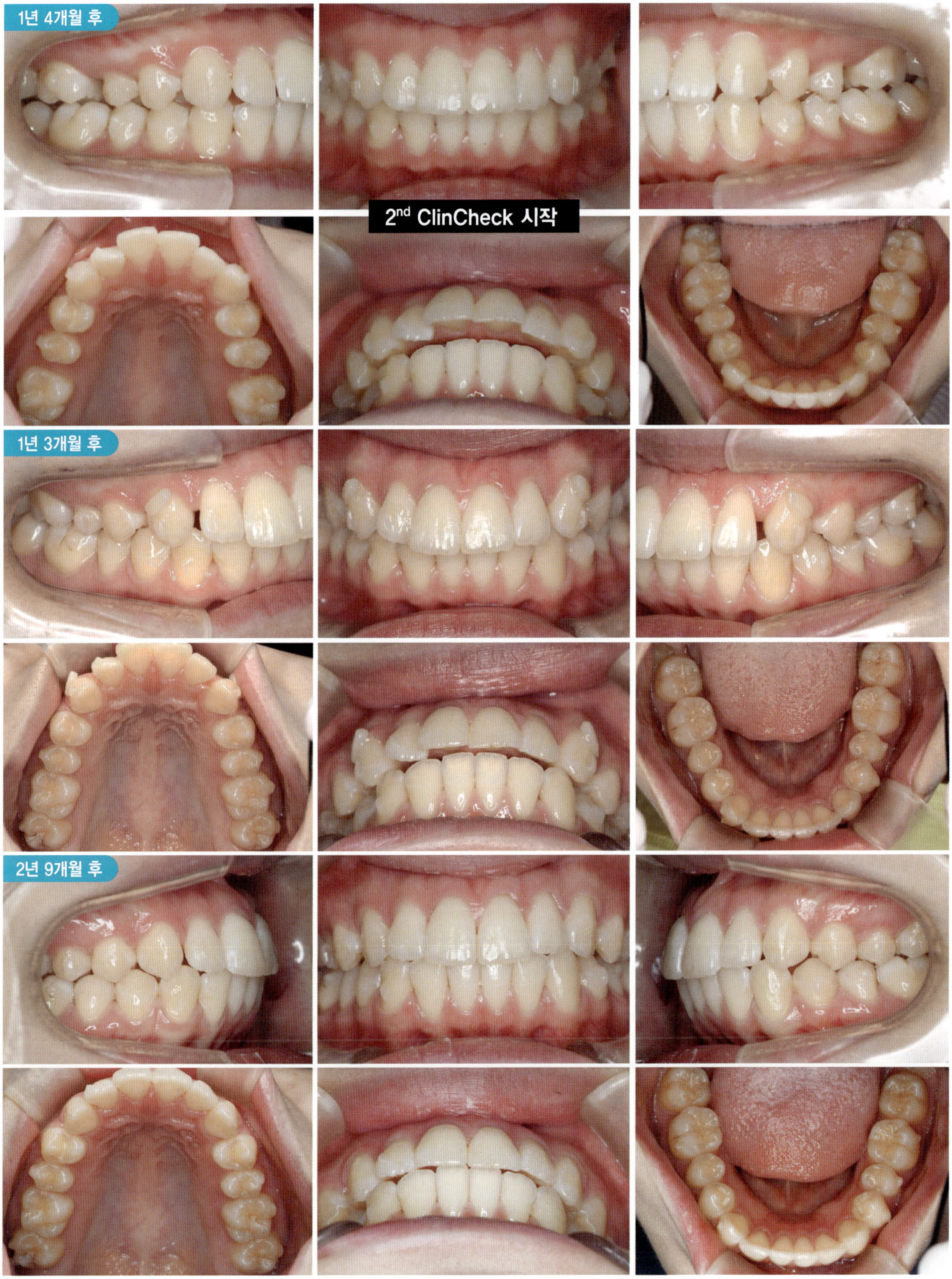

그림 8 왼쪽 페이지는 대구치의 이동만을 나타낸 것이고, 오른쪽 페이지는 소구치부터 전치까지의 이동 경과를 나타낸 것이다.

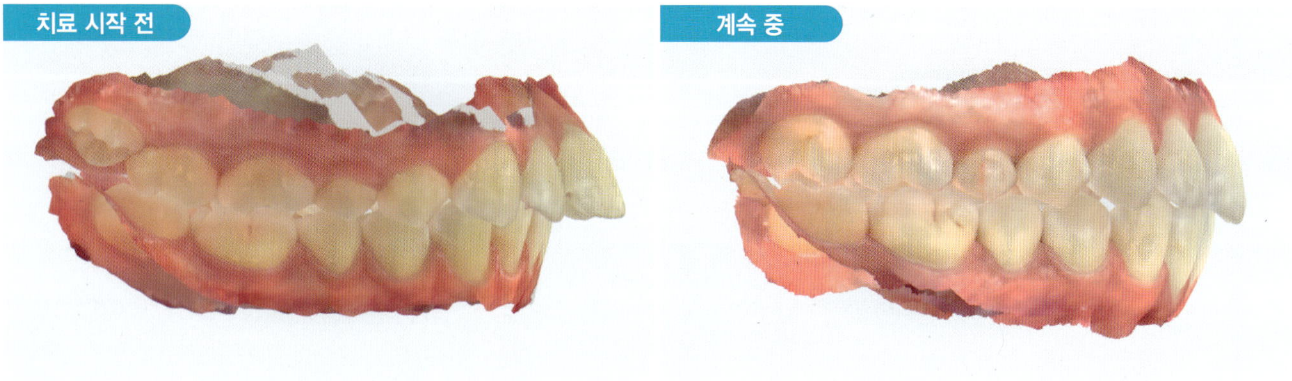

그림 9 대구치는 1급 관계를 확립할 수 있었지만, 수평피개가 약간 남아 있다.

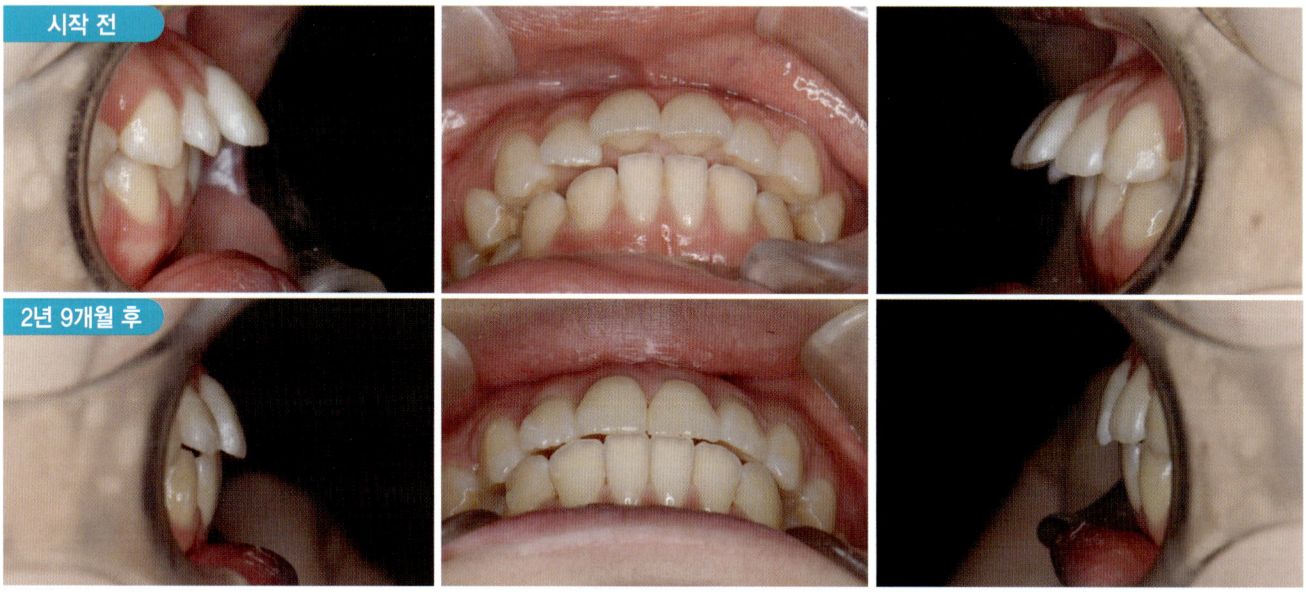

그림 10 II급 고무줄을 장기간 사용했기 때문에 하악 전치의 치은퇴축하고 있지 않은지 체크하는 것은 필수다. 본 증례에서도 LR2는 특히 주시해나간다.

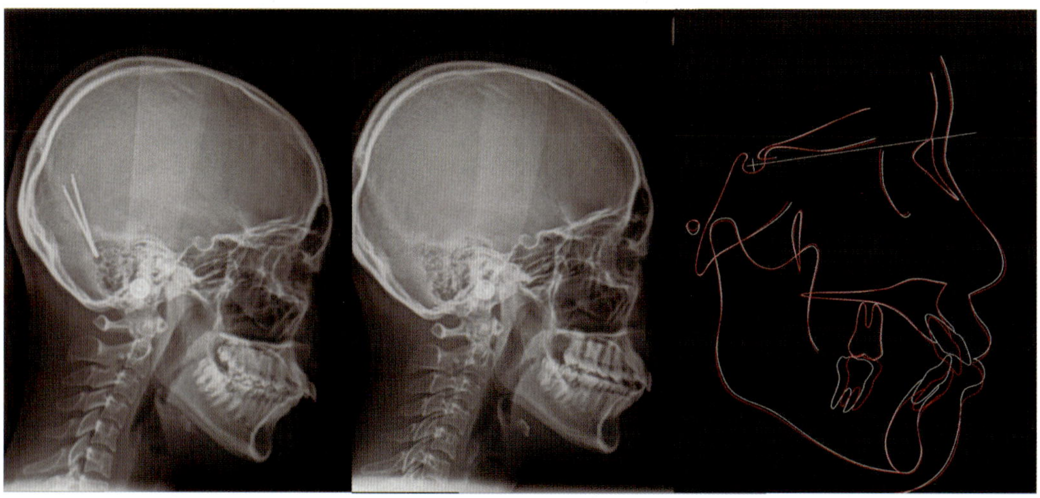

그림 11 두부 방사선사진 tracing의 치료 전·후 비교. 상악 대구치의 이동은 순조롭게 이루어진 것으로 보이지만, 하악 악궁 전체가 앞으로 anchor loss되고 있는 것으로도 보인다.

Case 6의 정리

시작에서부터 이 시점까지 약 3년이 걸렸다. 치료기간은 길어졌지만 환자는 만족해하고 있어 소구치 발치를 하고 싶은 생각은 하지 않았다고 한다. 매우 성실히 장치를 사용할 수 있는 환자였으므로, 추가 얼라이너는 1회만 하였다. 환자 협조도에 따라 얼마나 치료 결과가 좌우되는지 알 수 있다.

앞으로도 희망하는 경우는 IPR을 사용하여 전치를 미세 조정한다.

본원에서는 동적 치료 시 IPR은 가능한 한 실시하지 않고 최종 조정을 위해 IPR을 남겨두는 경우가 많다.

또한, 얼라이너는 가철식 교정장치이므로 100% 성과를 얻지 못할 가능성도 생각하여, 긴 치료기간에 대해 설명하도록 하고 있다.

본 증례의 이동 양식은 제1선택으로 권장하는 이동 양식이 아니다. 비발치를 선택했기 때문에 결과적으로 하악 전치의 치은이 퇴축되는 일도 있으므로 GP는 특히 비발치의 단점을 치료 시작 전에 설명해두는 것이 중요하다(그림 11).

단, 소구치 발치로 치료하기 위해서는 소구치를 잃는 것과 함께 보잉 이펙트(bowing effect)와 대구치의 anchor loss나 근심경사라는 난제도 출현하므로 간단하지는 않을 것이다. 상악 전치 전돌의 치료는 Case 5에 이어서 어렵다는 것을 초심자 선생님들이 알아두기 바란다.

치료 전 안모 사진

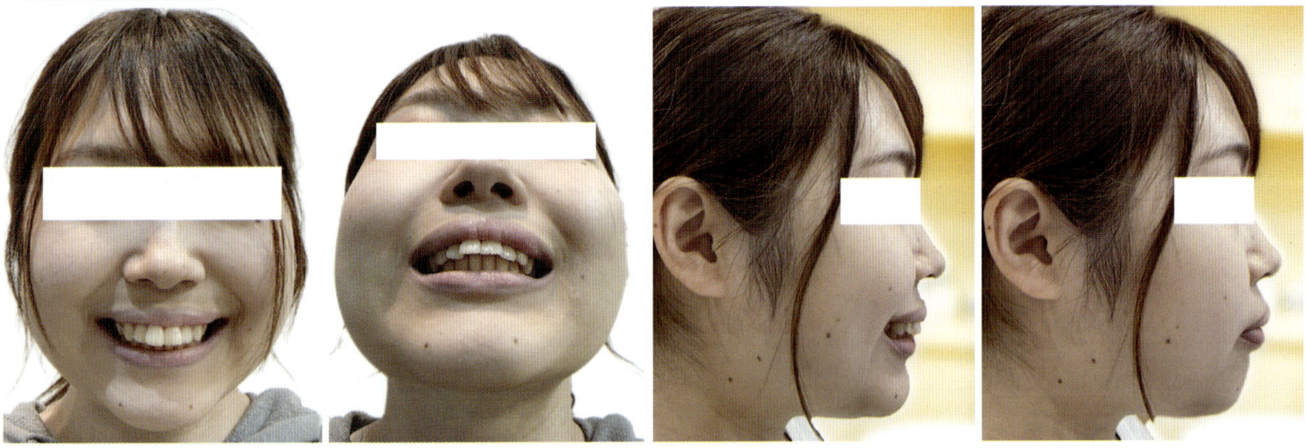

상악 전치 견인 후의 안모 사진

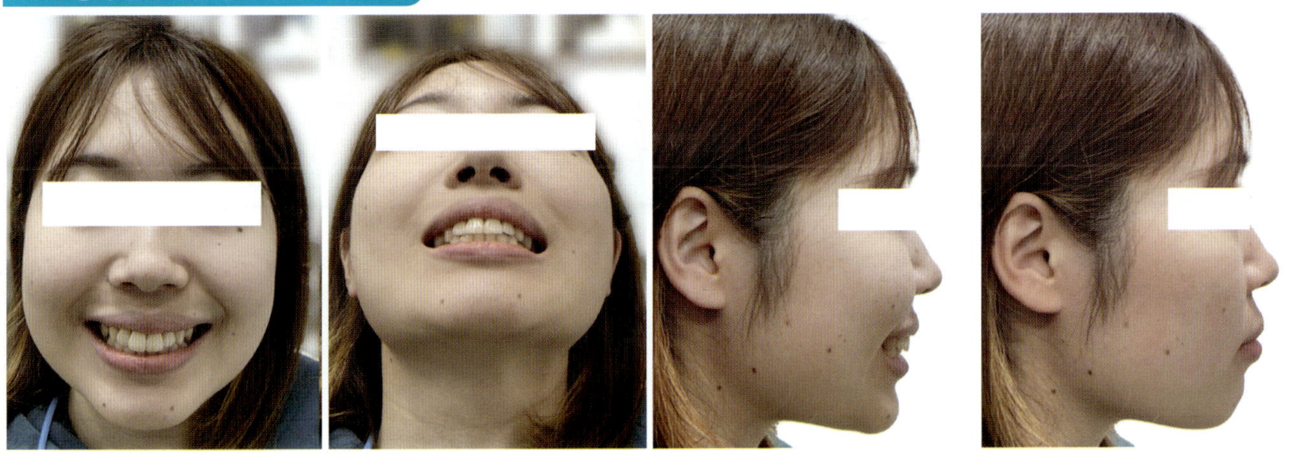

그림 12 TAD 등을 사용하지 않는 비발치 증례에서는 특히 전치의 돌출감 개선을 조금 더 하고 싶다고 느끼는 결과가 되는 경우가 많다.

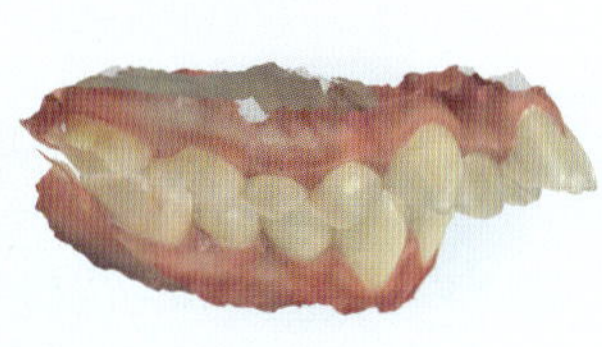

Case 7 상악 전치 전돌 ③
소구치 발치하고 대구치 원심이동도 필요한 증례

#상악전치전돌 #소구치발치 #협착치열궁 #대구치원심이동 #전치치관폭경큼 #하악후퇴 #하악작음 #교합평면만곡 #Anchorloss

내원 목적

전치의 치열이 마음에 들지 않는다. 사랑니 외에는 비발치 희망
13세 여성

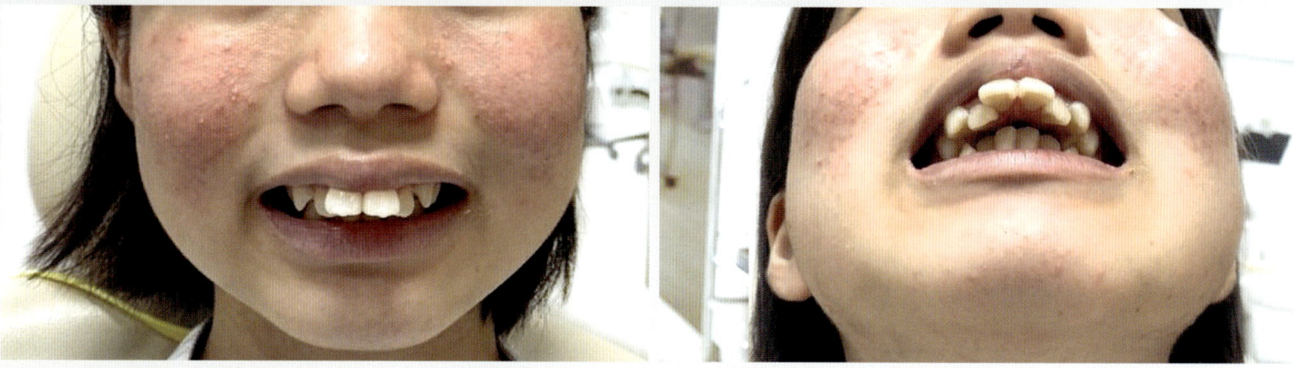

그림 1 상악 측절치보다 상악 중절치는 더욱 순측으로 경사되어 있다. 하악은 소구치 사이의 답답함이 눈에 띈다.

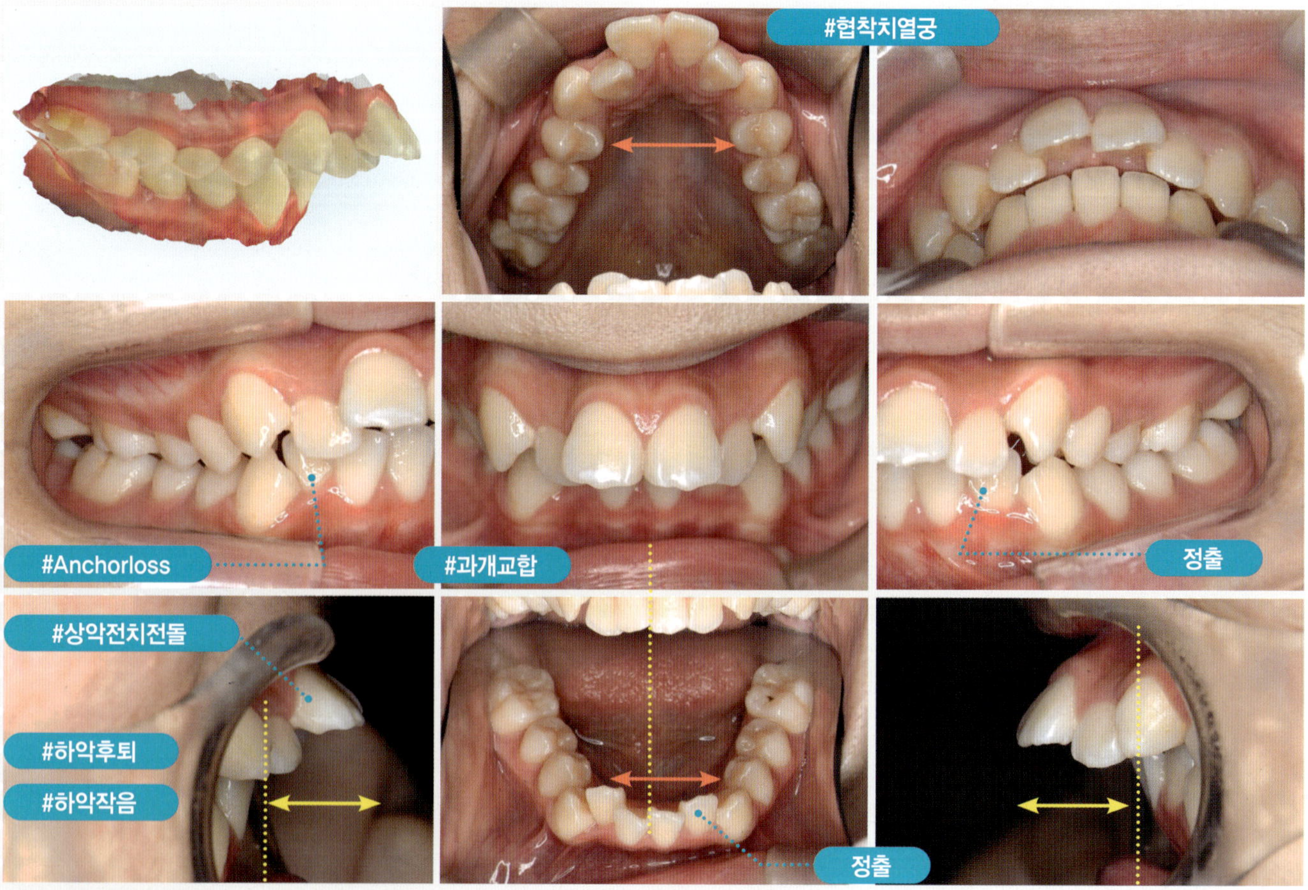

그림 2 치관 근원심 폭경이 커 상·하 모두 아치가 협착되어 있다. 전치 전돌도 뚜렷하다.

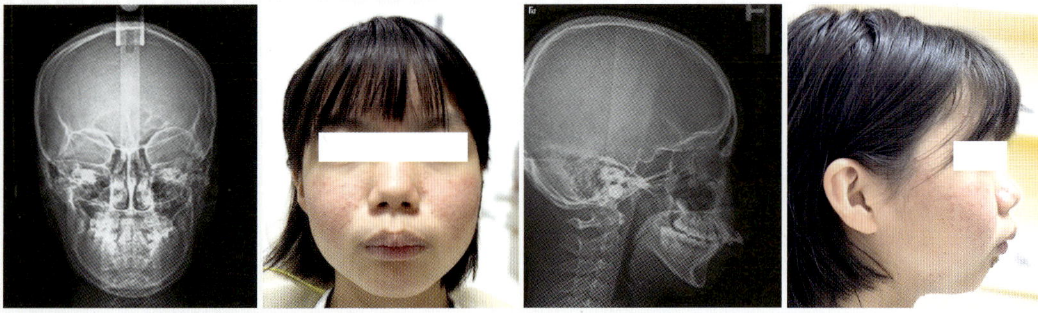

그림 3 정면과 측면 사진. 상·하악 모두 기저골의 전후 직경이 짧다.

모두 비발치로 가능하냐고 한다면 어렵다고 생각한다. 본 증례에서는 상악 소구치 발치가 거의 필수이며, 나아가 대구치의 원심이동도 요구되는 증례라고 생각된다(그림 1~3). 상악의 기저골은 작고, 연령적으로도 상악골 발육은 거의 기대할 수 없다. 치관 폭경도 커 비발치로 치료할 수 있을 것 같다는 느낌이 없다. 가능하면 MSE를 했으면 좋겠다. 하악은 아직 발육을 기대할 수 있지만 비발치로 아치를 확대하는 하악골도 작아, 전치가 하우징으로부터 벗어날 위험이 큰 증례라고 생각된다. 좌·우 비대칭이 적으므로 똑같은 벡터로 치아 이동이 가능한 것이 다행스럽다. 또한 소구치로부터 전치는 IPR을 하기 쉬운 치관 형태라고 생각된다(그림 4).

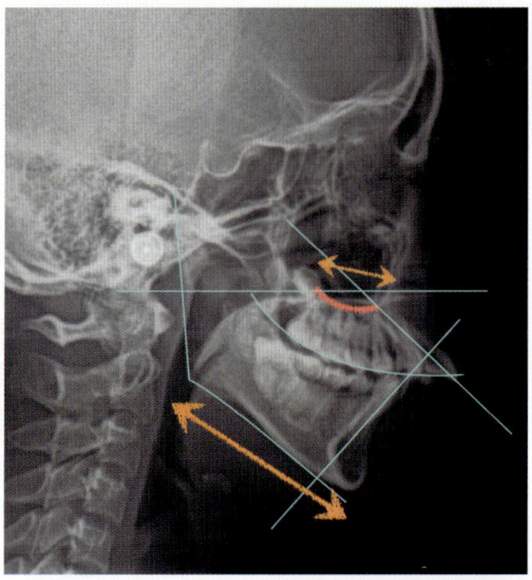

Profile 진단

Convex Profile
High Angle
Mesio–Dolicho Facial
Short Face
Skeletal Class II
Deep bite

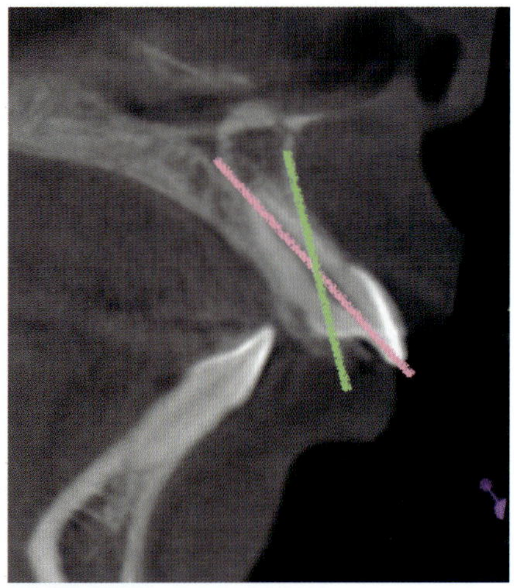

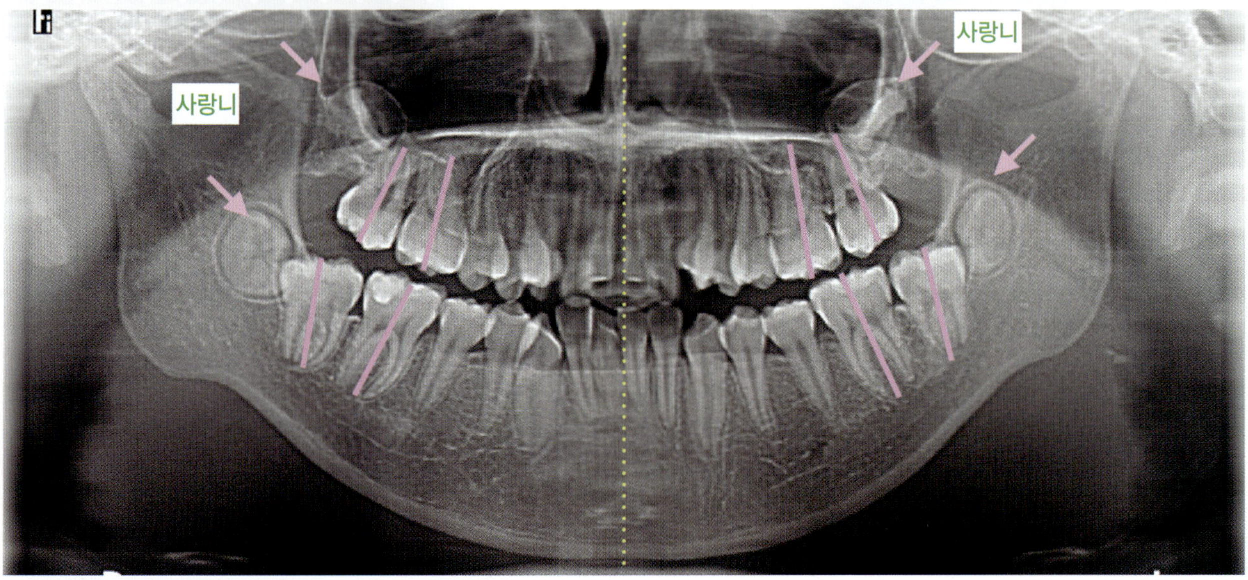

그림 4 방사선 소견. 상악 기저골의 전·후 직경은 매우 짧다. 하악골도 작아 제2대구치는 원심경사되어 있다. 치아는 크다.

치아 이동계획

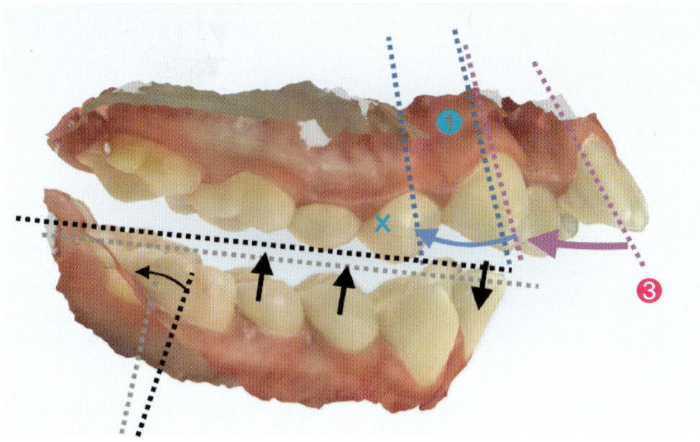

그림 5 옆에서 본 이동계획.

상악

* 제1소구치 발치

1. 소구치 위치로 견치를 원심이동
2. 측절치를 측방으로 확대
3. 중절치를 설측으로 경사이동

1st ClinCheck

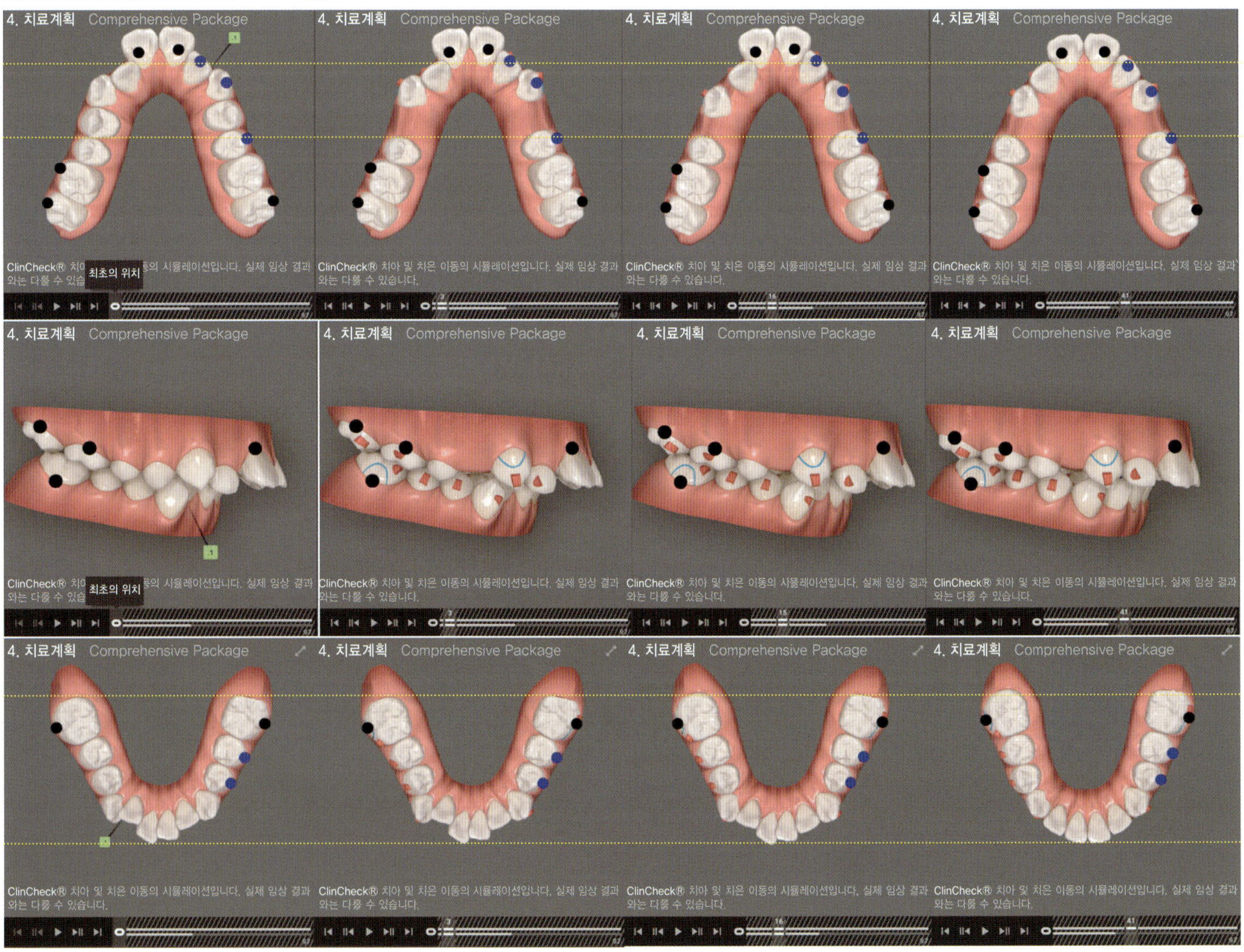

하악

❶ 하악 우측 제1대구치를 반대쪽 위치까지 원심 이동한다.

＊제1대구치를 목표 위치로 이동하는 것이 최우선

❷ 소구치, 견치를 순차 원심이동

❸ 정중선을 왼쪽으로 미는 느낌

＊정중선을 하악위치 변화에 주의하며 관찰한다.

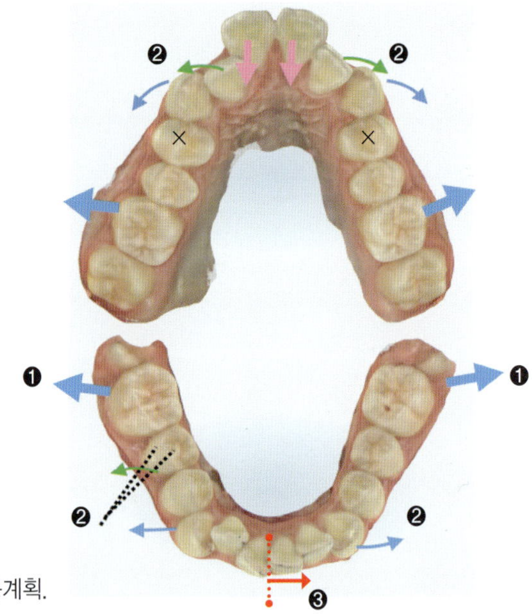

그림 6 교합면에서 본 이동계획.

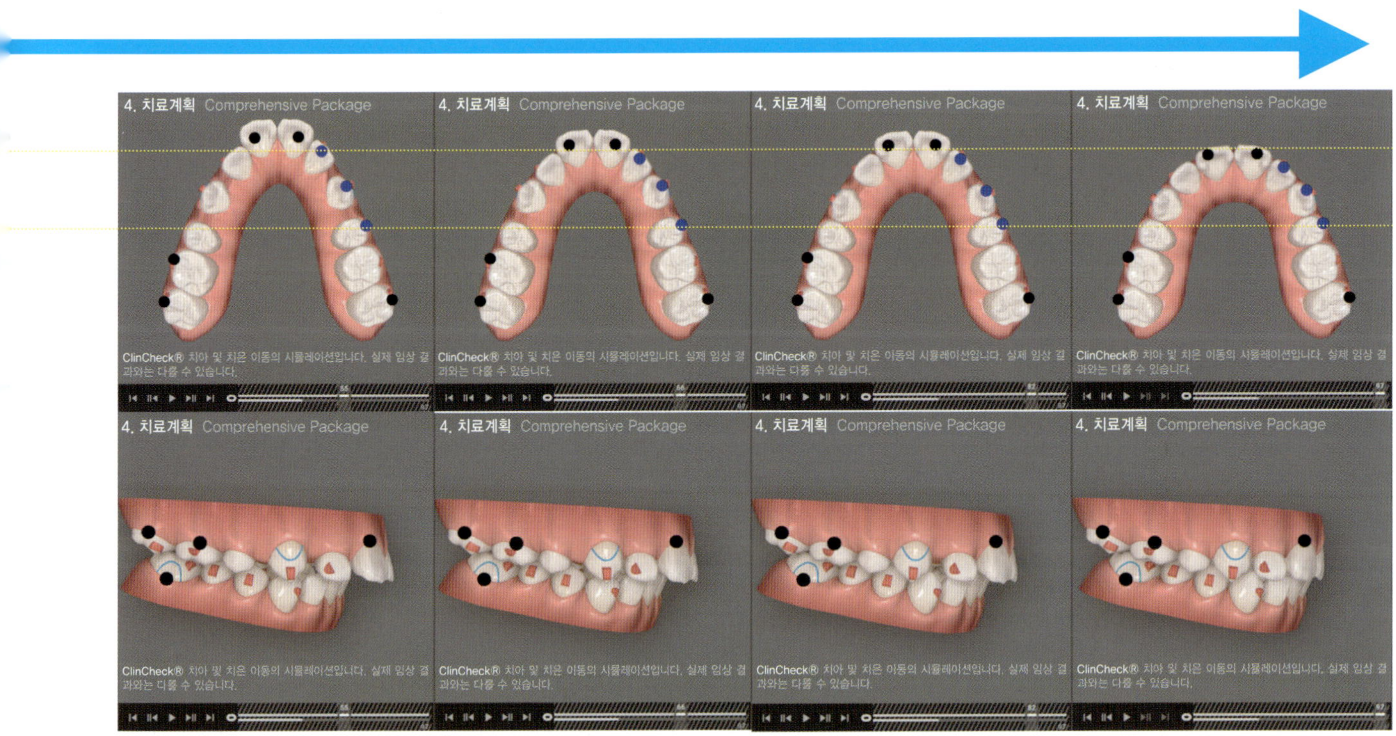

그림 7 1st ClinCheck. 상악 소구치만의 발치와 이른바 프로그 패턴으로 전치부 후방 견인 증례.

동영상 16

본 증례에서는 MSE(상악 급속 확대)는 환자가 받아들이지 않았다.

상악 좌·우측의 제1소구치를 발치하고 거기에 견치, 전치를 2mm씩 후방 견인하는, 이른바 프로그 패턴으로 진행했다. 대구치의 anchor loss(근심으로 이동하지 않도록)와 전치부의 rabbiting을 예방하는 목적도 있었다(그림 5~7).

하악은 일괄 이동으로 측방 확장을 했다. 하악 전치의 치은퇴축에는 주의가 필요하다.

시작 전

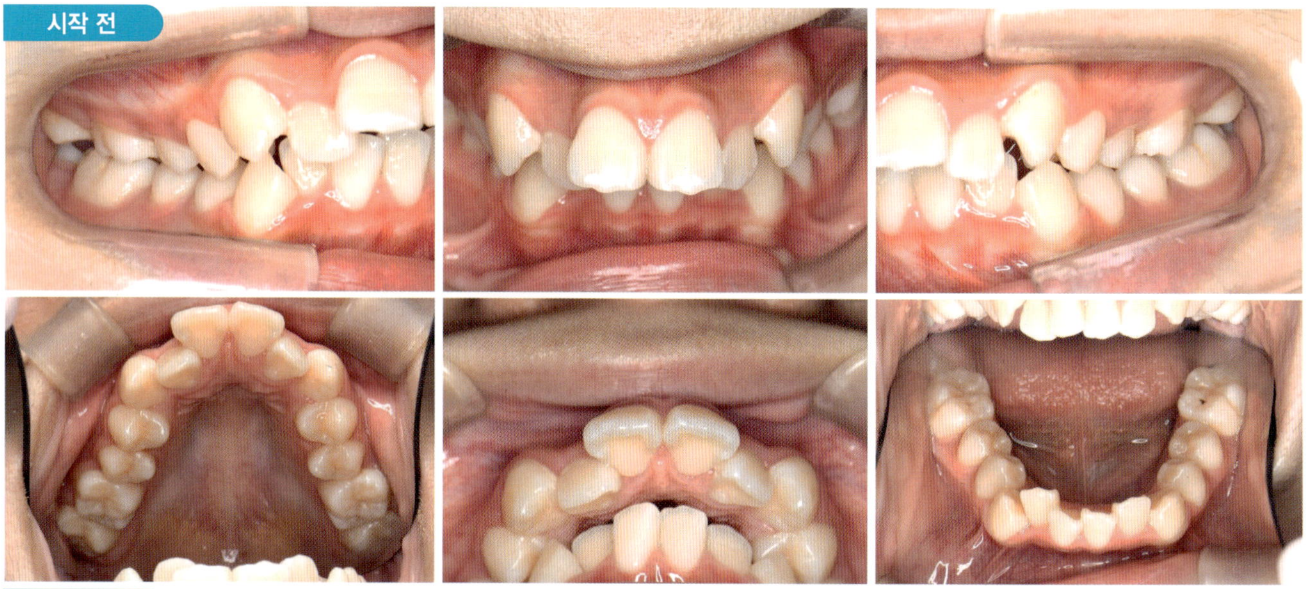

6개월 후

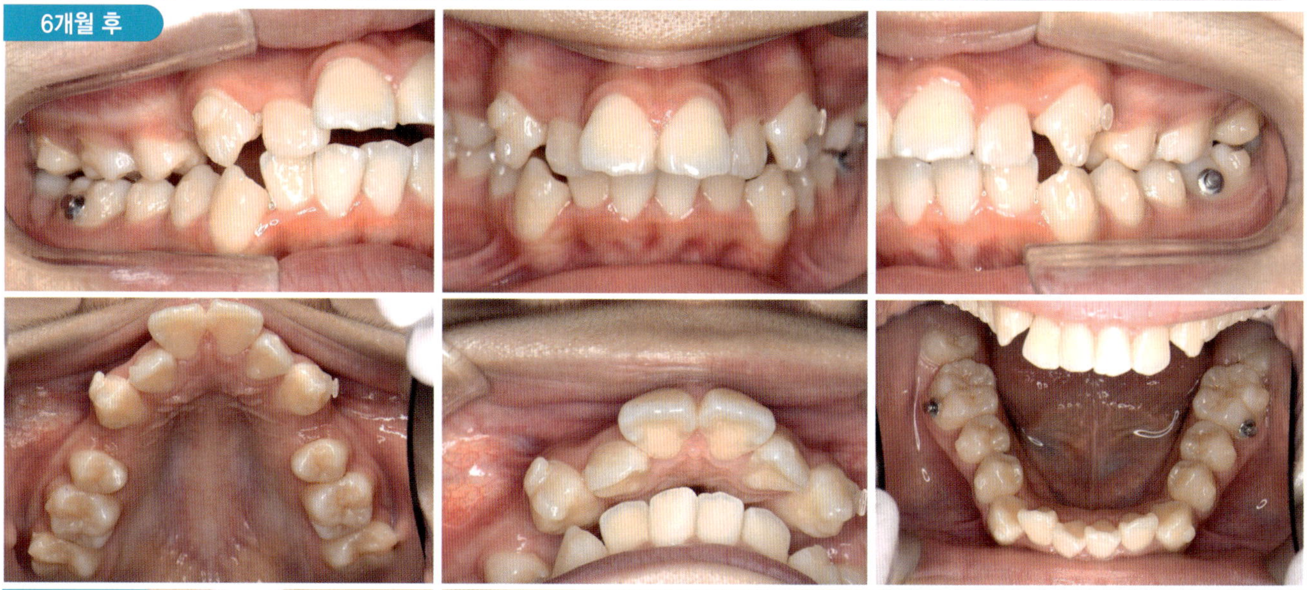

9개월 후

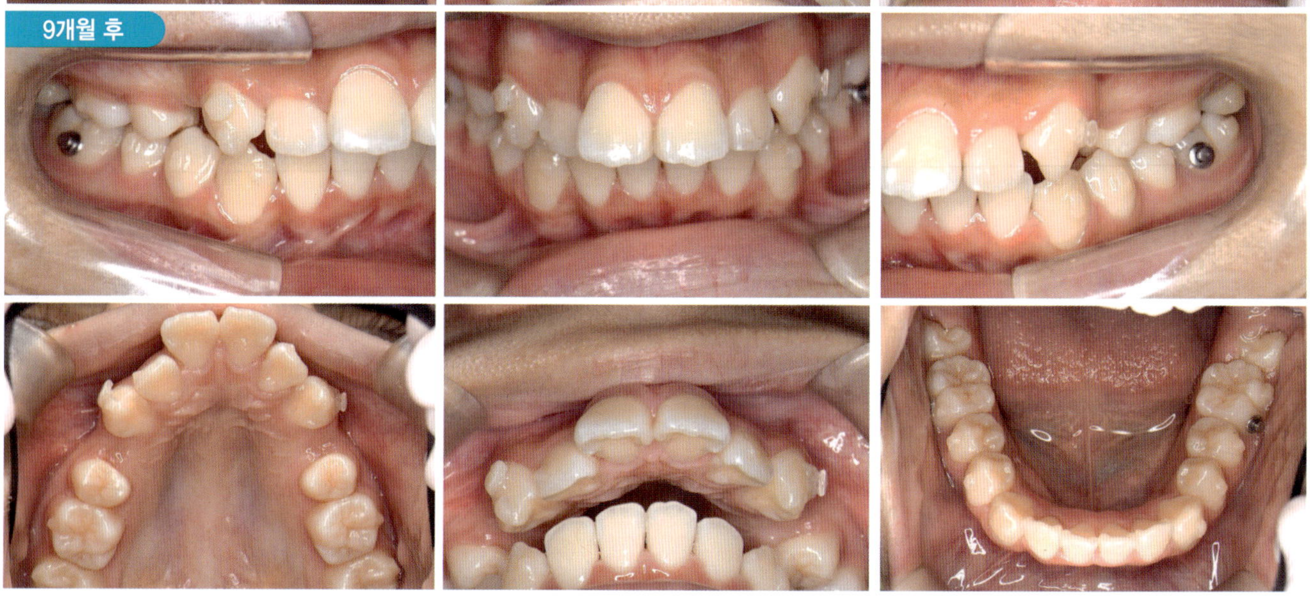

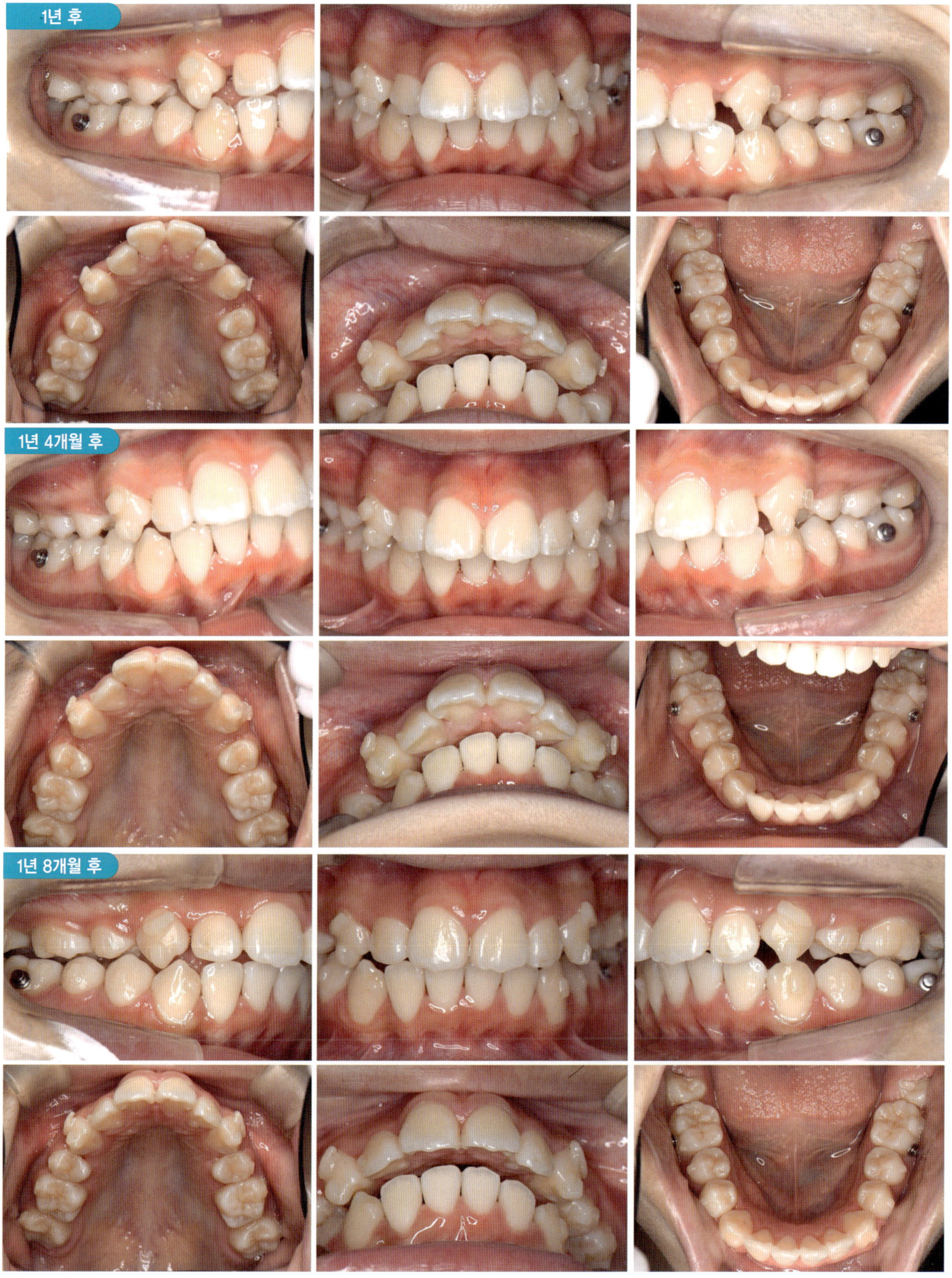

그림 8 치료 경과의 구강 내 사진. 환자 협조도의 문제도 있어 생각보다 치료기간이 길어지고 있다.

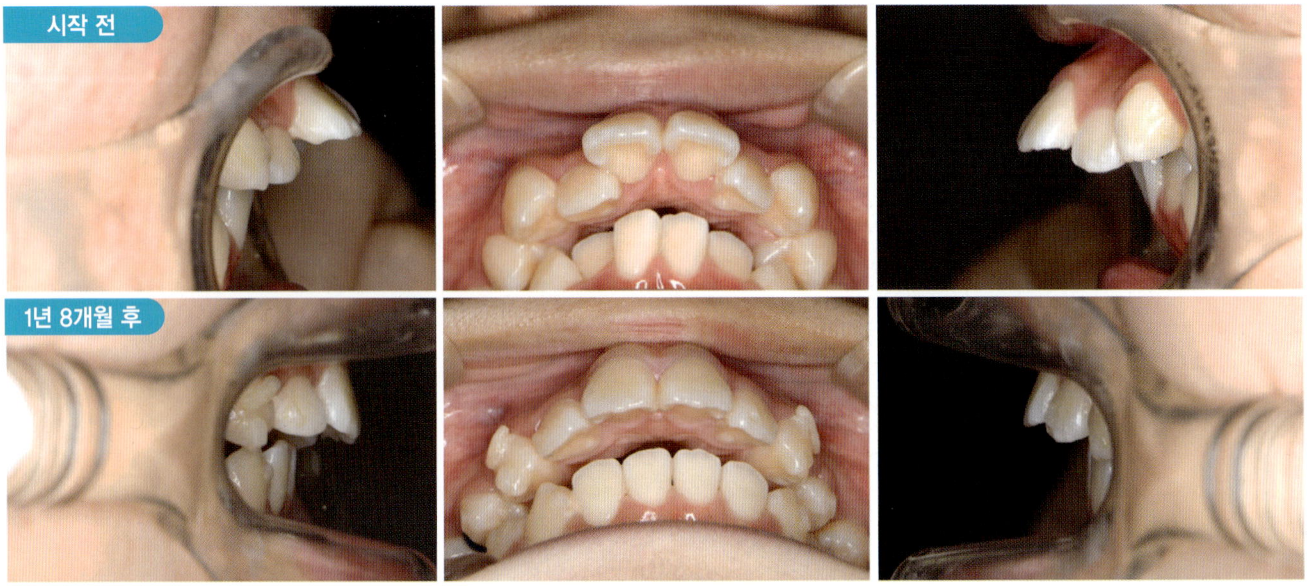

그림 9 개선은 되고 있지만 수평피개는 아직 크다. 또한 하악의 전방 이동은 기대한 대로 얻어지지 않았다.

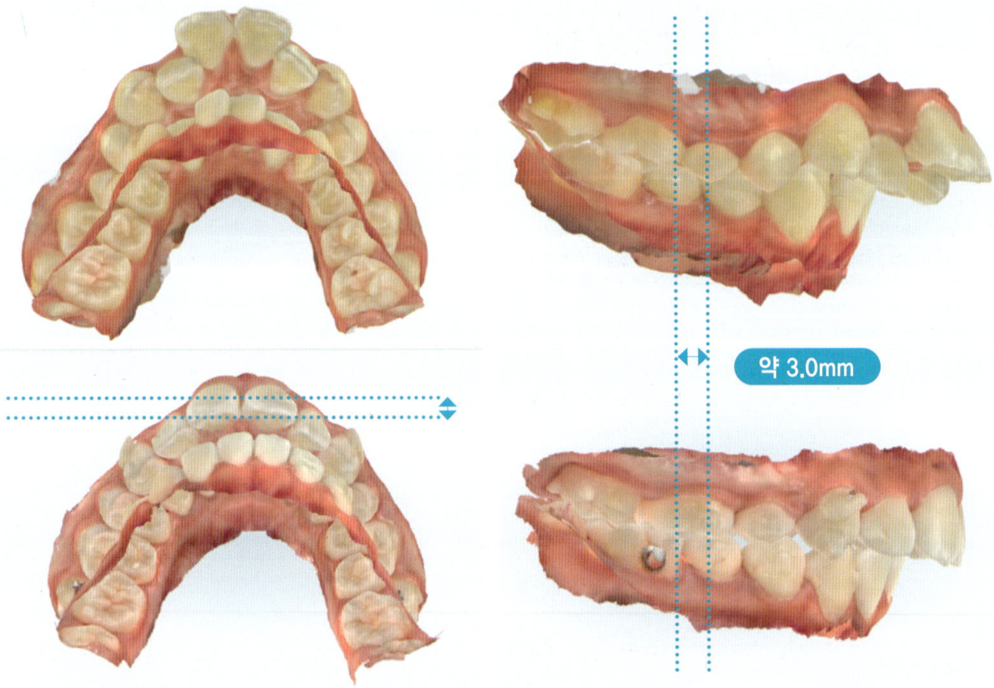

그림 10 제2대구치부터 제2소구치까지의 부분이 약 3.0mm 근심으로 이동해버렸다. 예상보다 훨씬 더 근심으로 이동한 것으로, 이는 소구치 발치 증례에서 발생하는 구치부의 anchor loss이다.

[Anchor loss ① 상악 대구치]

UR6은 근심으로 약 3.0mm 이동하고 있으며, 제2대구치~제2소구치까지의 부분이 약 3.0mm 전방(근심)으로 이동했다. 치료 전의 상악 전치 전돌이 컸기 때문에 예상한 것보다 더 대구치가 근심으로 이동했다(그림 8~10).

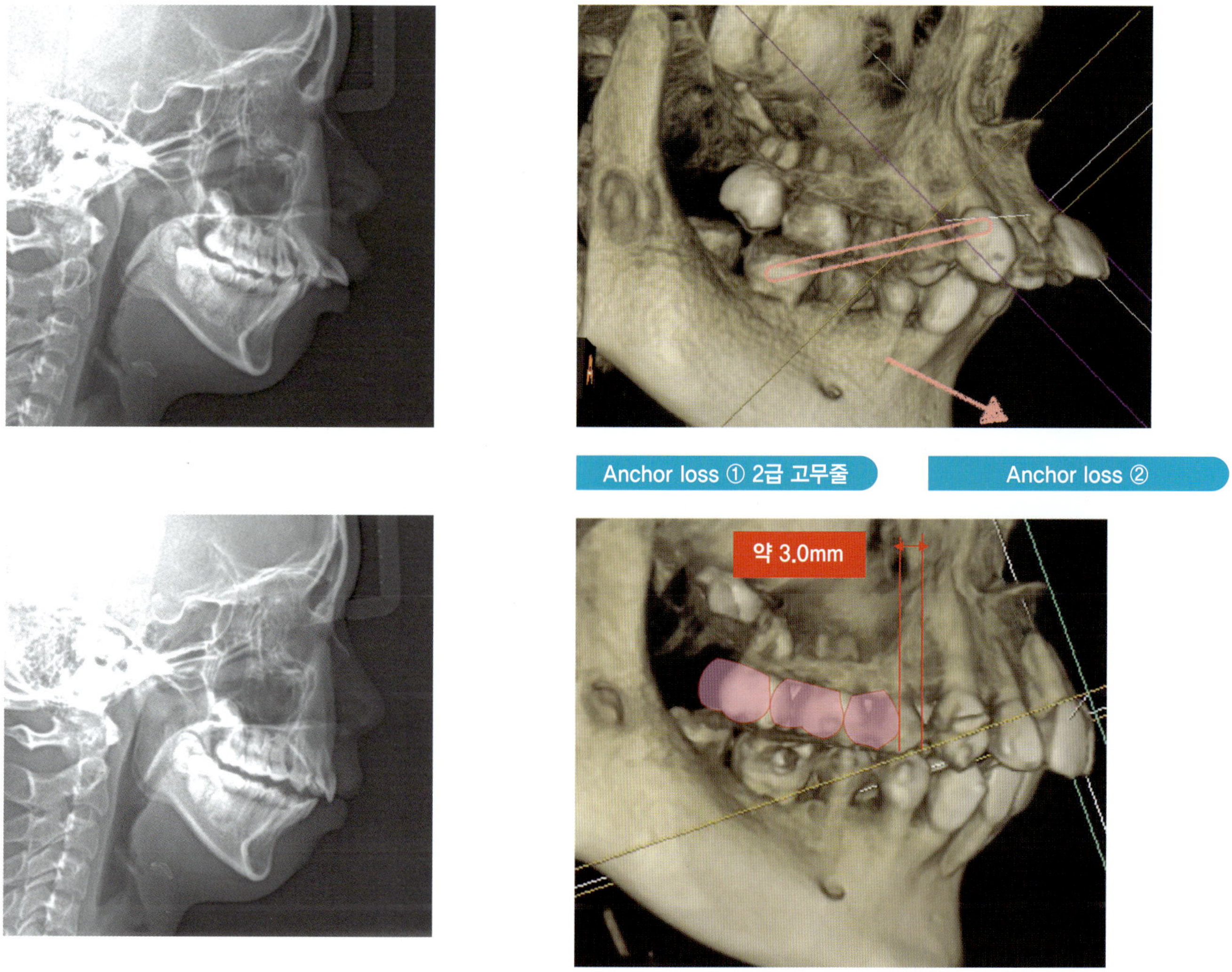

그림 11 1st ClinCheck 종료 후의 두부 방사선사진 측면 사진과 같은 방향에서의 CBCT 볼륨 렌더링(volume rendering) 영상의 비교.

[Anchor loss ② 하악 전치]

2급 고무줄로 견치의 후방견인을 하는데, 그 힘으로 하악 전치가 전방으로 이동해버리는 일이 있다. 본 증례에서는 고무줄 사용 시간이 짧아서 상악 대구치의 anchor loss를 초래하지는 않았지만, 한편으로 적정하게 사용되었다면 반대로 하악 전치의 치은이 퇴축하지 않았는지 항상 주의가 필요하다. 예방책으로서는 TAD 등을 사용하여 치아 이외에 고정원을 구할 수밖에 없다(그림 11).

이번에는 다행히 하악 전치의 치은퇴축은 일어나지 않았지만, 이 이상 순측으로 이동할 수 없는 위치까지 전방으로 이동했다. 환자와 환자 가족들은 심미성이 개선되어 기뻐하고 있지만, 술자로서는 대응이 늦었던 것 아닌가 반성하고 있다.

시작 전

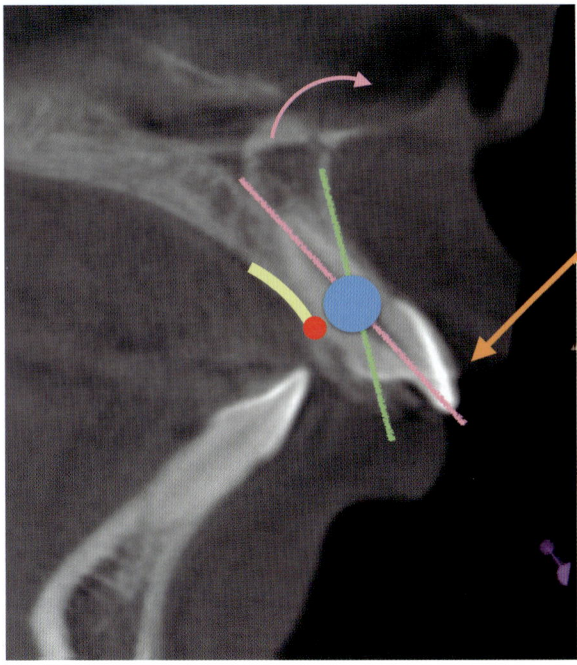

1년 8개월 후

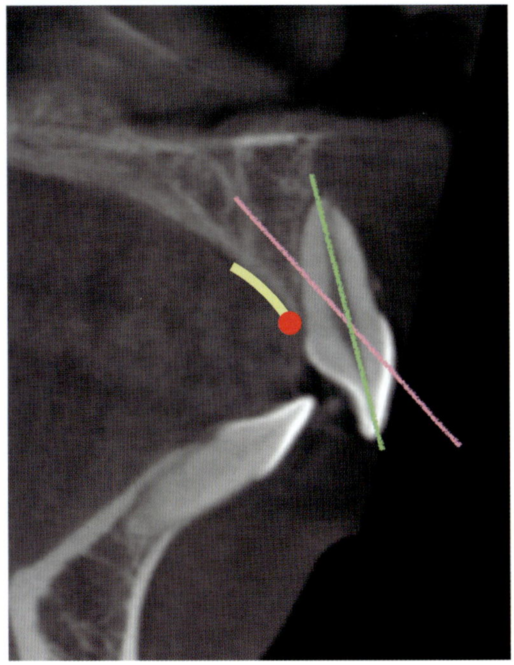

그림 12 상악 전치는 설측의 단단한 피질골의 정점을 받힘점으로 하여 회전하며, 근첨이 전방으로 이동하고 있다. 하악 전치는 약 1mm 전방으로 이동하고 있다. 단단한 전치부 구개측의 피질골에 닿으면 당연히 그 부위가 회전의 중심이 된다.

[회전 중심과 받침점(fulcrum)]

회전 중심이 파란색 동그라미 부근이라고 하는데, GP의 감각으로 보면 단단한 피질골의 정점을 받침점으로 하여 회전하고 있다. 상악 중절치부에 임플란트 식립 경험이 있는 의사라면 알고 있겠지만 노란색으로 표시한 구개의 골이 두껍다. 여기에 있었던 반작용으로 근첨이 움직이고 있다. 기능교정장치로 상악 전치 전돌을 치료하는 경우도 이러한 것이 일어날 가능성을 알아두어야 한다. 또한 같은 이치로 치아 이동 시에는 피질골이 회전의 중심이 될 가능성을 고려할 필요가 있다(그림 12).

이 증례는 현재도 계속 치료 중이다. 증례에 따라 소구치 발치 증례에서도 TAD 등을 사용하지 않는 경우, 대구치를 더욱 원심으로 이동할 가능성이 있어 치료기간이 길어질 가능성에 대하여 설명하도록 하고 있다.

Case 7 정리

환자 측에서는 전치 부위의 심미성이 개선된 것에 대해 매우 만족하며, 앞으로도 계속 열심히 치료를 이어가고자 하는 의욕을 보이고 있다. 그러나 술자 입장에서는 예상보다 큰 상악 구치부의 고정원 상실이 발생했다는 점이 아쉬운 부분이다. 이 후에는 Case 4와 같이 대구치의 원심 이동을 진행해 나가겠지만, 교정적 이동을 경험한 치아는 앵커로스에 더욱 주의해야 한다. TAD와 같은 골격성 고정원이 있었다면 이러한 고정원 상실을 방지할 수 있었을지도 모른다.

또한 프로그(Frog) 패턴으로 전치를 견인한 경우, 치료 기간이 길어질 수 있으며, 이는 상악 대구치의 앵커로스를 초래한 주요 원인이었을 것으로 생각된다. 수평피개가 심한 상태였기 때문에, TAD 없이 다른 리트랙션 방법을 썼다 해도 비슷한 결과가 나왔을 가능성이 있다.

상악 전치 전돌의 소구치 발치 증례는 본 증례와 같이 상악 구치의 고정원 상실 양이 예상을 넘어 버리면 더욱 추가 치료가 필요해지는 것을 알리고 싶어 제시한 증례다(그림 13).

TAD 등의 skeletal anchorage와 같이, 가능하면 치아 이외에 고정원을 사용하면 더욱 예측 가능성이 높아져 치료기간이 단축된다고 생각된다. 단, 여러 가지 사정으로 얼라이너만의 치료를 원하는 환자도 많아, 그때는 치료 시작 전에 치료기간이 길어질 수 있다는 것을 이야기해두는 것이 좋다.

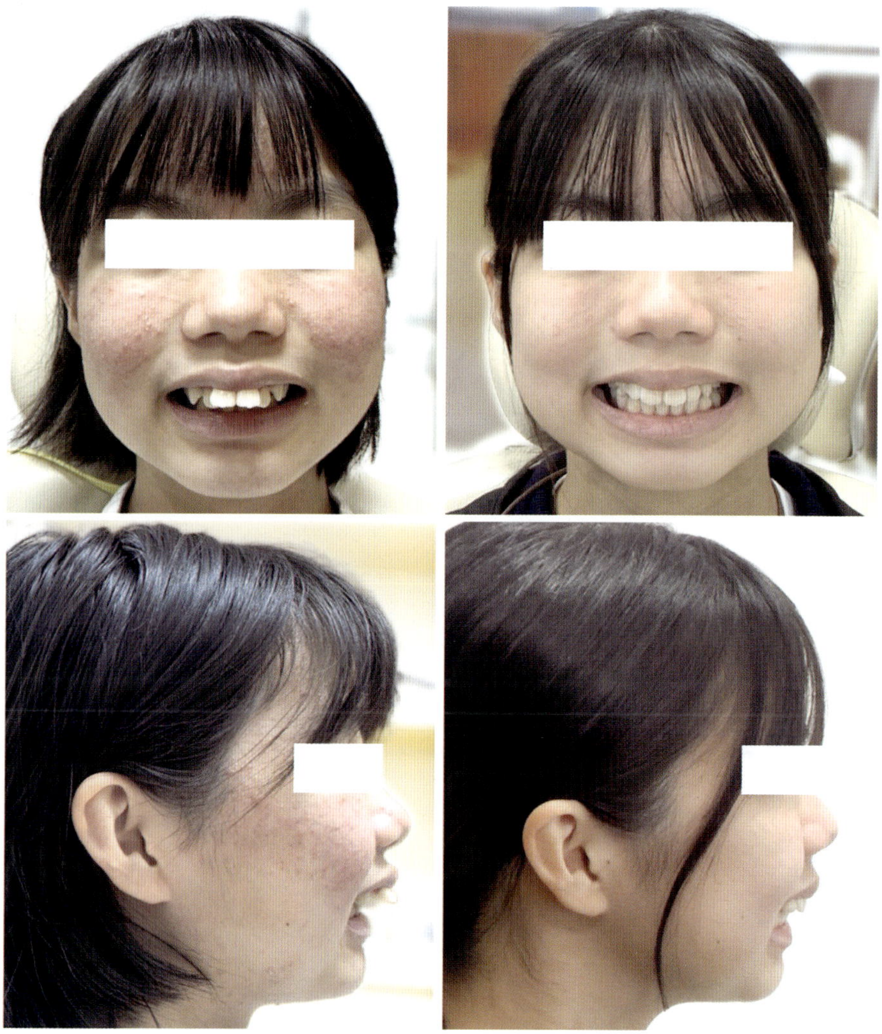

그림 13 아직 치료 중이지만 상악 전치 돌출의 개선과 레벨링으로 안모는 많이 개선되었다.

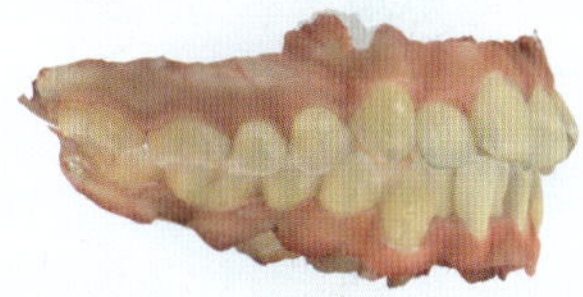

Case 8 상악 전치 전돌 ④
개방교합의 치료 기법을 사용한 증례

#상·하악전치전돌 #총생 #Highangle #Dolichofacial #긴 얼굴

내원 목적

전치의 치열이 마음에 들지 않는다. 전치로 씹을 수 없다. 구직 활동 전까지 치료를 끝내고 싶다.
19세 여성

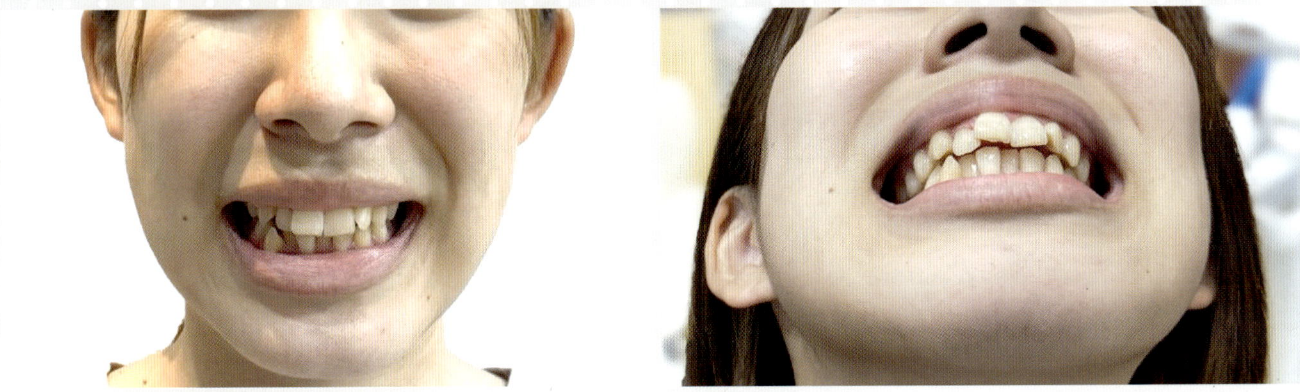

그림 1 위·아래 모두 전치부 총생이 눈에 띈다. 전치의 치관 폭경도 크다.

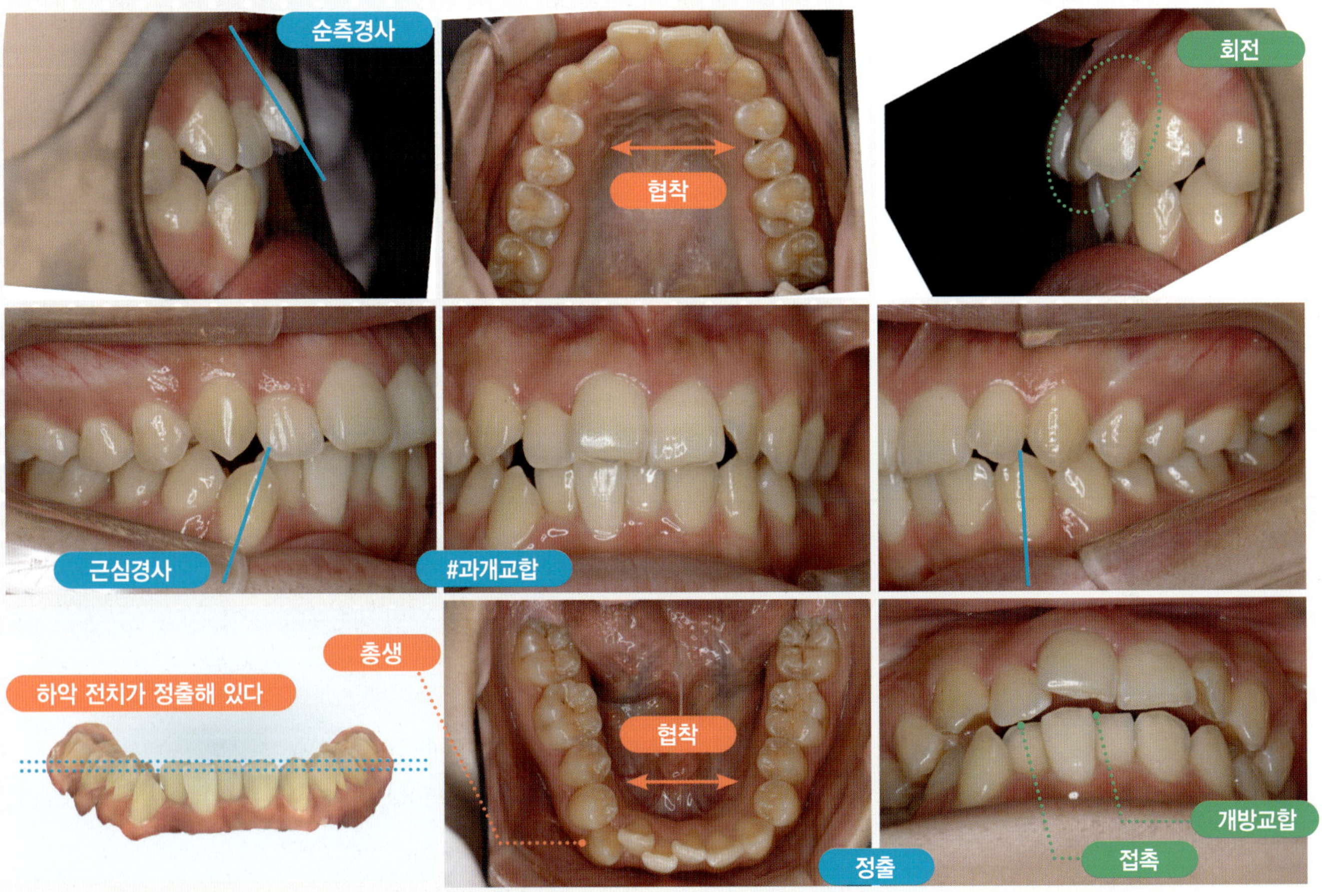

그림 2 폐구 시 구강 내 사진에서는 Spee 만곡을 알기 어려우며, 약간 개방교합된 사진이나 스캔 데이터로 확인하기 바란다.

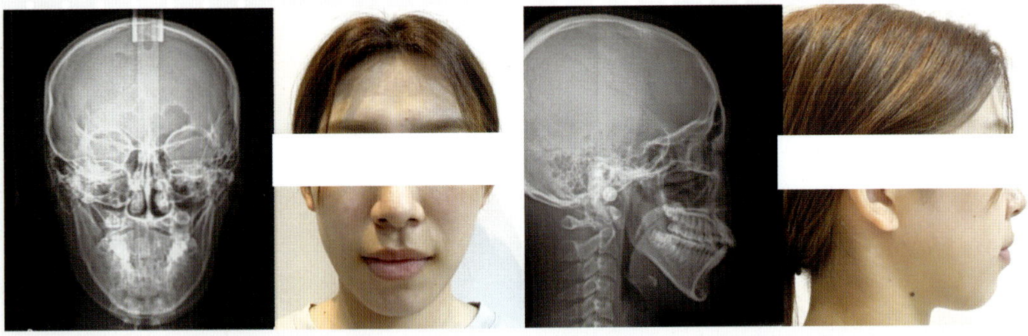

그림 3 얼굴이 긴 타입이며 하악골이 크다는 것은 초진 시부터 확인할 수 있다. 파노라마에서는 촬영 각도가 좋지 않았나 생각될 정도의 high angle+dolicho face의 안모다. 술자는 치료할 수 없을 가능성도 생각했다.

본 증례의 해석

- 내원 목적은 총생과 전돌의 개선. 소구치 발치를 해서까지 돌출을 개선하는 것은 원하지 않는다.
- 위·아래 모두 악궁이 약간 협착(=측방 확대로 전치가 배열될 공간을 확보할까?)
- 근심경사된 치아가 많으므로 원심경사이동으로 구치를 원심이동할 수 있다.
- 사랑니를 발치하여 생기는 공간과 RAP(Regional Acceleratory Phenomenon) 효과를 이용한다.
- 1mm 이내에서 제2대구치를 압하시키면서 반시계방향의 하악 회전을 유도한다.
- 대구치는 순차 또는 한 치아 단위로 원심 측방으로 upright하면서 이동시키는 계획이다.

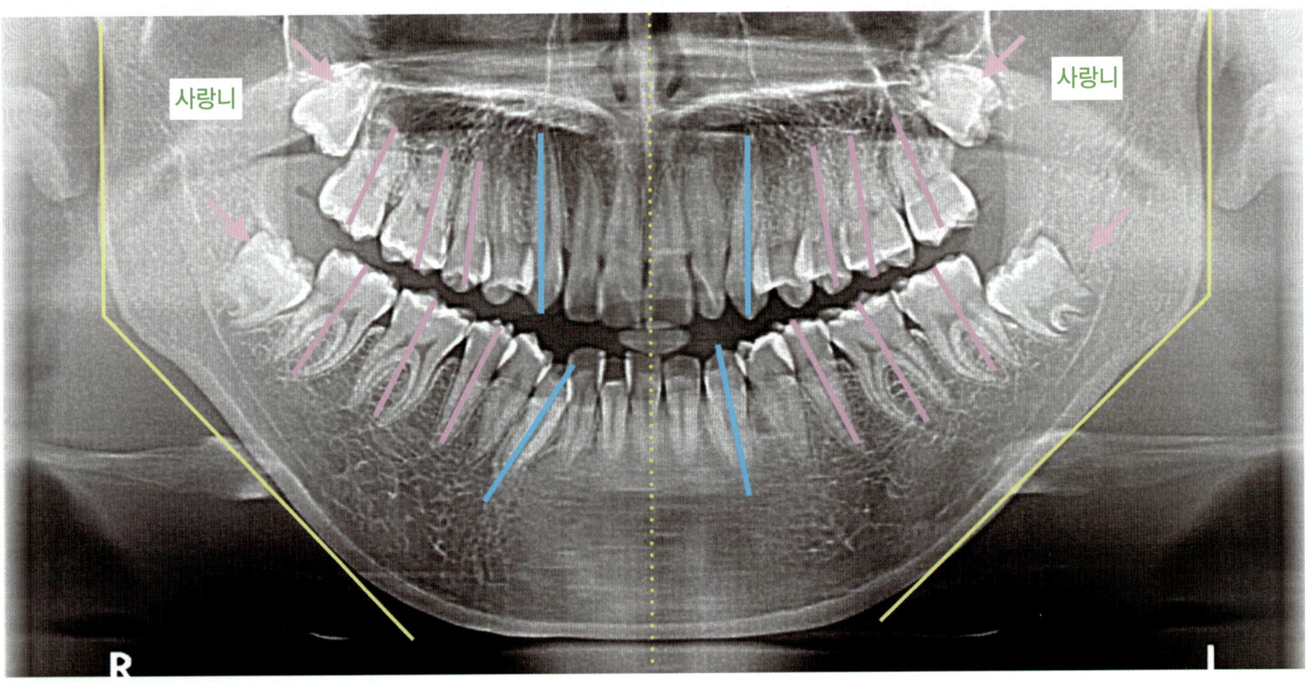

그림 4 파노라마에서는 촬영 각도가 좋지 않았나 생각될 정도의 high angle이며, 구치는 거의 근심경사되어 있다. 상·하악 사랑니 발치로 공간 확보가 가능할까?

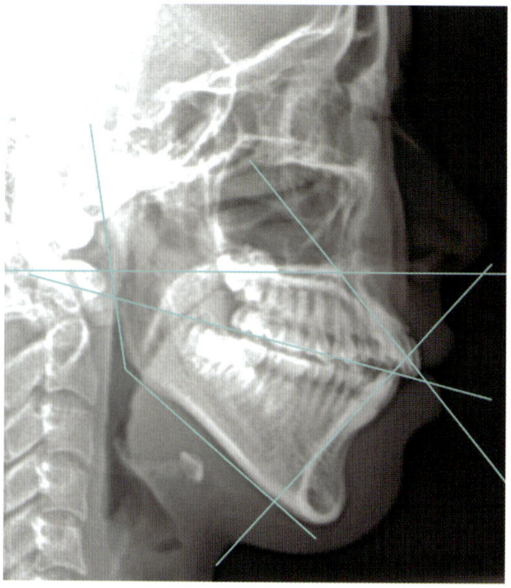

그림 5 측방 두부 방사선사진. High angle이다.

Profile 진단

Straight Profile
High Angle
Dolicho Facial
Long Face
Skeletal Class III
High bite

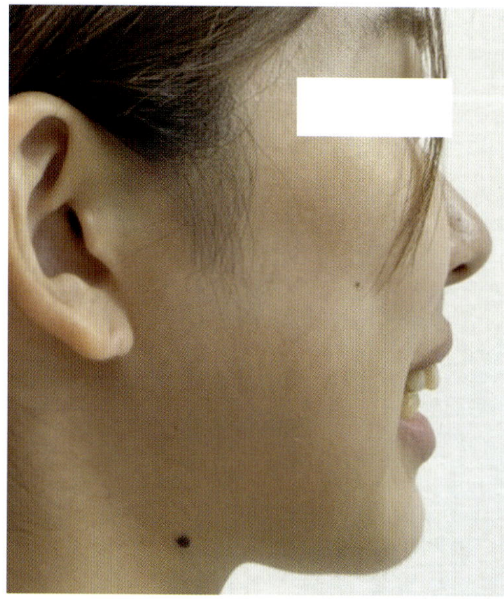

그림 6 옆에서 본 얼굴. 얼굴이 긴 타입.

잘 관찰하면, Case 2의 개방교합 증례가 떠오른다. 전치가 접촉하고 있는 부분도 있지만, 일부 개방교합이라고도 할 수 있다. 즉, 얼라이너가 효과적인 대구치의 압하와 하악의 반시계방향 회전치료를 생각하기 바란다(그림 1~3).

사랑니를 발치하여 상·하악이 교합하고 있는 반대 악 동명 대구치를 동시에 순차적으로 원심 측방이동한다. 상·하악 모두 악궁이 협착되어 있으므로, 전치부의 총생은 견치 및 구치를 원심 측방으로 확장하여 전치의 총생을 개선한다(그림 4, 5).

이번에는 개방교합 치료의 scheme을 사용하고 싶으므로, 제2대구치로부터 구치를 순차적으로 압하하면서 하악이 반시계방향 회전하는 것으로 전치부 수직피개 증가를 기대한다(그림 6).

인비절라인에서는 아직 하악골의 3차원적인 이동을 치료계획에 그대로 포함시킬 수 없다. 앞으로 개선이 기대된다.

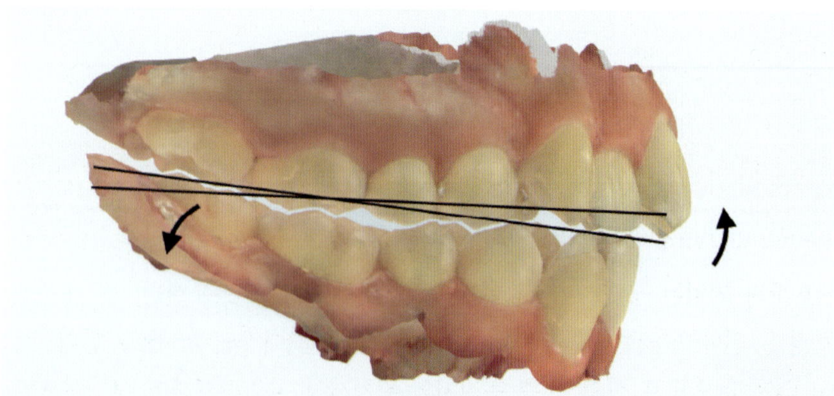

그림 6 반시계방향으로 회전한 거리로 수평피개를 마이너스에서 플러스로 하는 계획.

치아 이동계획

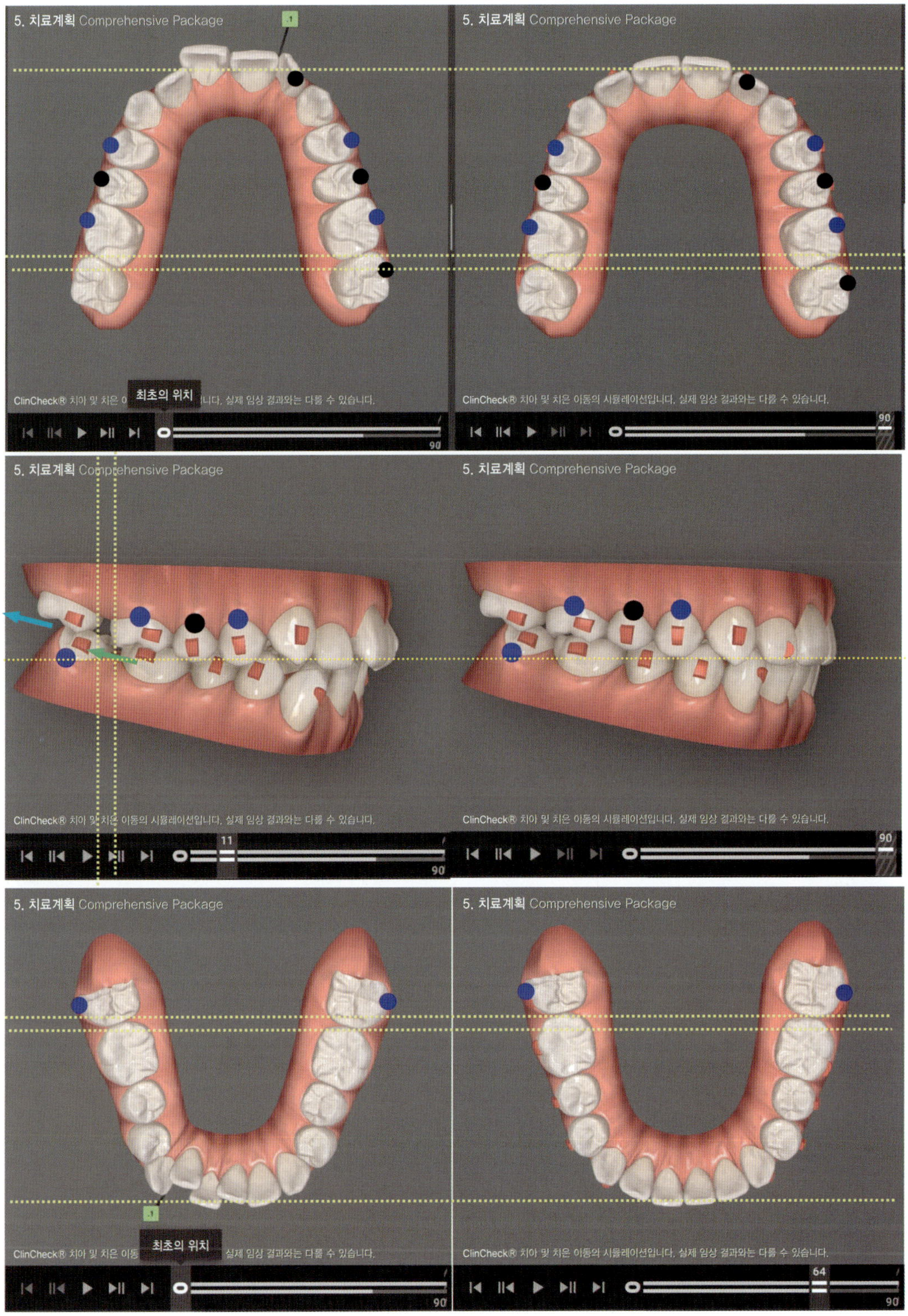

그림 7 1st ClinCheck를 제작하는 이미지.

상악 중절치의 전·후방적 위치는 상악 우측 절치의 근심 위치를 기준으로 한다. 본 증례에서 대구치의 원심이동량은 인비절라인에서의 예측 가능성이 높은 최대량인 2mm로 한다. 상악 중절치는 정출하고 싶지 않으므로 상악 우측 측절치의 위치까지 설측경사하며 상대적으로 정출하는 만큼 압하하고자 한다. 교합고경은 낮아지지만 아치를 측방확대하는 것으로 혀의 공간을 확보한다.

상·하악 동명치의 블록 단위로 이동해 나가도록 계획한다.

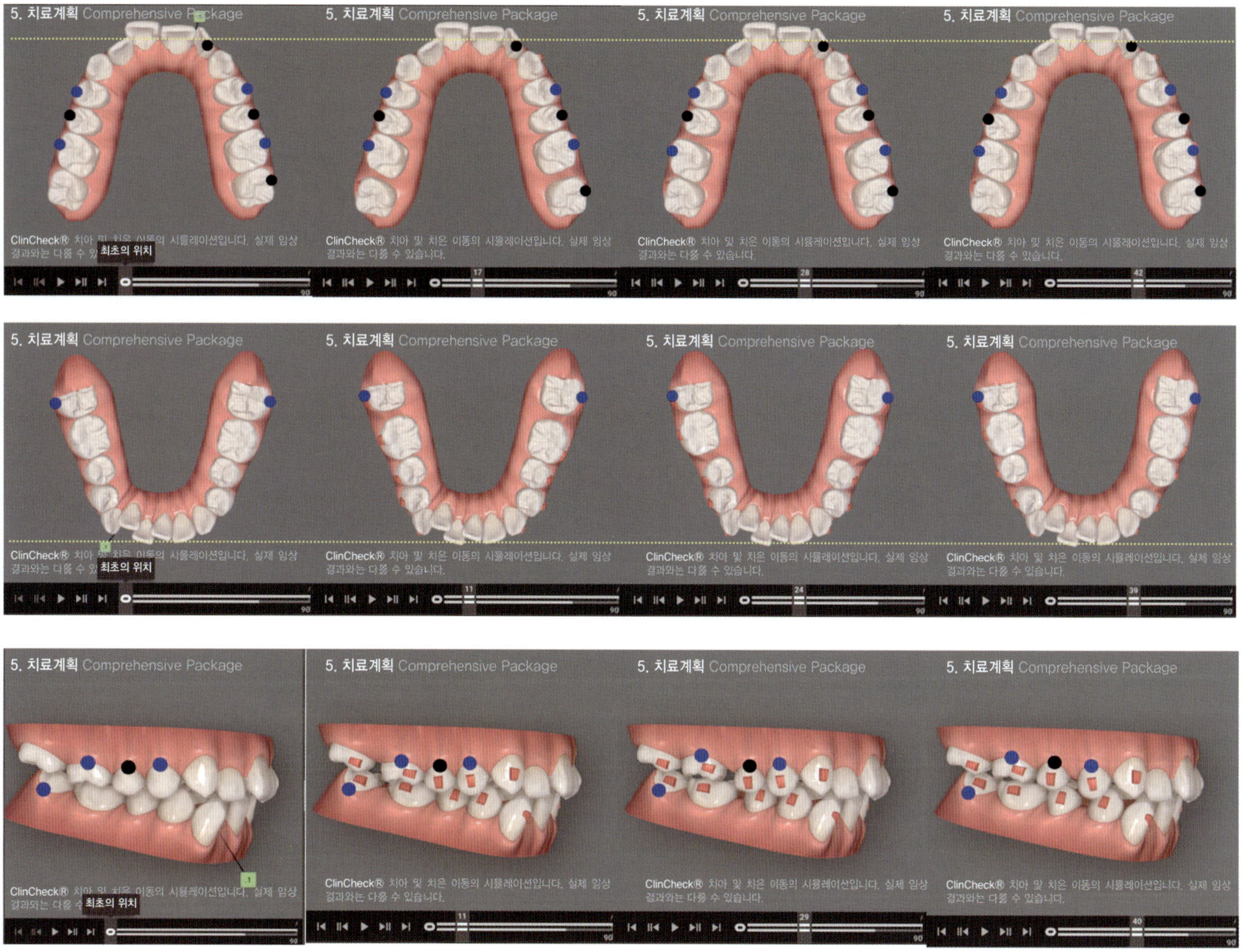

그림 8 ClinCheck Timeline. 한 치아씩 원심이동을 하고 있다.

동영상 17

대구치의 원심이동은 대합치와 맞추어 한 치아씩, 또한 위·아래 동명치아끼리 한 블록으로 이동해 나가도록 계획했다(그림 8). 예측 가능성이 높은 이동을 확실하게 하기 위해서다.

어태치먼트는 직사각형 모양(스퀘어)을 사용한다. 반달 모양의 것에서는 얼라이너의 unfit을 일으키기 쉽다. 단, 스퀘어도 어태치먼트 자체의 이탈이 쉽고 얼라이너 탈착이 어려워진다는 단점도 있으므로, 처음부터 모두 어태치먼트를 설치하지 않고 최초는 대구치만 그리고 소구치까지, 마지막은 견치와 전치라는 식으로 시기를 나누어 진행하는 경우가 많다.

본원에서는 TAD를 희망하지 않는 환자도 많으므로 3개의 구치가 동시에 이동하는 것 같은 순차 이동을 하지 않도록 하는 경우가 많다. 전치의 전방 anchor loss를 예방하는 것이다. 따라서 1st ClinCheck의 개수가 많지만, 전치의 anchor loss 대책이 되고 있지 않은가 생각하고 있다.

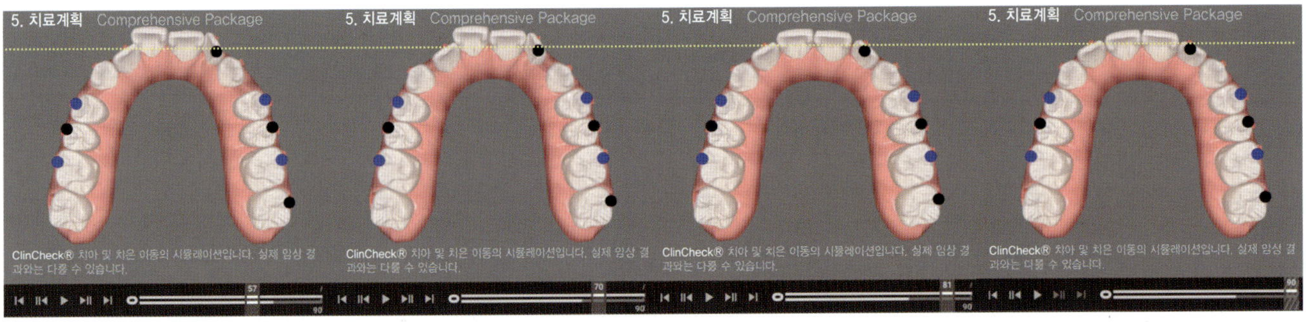

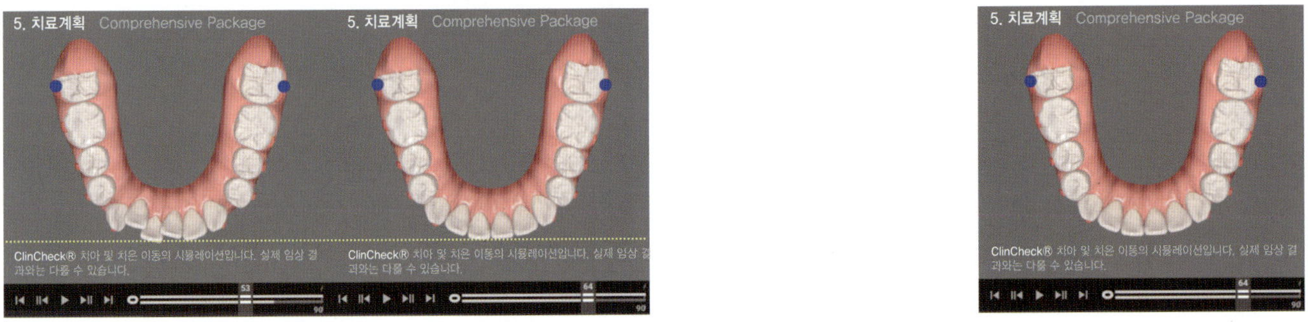

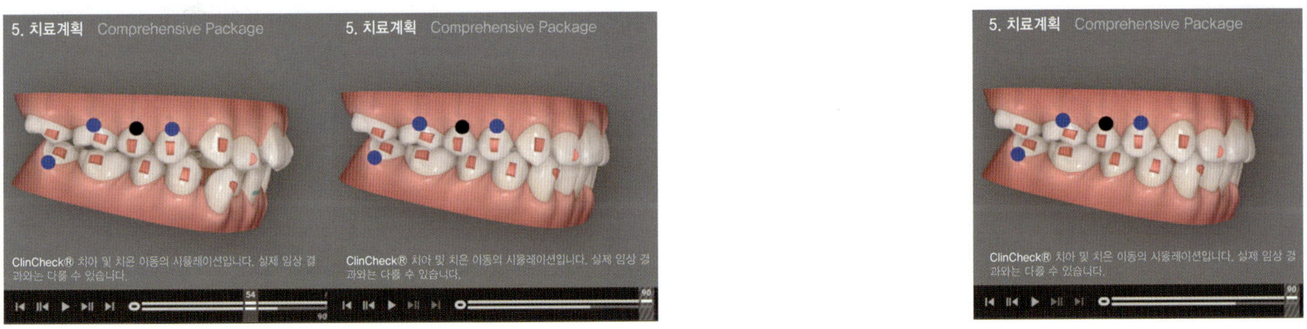

전치의 심미성 개선은 1년 이상 지나야 하므로 사전에 그리고 치료 중에 적당한 기회를 노려서, 전치부 총생의 개선은 최후라는 것과 대부분은 그것을 위한 준비라는 것을 설명하여 환자를 격려한다.

얼라이너 치료 성공의 30~40%가 compliance, 즉 착용 시간을 지키는 데 있으므로 예측 가능성을 높이기 위해서도, 의원의 평가를 높이기 위해서도 동기를 향상시키는 대책과 연구는 필수다. 본원에서는 내원 시 직원이 환자의 현 상태 및 얼라이너를 사용하는 어려움과 사용 시간을 지키고 있는지에 대해 듣는 것을 매우 중요한 전략으로 삼고 있다. 또한 이것은 기능 교정장치 모두에 공통되므로 의원 전체에서 기능교정장치와 얼라이너 교정장치를 동시에 하는 것으로 치과의 전 직원이 환자를 격려하는 루틴과 시스템을 만들고 있다.

치료기간을 짧게 하는 것도 당연히 중요하지만, 확실히 치아를 이동하고 싶을 때는 이러한 이동계획을 세우는 경우가 많다. 치료 시작으로부터 1년 9개월까지를 함께 보자(그림 9~12).

시작 전

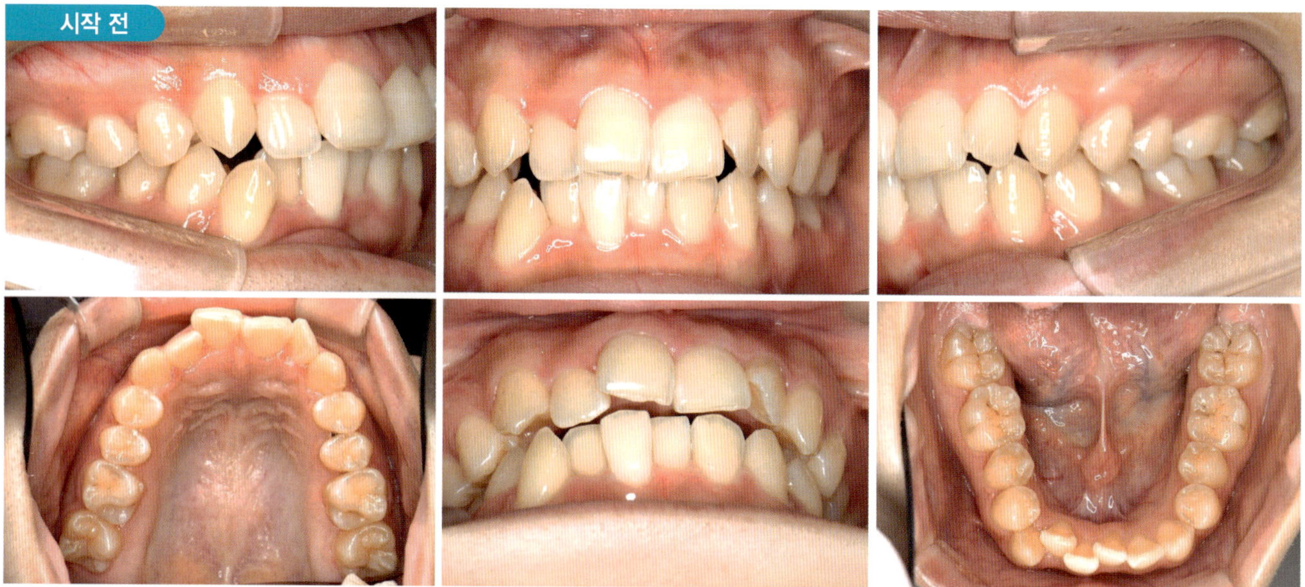

3개월 후

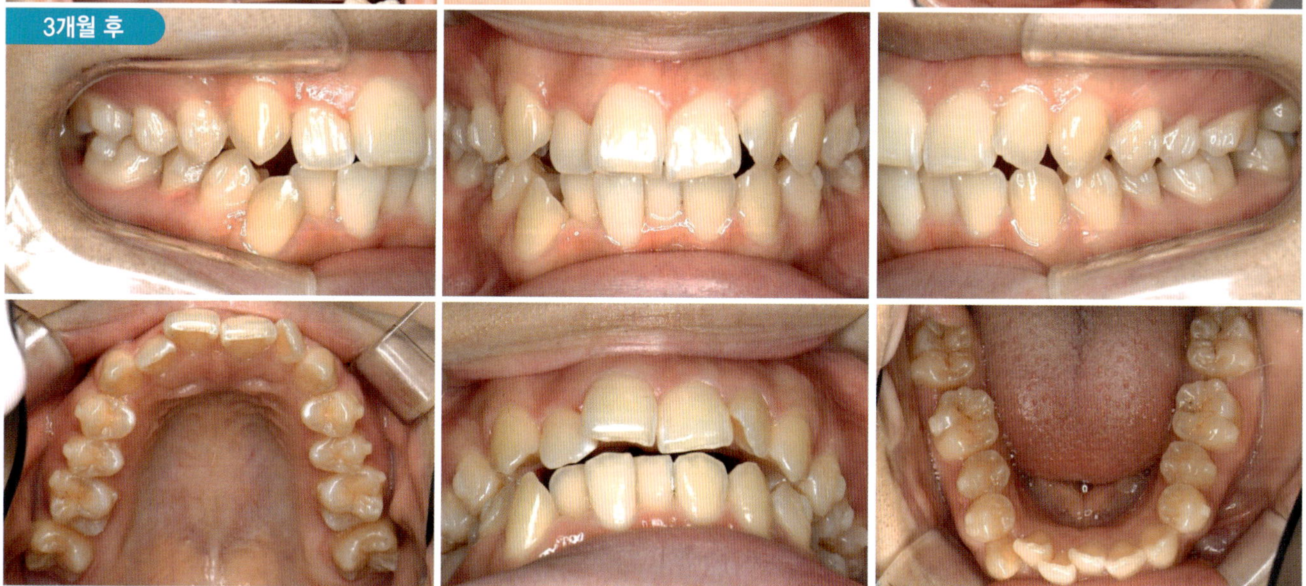

6개월 후

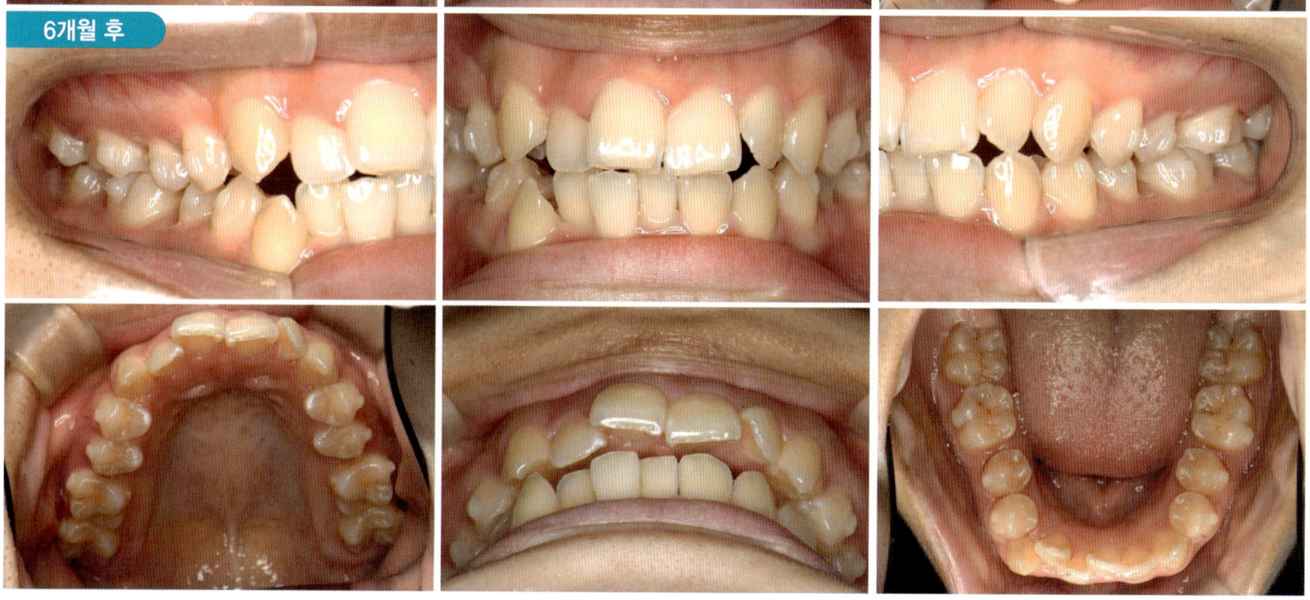

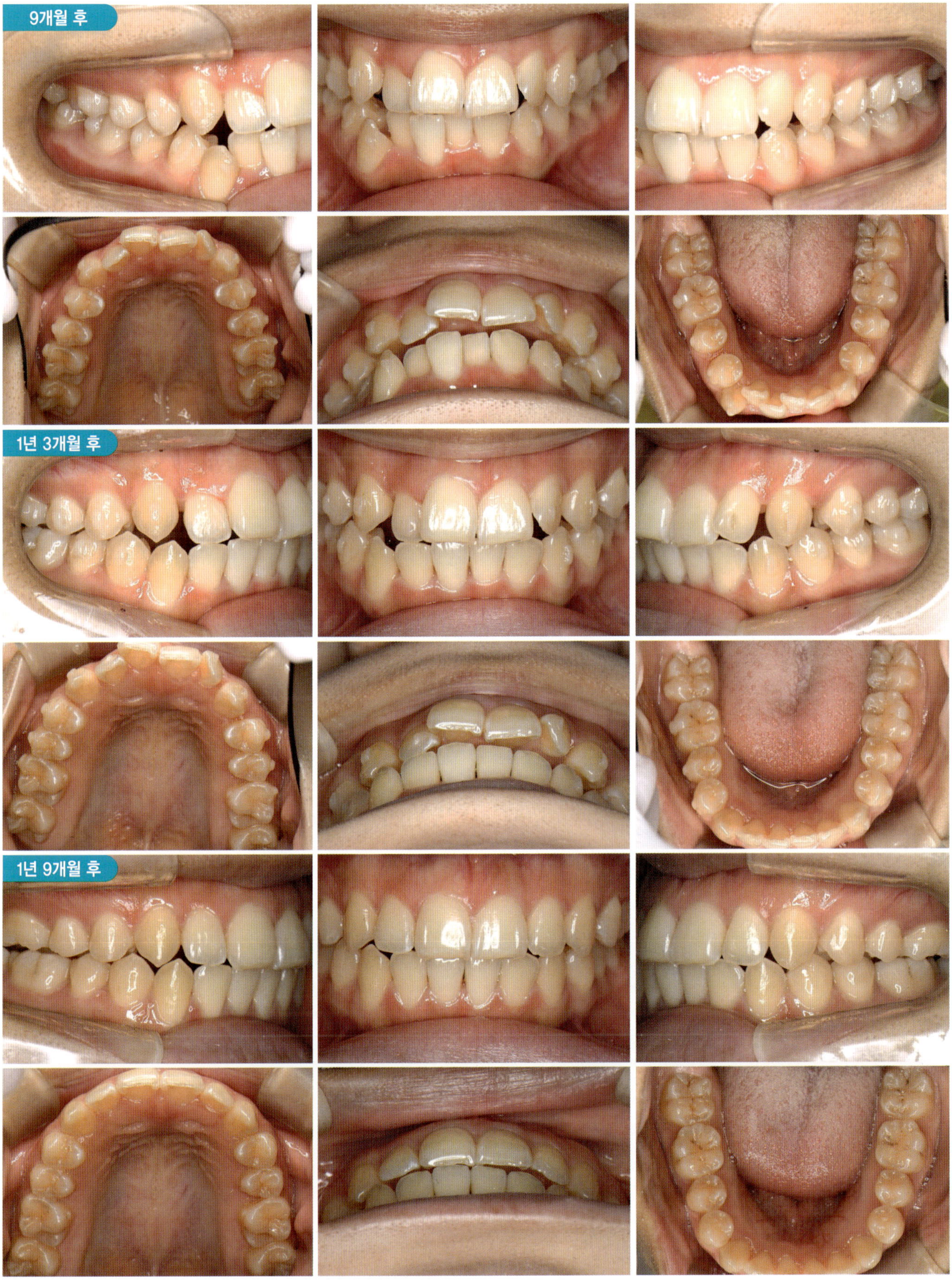

그림 9 치료경과. 한 치아씩 이동하는 것의 장점은 체크가 쉽다는 것이다.

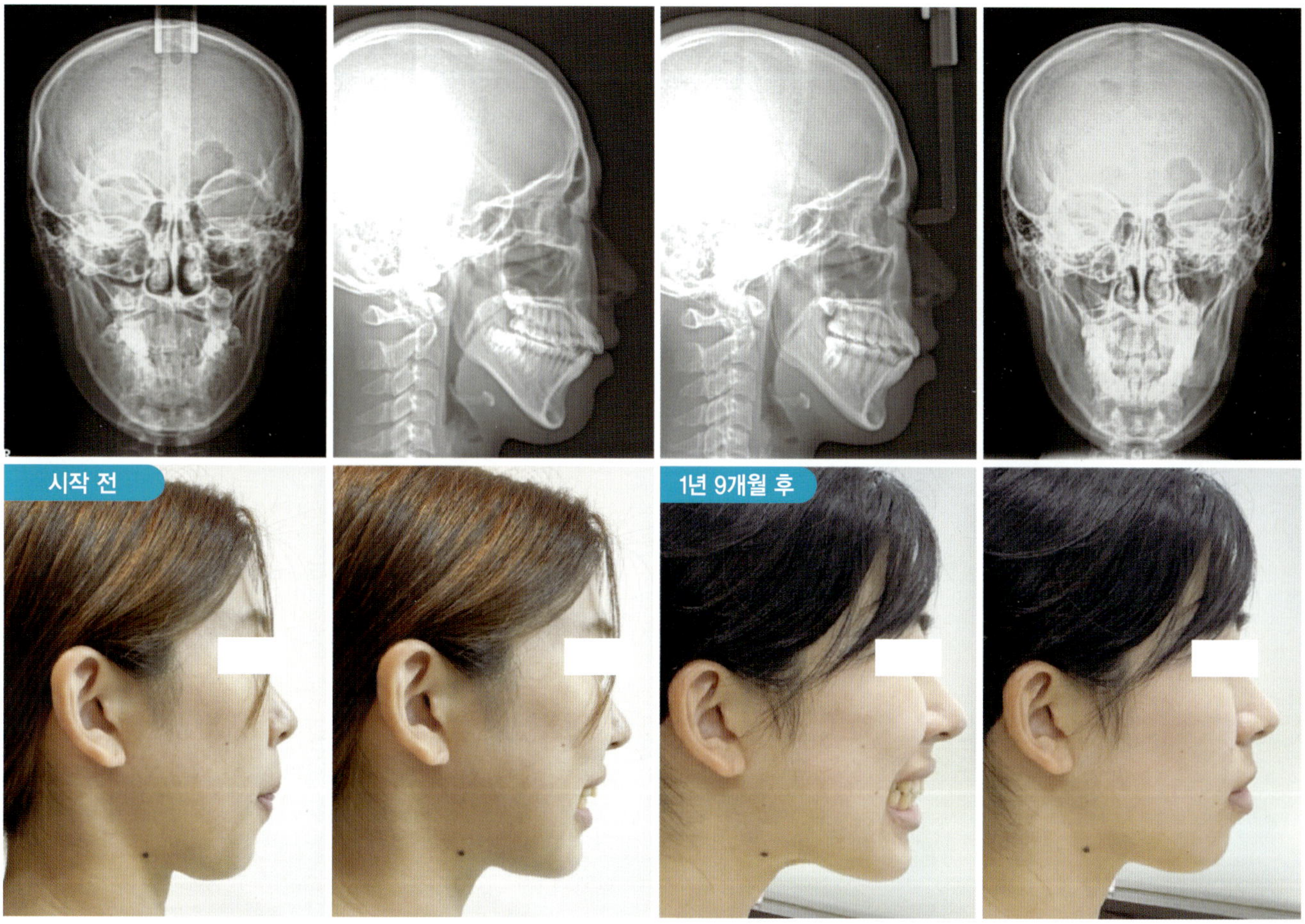

그림 10 두부 방사선사진과 그 중첩에서 비교해도 대구치의 원심이동은 잘 보이지 않는다. 측방 확대와 약간의 대구치 압하 및 약간의 하악 회전으로 안모는 예쁘게 개선되었다.

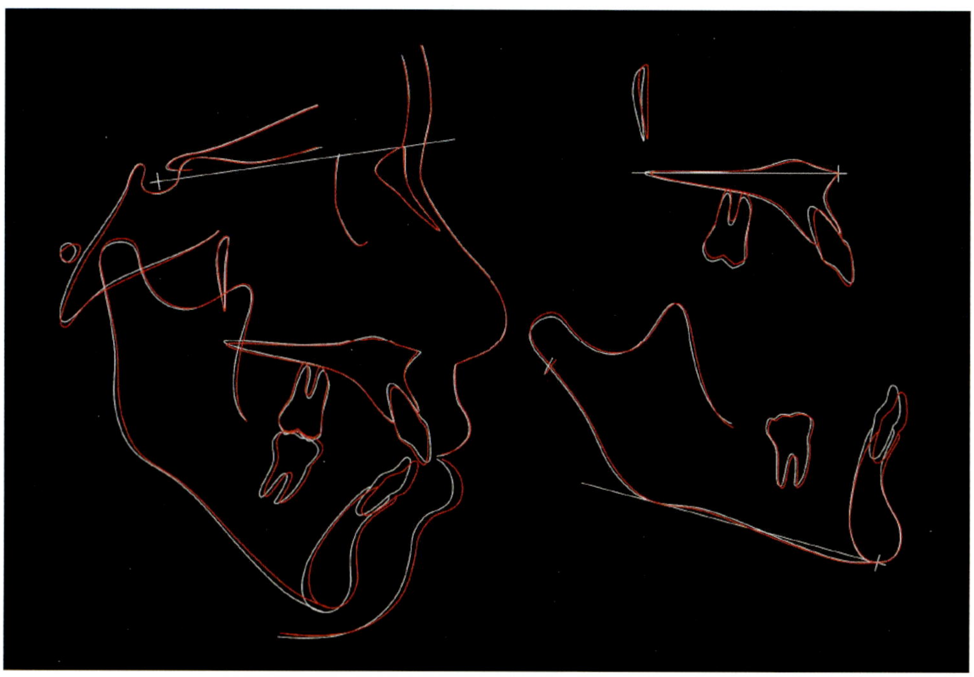

그림 11 두부 방사선사진 중첩. 최근에는 고액의 소프트웨어가 아니라도 온라인 소프트웨어로 중첩을 할 수 있다.

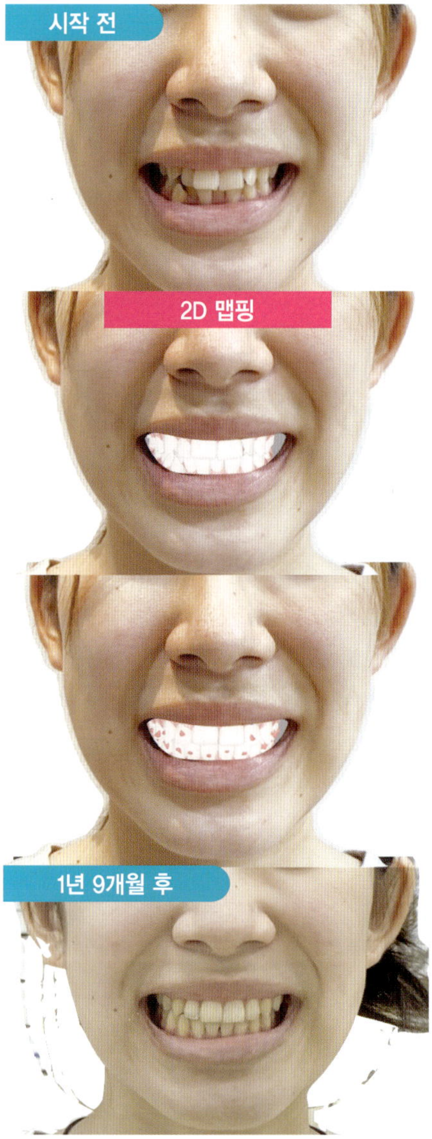

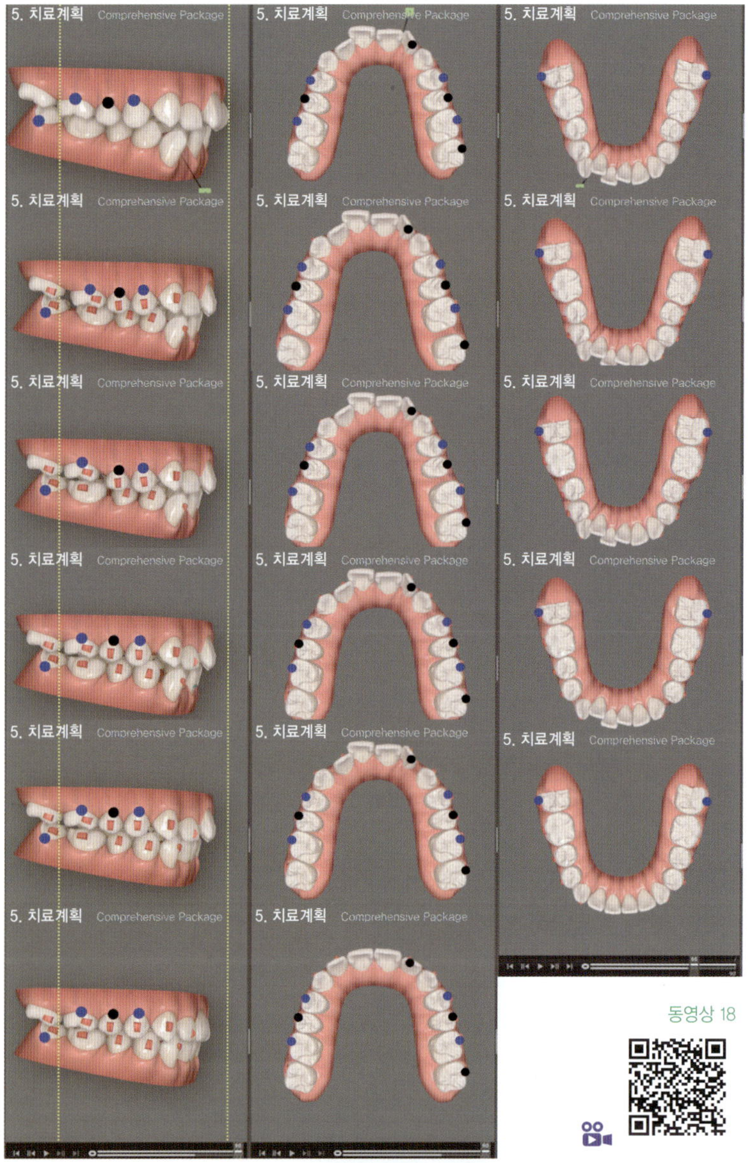

동영상 18

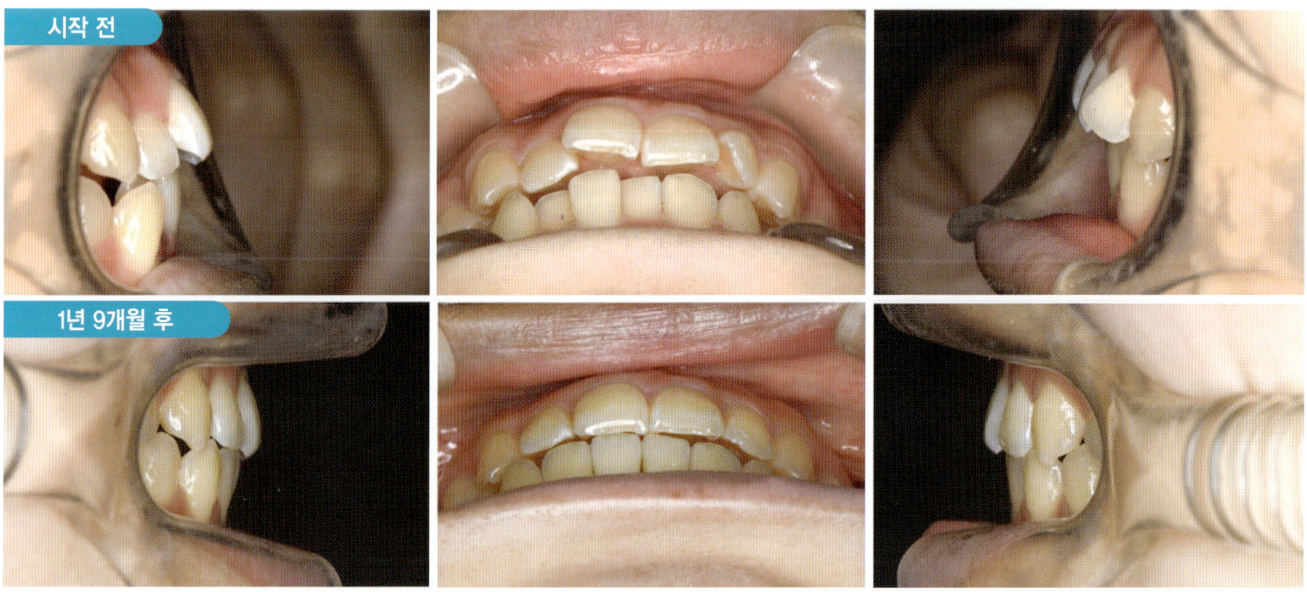

그림 12 치료 전, 치료 후의 전치를 옆쪽과 아래쪽에서 찍은 사진.

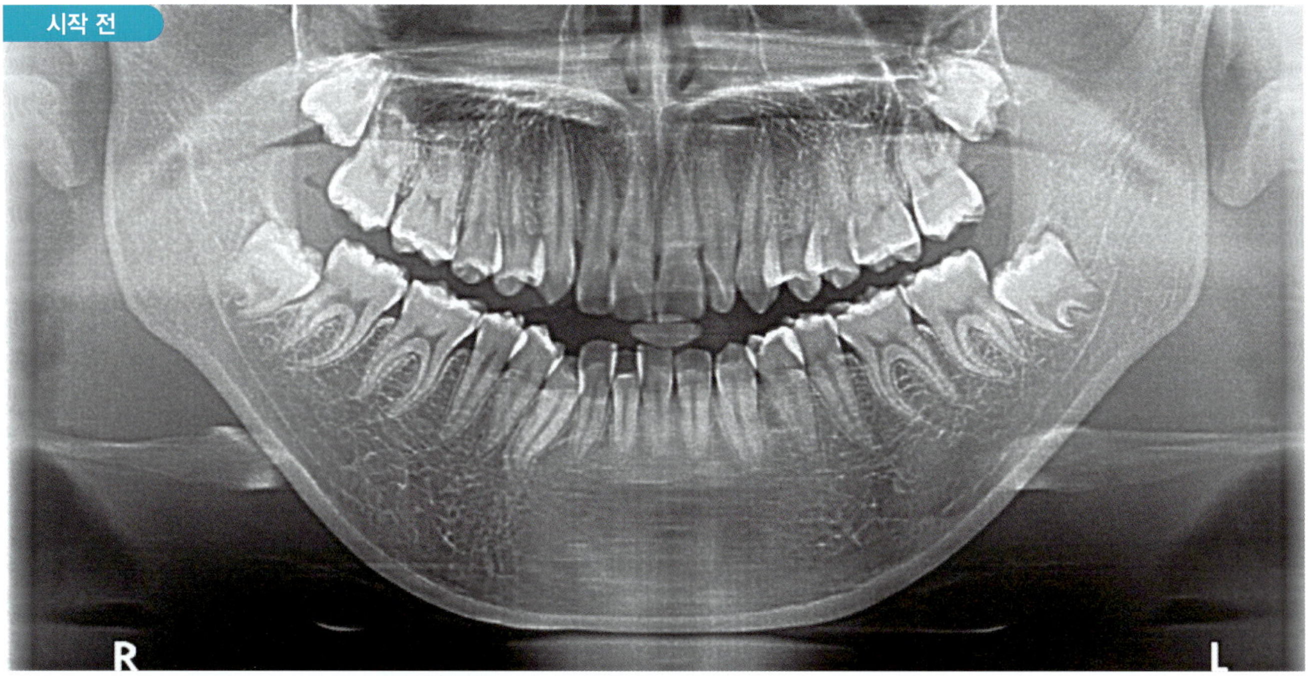

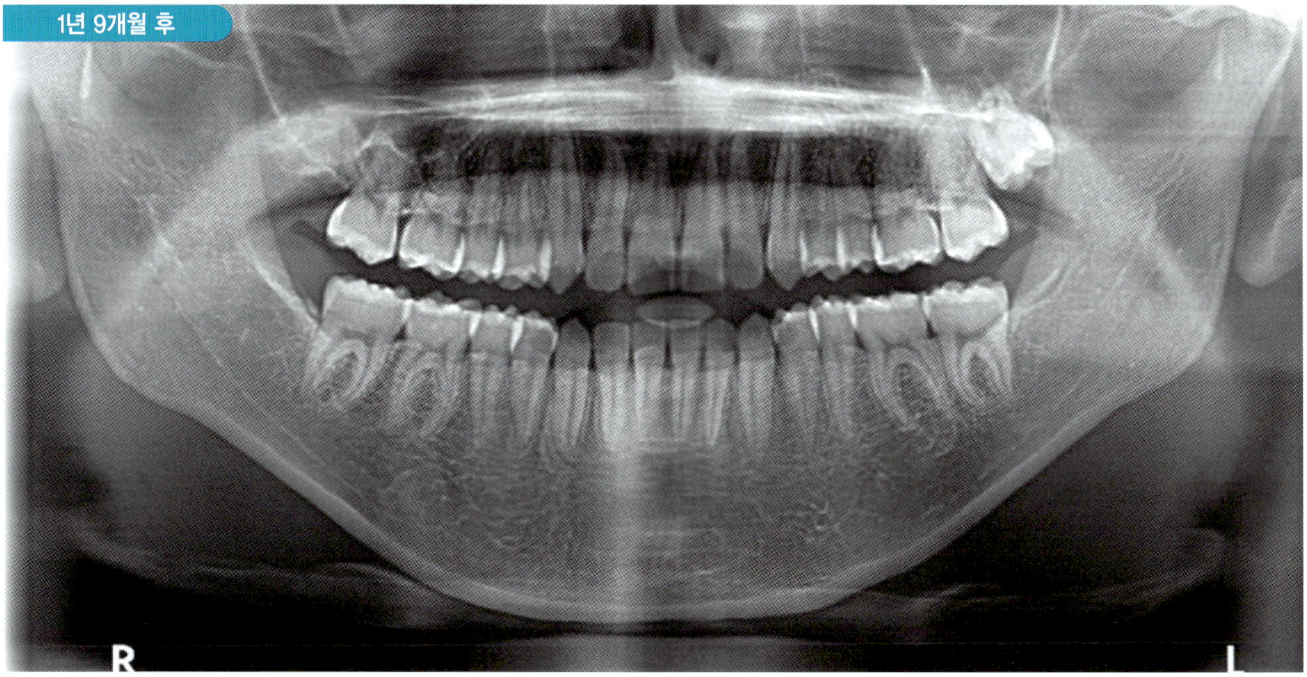

그림 13 파노라마 사진도 정상에 가깝다.
회전이라고 해도 외과 처치를 하는 것이 아니므로 작은 각도지만 그럼에도 불구하고 파노라마 상에 그 변화가 비교적 잘 나타난다.

파노라마가 교합평면의 변화를 잘 반영한다. 가파른 교합평면이 대구치의 압하로 평탄화되어 그에 따르는 하악의 반시계방향 회전으로 하악 하연 평면도 평탄에 가까워져 있다. 얼라이너는 이러한 치료에 특히 효과적이라는 것을 알 수 있다. 반드시 여러분도 활용해 보기 바란다.

시작 전

1년 9개월 후

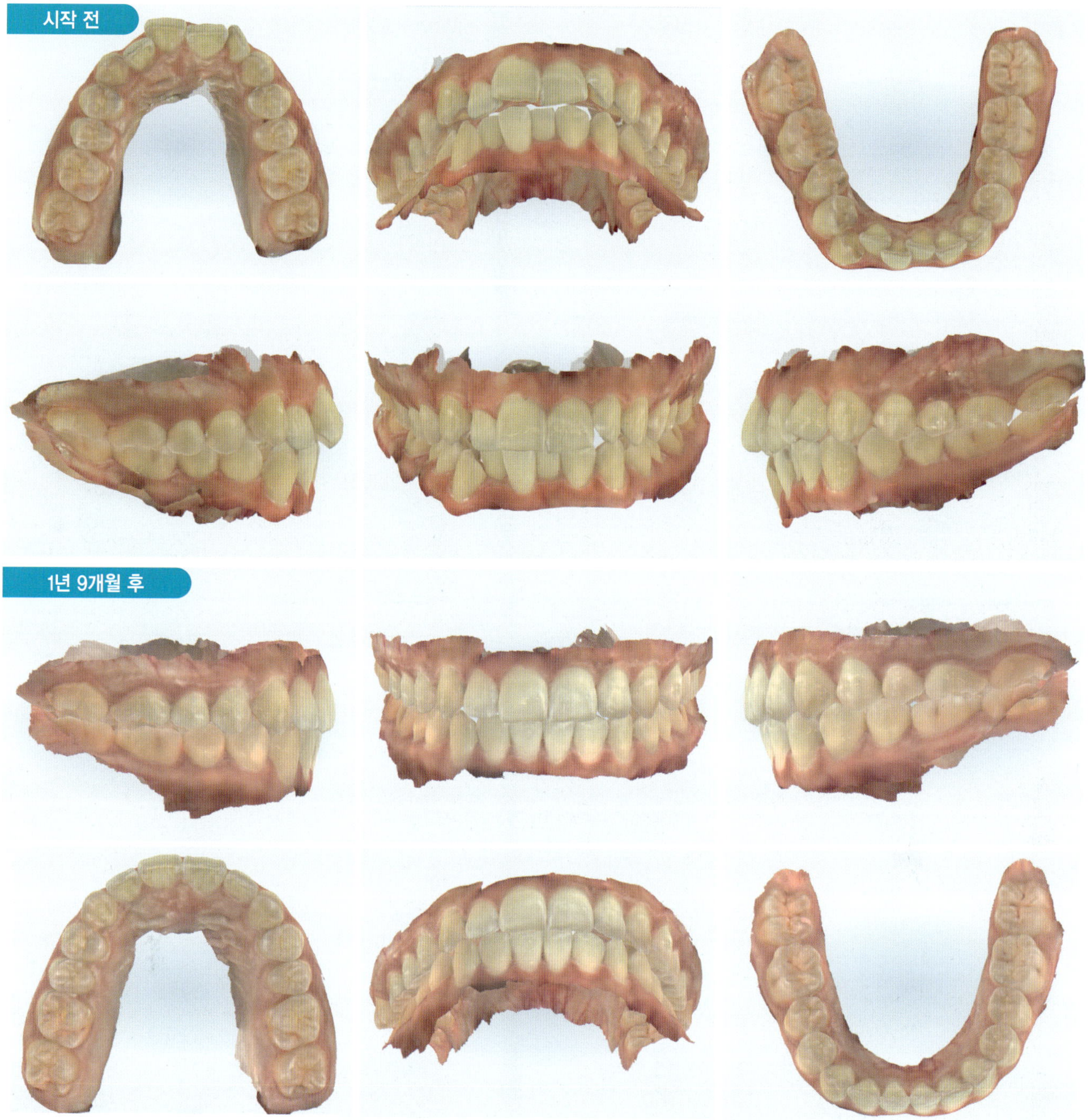

그림 14 치료 전과 치료 후 비교.

Case 8 정리

- 소구치 비발치에서는 입술의 돌출감이 수반되는 일이 많으므로 치료 시작 전에 그것에 대하여 전달해둔다.
- 이 증례에서는 확실히 이동시키기 위해 한 치아 단위로 이동시켰다.
- 한 치아 단위로 제2대구치부터 반대쪽 동명치를 블록 단위로 하여 순차 원심이동해 나간다.
- 이번에는 1회의 ClinCheck로 종료. 희망하면 똑같은 내용을 다시 한번 반복한다.

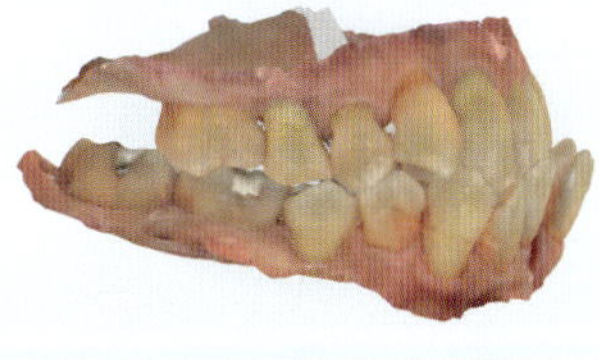

Case 9 반대교합 — 치주질환을 동반한 환자의 교정치료

#반대교합 #교차교합 #안면비대칭 #상·하악정중선편위 #하악편위

내원 목적

교정치료도 포함하여 전체적으로 치료받고 싶다.
66세 여성

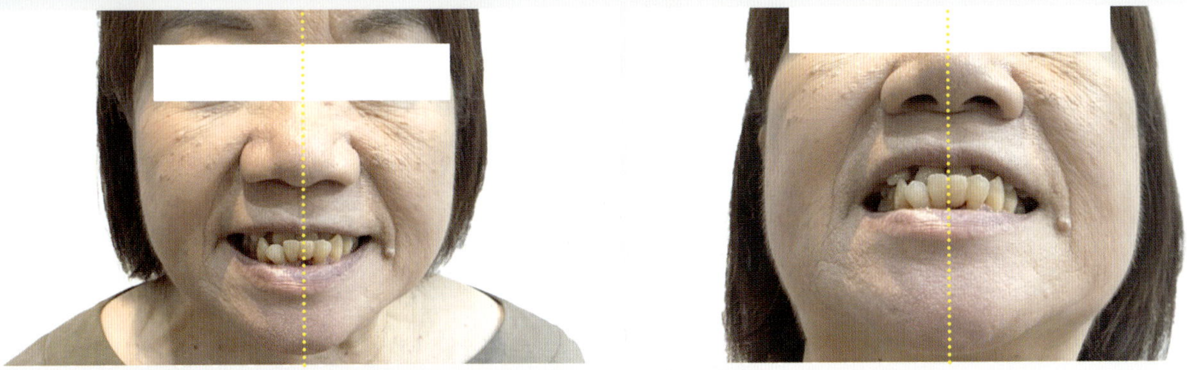

그림 1 안모 및 아래에서 찍은 사진. 상악 전치가 거의 보이지 않는다.

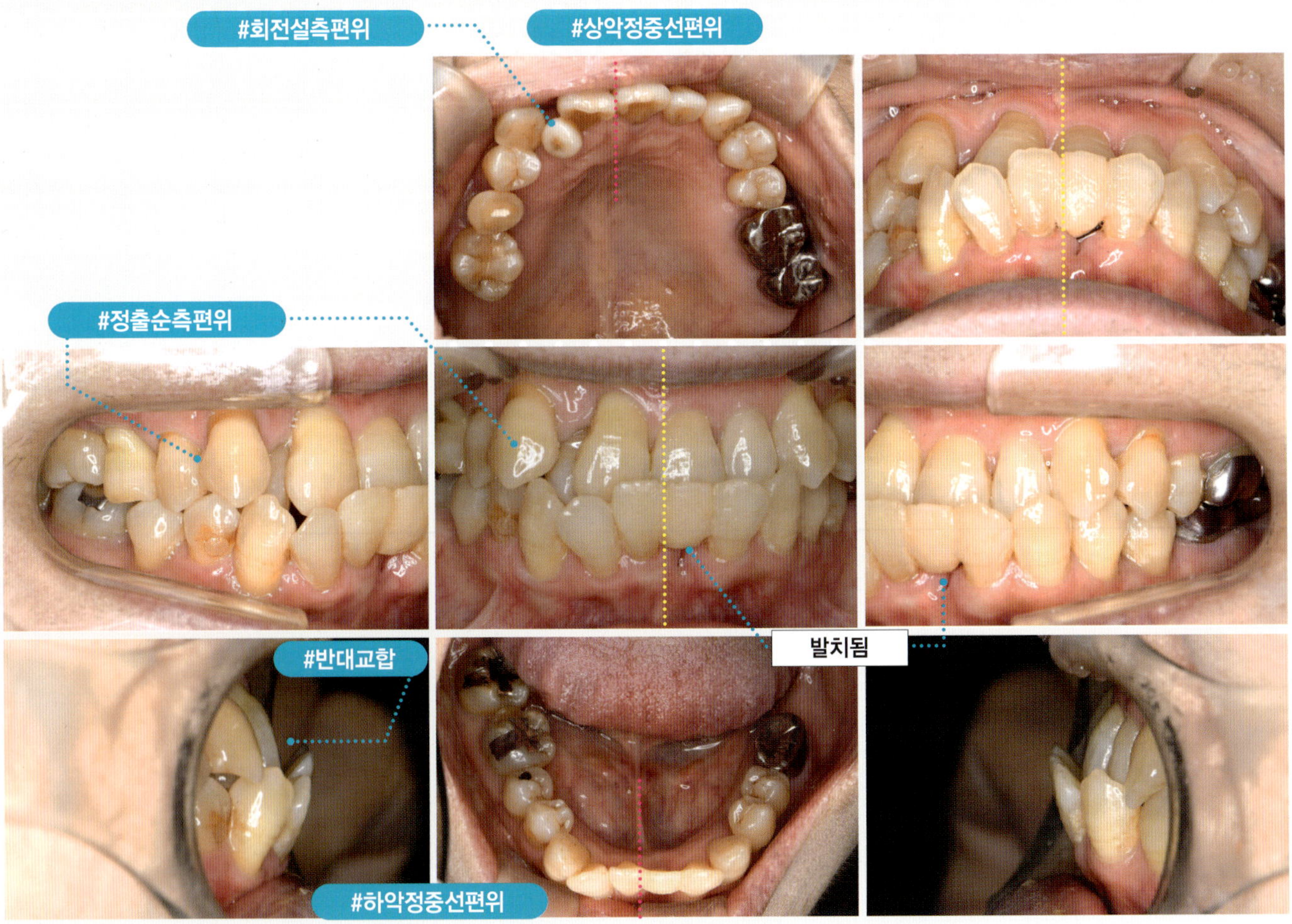

그림 2 사진은 기본 치주치료 종료 시의 모습이다. 기본 치료가 완료 후에 교정치료를 시작한다고 설명했다.

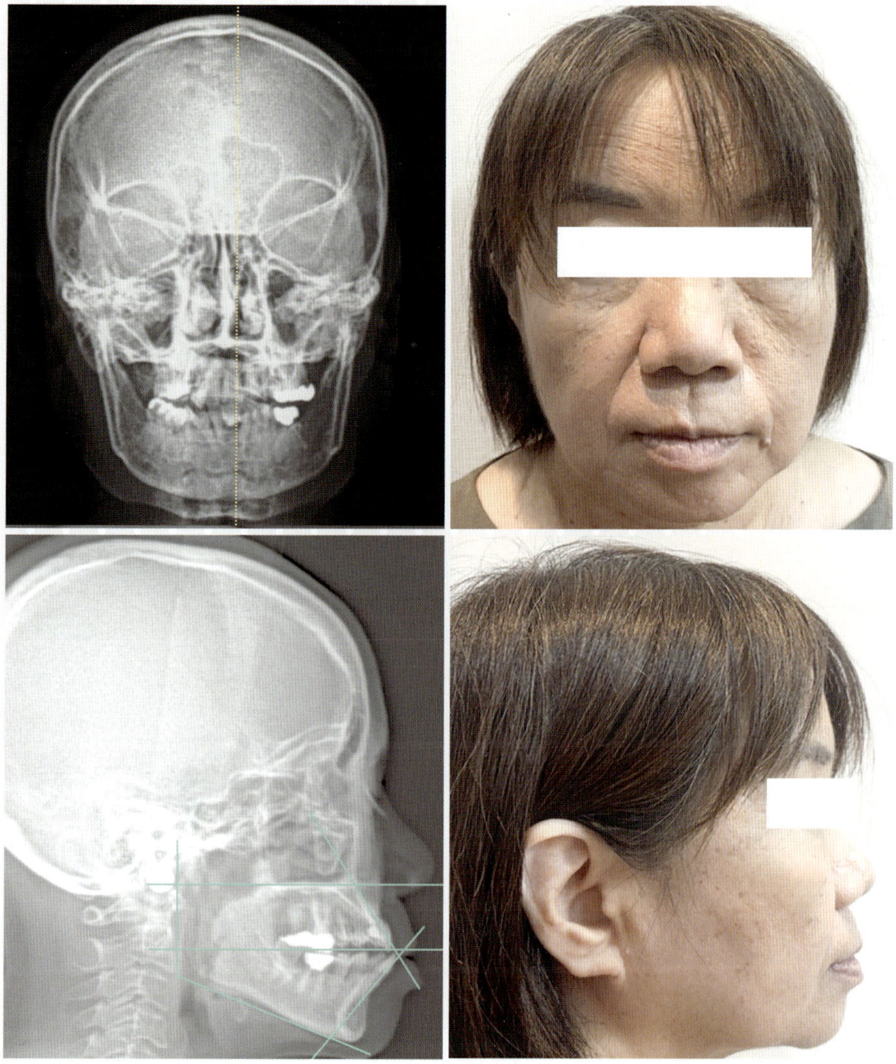

Profile 진단

Straight–Concave Profile
Short–Normal Face
Mesio–Brachy Facial
Normal Face
Skeletal Class I
Normal–Deep bite

그림 3 두부 방사선사진 및 안모 사진(정면·측면).
반대교합의 특징적인 뚜렷한 concave face는 아니다.

전치는 반대교합이지만, 골격적으로 하악골이 뚜렷하게 크지는 않다. 젊을 때부터 반대교합이었다고 하였는데, 하악 전치가 치주질환에 의해 flare–out 되어 반대교합되고 있는 것으로도 보인다. Short face, brachy, low angle 경향을 보인다(그림 1~3).

그림 4에서도 알 수 있듯이 LL1은 중증 치주질환에 이환되어 있는데, 보존 불가능하지는 않지만, 전략적으로 발치하고 그 공간을 이용하여 하악 전치의 flare–out 및 반대교합을 개선하는 치료계획을 설명했다.

초진 시 내원 목적은 치주병 치료와 교정치료였지만, 치주조직이 안정되지 않으면 교정치료가 헛수고가 된다는 것을 설명하자 기본 치주치료(basic therapy) 종료 후에 교정을 시작하는 것에 동의해주었다.

초진 시 10장의 치근단 방사선사진

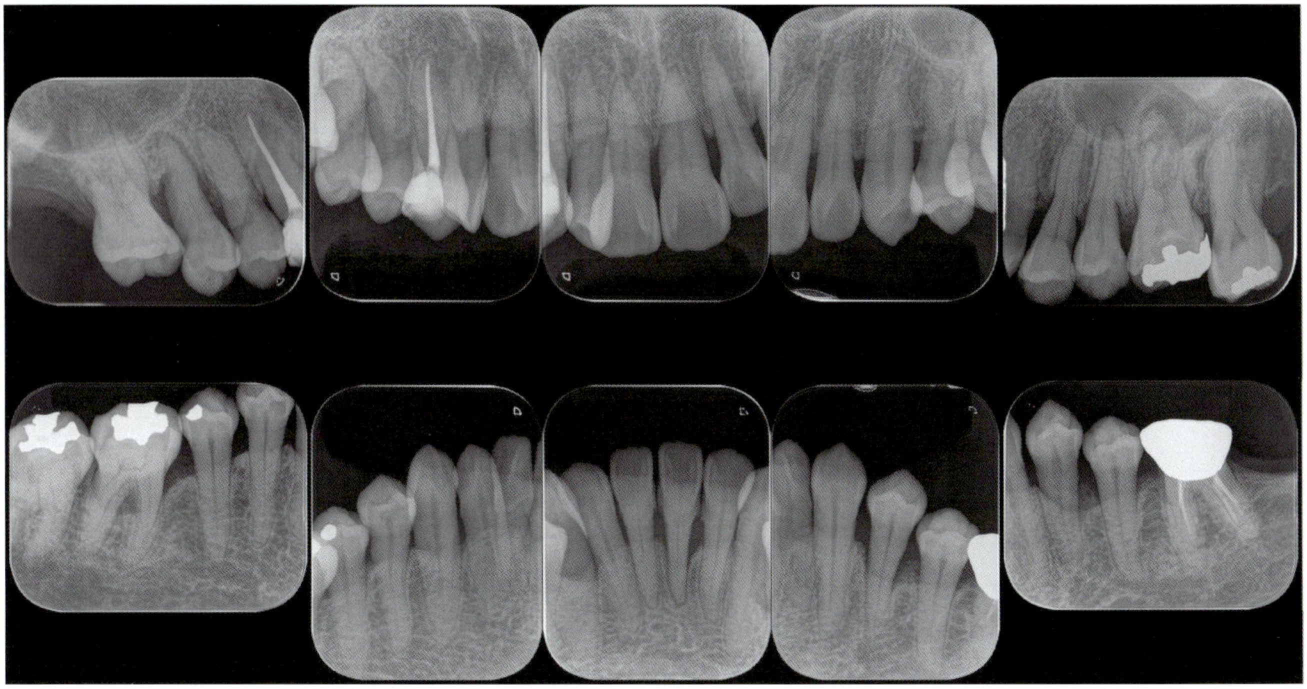

그림 4 중증도~일부 심각한 치주질환이 있는 환자였다. 기본 치주치료를 위해 통원하여 구강 위생 상황을 개선할 수 있으면 교정이 가능하다는 것을 설명했다. 하악 전치의 설측경사가 가능한 공간이 생기면 수평피개를 개선할 수 있다고 생각되었다. 앞 페이지의 구강 내 사진은 기본 치료종료 후다.
얼라이너는 가철식이므로 구강 위생 관리라는 의미에서도 치주질환이 있는 증례에 사용하기 용이하다.

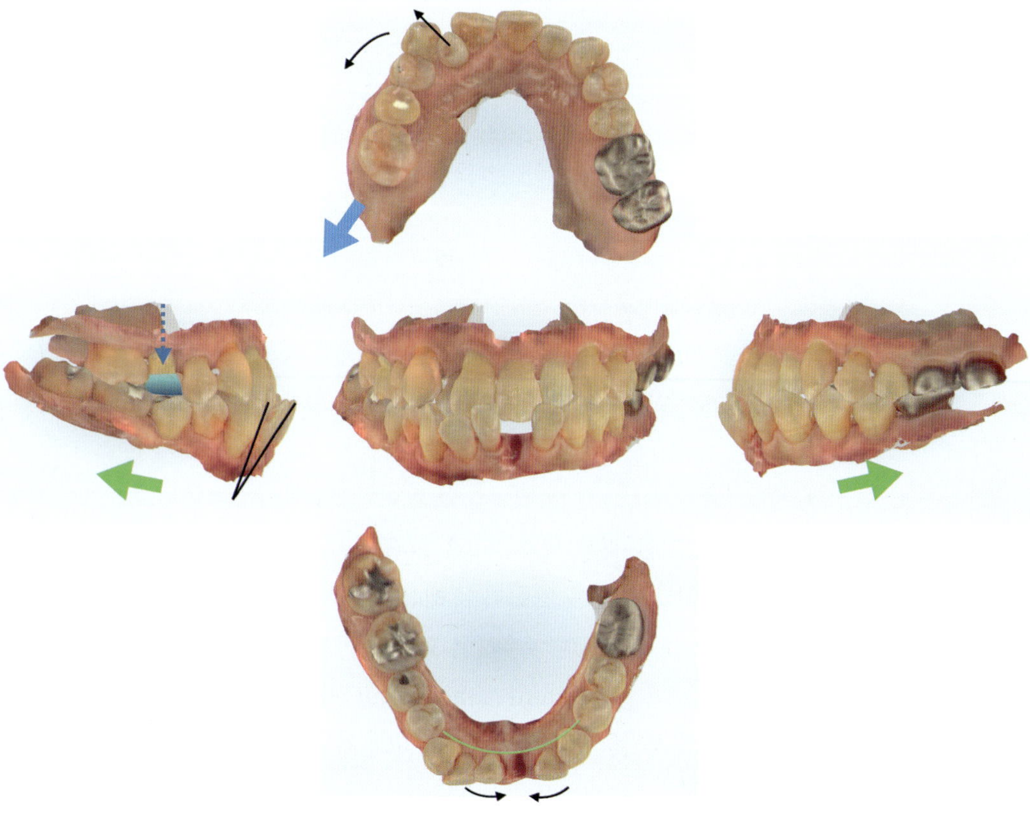

그림 5 IOS 데이터로 치아 이동계획을 이미지화한다.

기본 치료 종료 시의 파노라마 방사선사진

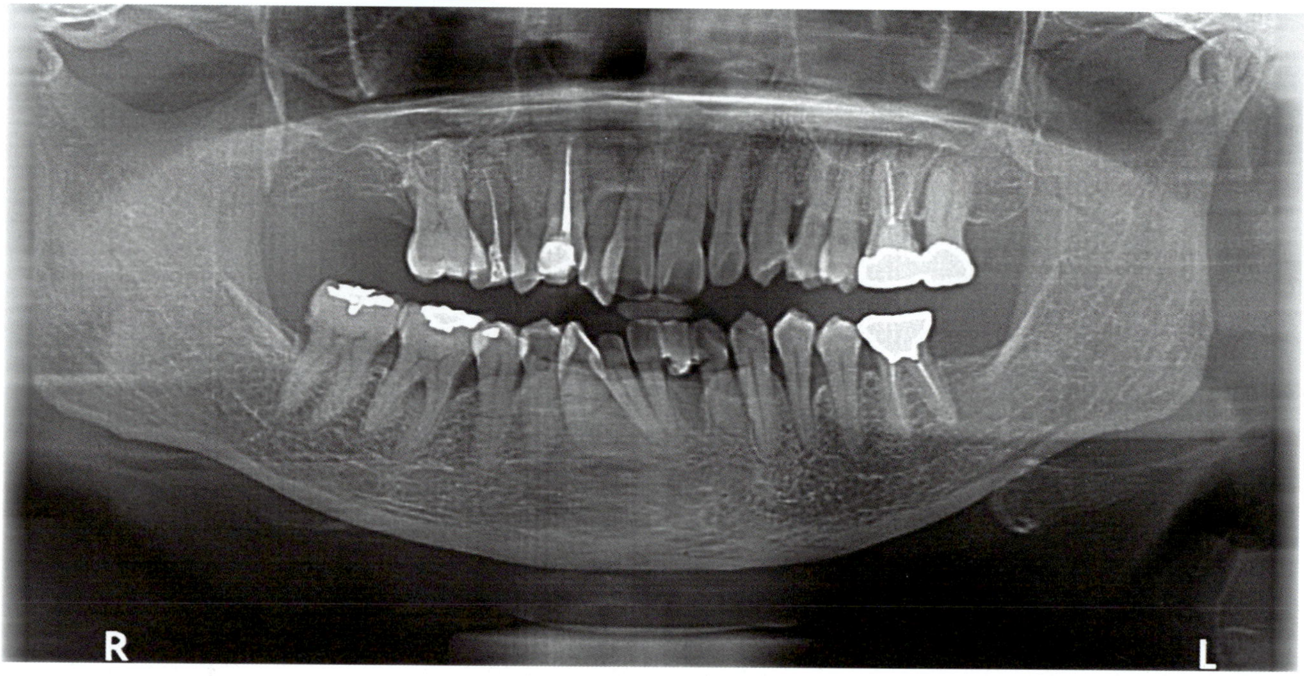

그림 6 파노라마로부터 low angle, brachy 타입으로 교합력이 강했던 것을 예상할 수 있다. 교합고경이 낮아 short face 경향인 것도 엿볼 수 있다.

[이동계획]

1. 하악 전치 중 치주상태가 중증인 LL1을 발치
2. 상악 우측 대구치에 관해서는 UR5는 교정 중에 자연 정출에 의한 치주낭 개선
3. 상악 좌측 대구치는 UL6을 치주치료
4. UL7은 압하하지 않고 치관 삭제와 모양을 다시 만들기 위해 통해 UL6과 UL7을 연결한 크라운을 제작하여 교합평면의 기준점으로 삼고, 동시에 교정치료 시의 앵커로 사용 (그림 5, 그림 6).

UR2는 발치하지 않고 배열한다. 본 증례에서는 정중선을 포함하기 때문에 가능한 한 치아 수를 줄이지 않는 것을 중시했다.

LL4도 발수(pulpectomy)하여 정출시키고 싶었지만 치료 중 저작할 수 있는 곳이 왼쪽이었으므로 전치와 우측 구치부가 어느 정도 씹을 수 있는 상태가 되고 나서 치료 개입하기로 하였다.

IOS 스캔 데이터는 치주조직을 360° 보여주므로 perio 증례를 구강 내 스캐너로 진단하는 것도 유용하다는 것을 알았던 증례다.

Follow up으로 스캔하는 것은 교합의 변화를 구강 내 사진과 스터디 모델을 겸하고 있는 것처럼 사용할 수 있어 chair time도 적고 사용이 매우 편리하다. 화면상에서 설측후방 등 어느 각도에서 보아도 좋다(그림 7, 8). IOS가 치주질환 치료(진단)의 옵션이 될 수 있는 것은 예상하지 않았다.

치아 이동계획

1st ClinCheck

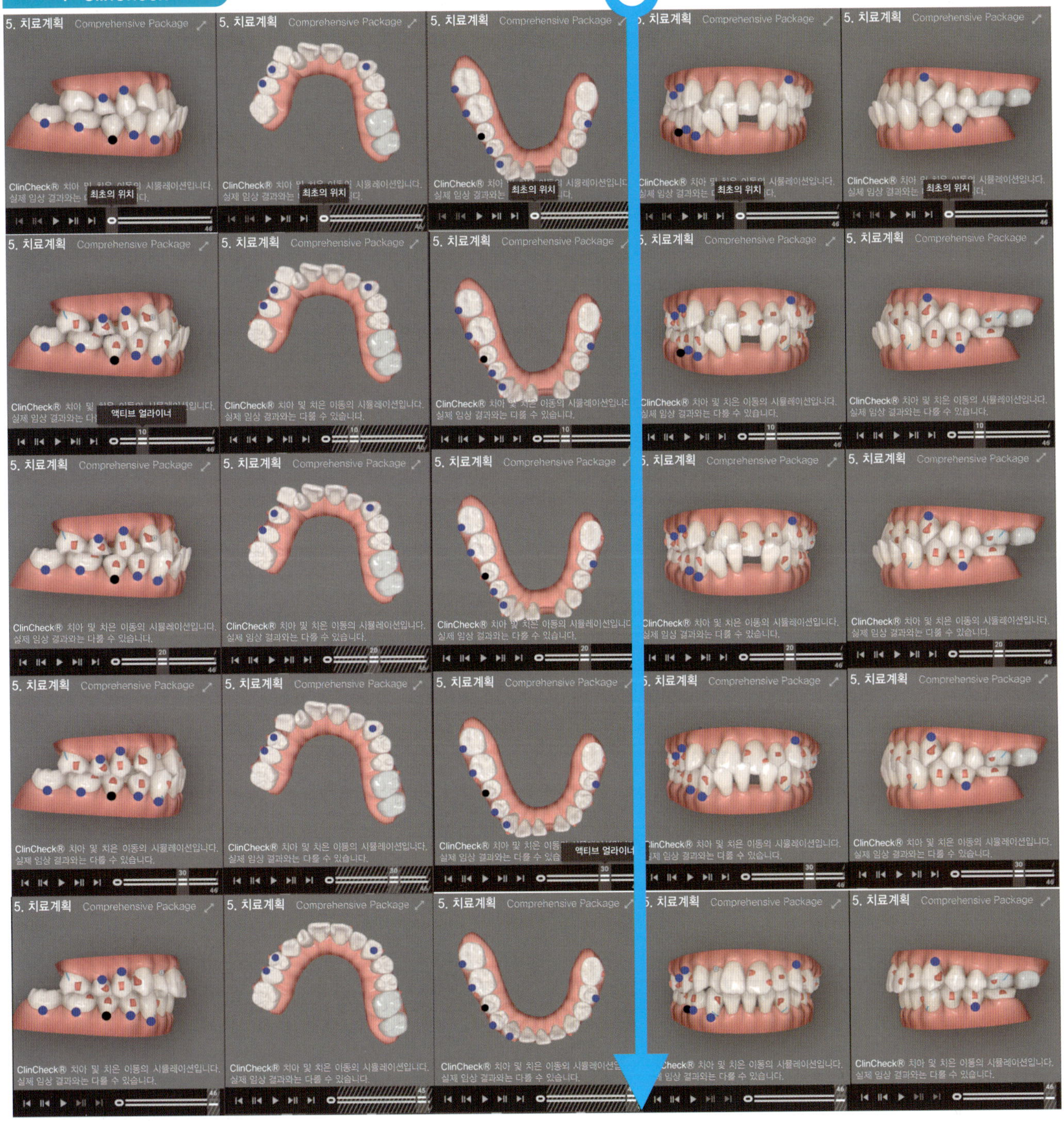

그림 7 1st ClinCheck.
- 상·하악 전치의 반대교합을 해소한다.
- 상악은 과도한 확장에 주의하면서 악궁 확장을 한다.
- 하악은 악궁을 줄이면서 공간을 폐쇄한다.
- 3급 고무줄을 사용하여 가능한 한 하악을 후방으로 유도한다.
- 상악 우측 대구치의 이동은 다른 치아들이 anchor loss 되지 않도록 신중하게 실시했다.
- UR5는 얼라이너 안에서 자연스럽게 맹출되도록 유도하였다.
- UR2의 회전은 잘 맞지 않게 될 수 있어서 하지 않았다. 수복만 진행하였고, 보철은 환자가 원하지 않았다.

동영상 19

2nd ClinCheck

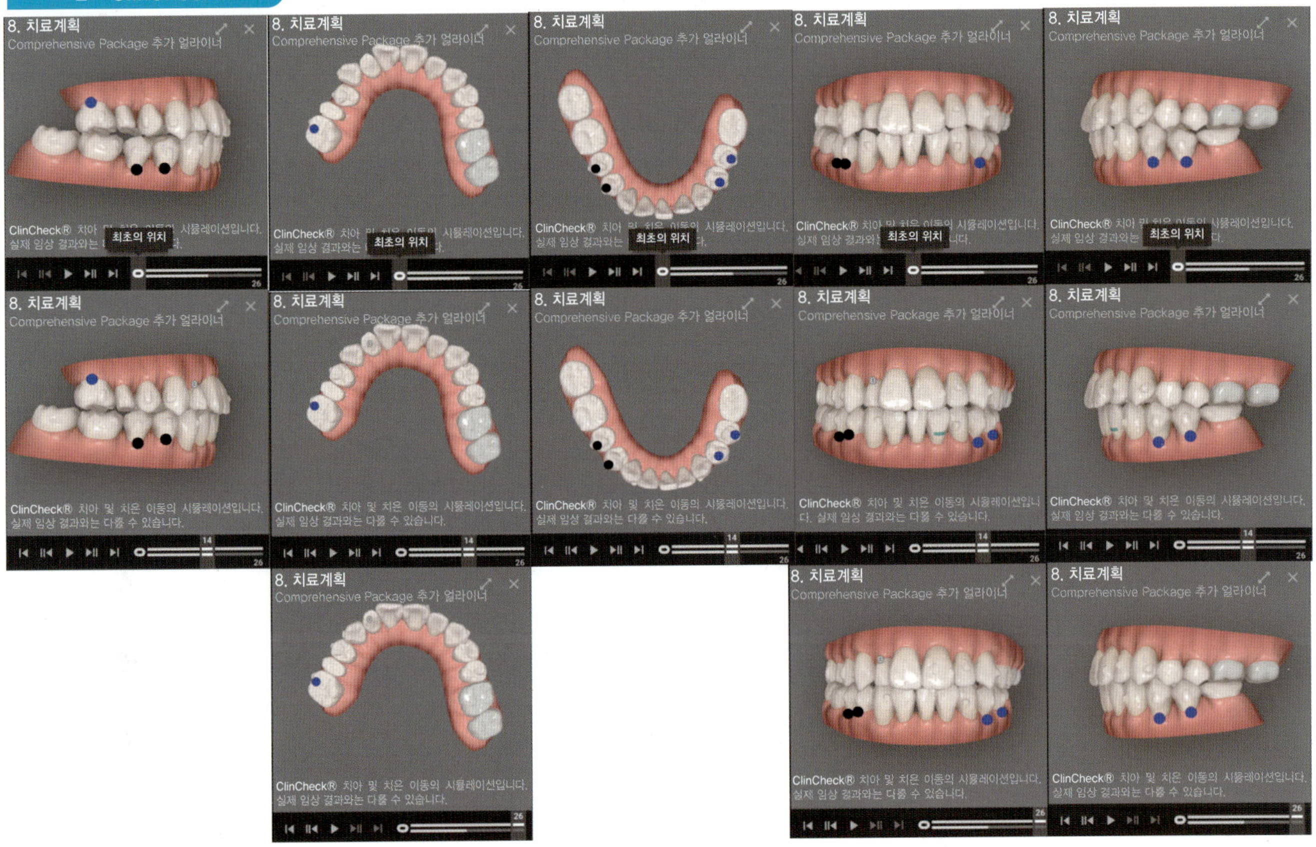

그림 8 2nd ClinCheck.
전치부의 피개는 개선되었으므로 마무리, 디테일링만 하면 된다.

동영상 20

실제 치료경과를 살펴보자(그림 9~12). 상악 좌측 대구치는 anchor로 사용하기 위해 스플린트 크라운을 교정치료 전에 제작하고, 정중선은 적극적으로 개선하지 않고 IPR로 가능한 범위로 했다.

또한 상악 전치는 약간이지만 flare-out하는 치료계획으로 하였다.

3급 고무줄을 사용하여 가능한 한 하악위를 후방으로 유도했다.

상악 우측 대구치의 이동은 다른 치아가 anchor loss되지 않도록 신중하게 실시했다.

UR5는 얼라이너 안에서 자연스럽게 맹출되도록 유도하였다.

UR2의 회전은 잘 맞지 않게 될 수 있어, 하지 않았다. 수복만 진행하였고, 보철은 환자가 원하지 않았다.

LL4는 치주외과 수술을 예정하고 있었지만, 현재는 정기 검진만 하면서 보류 중이다.

시작 전

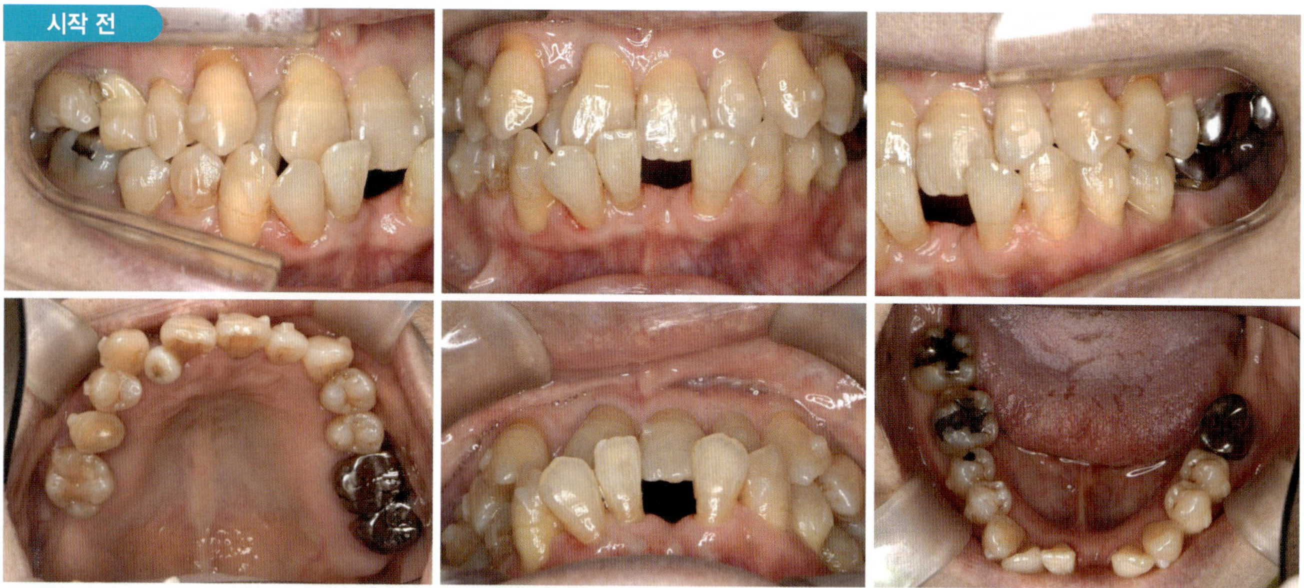

3개월 후

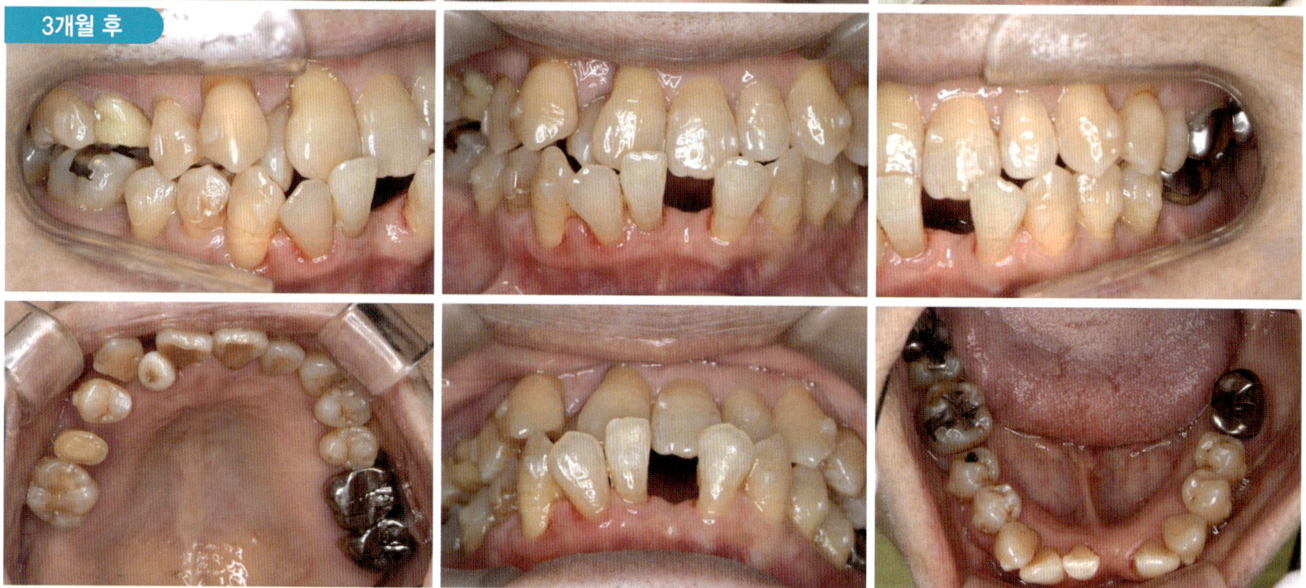

6개월 후

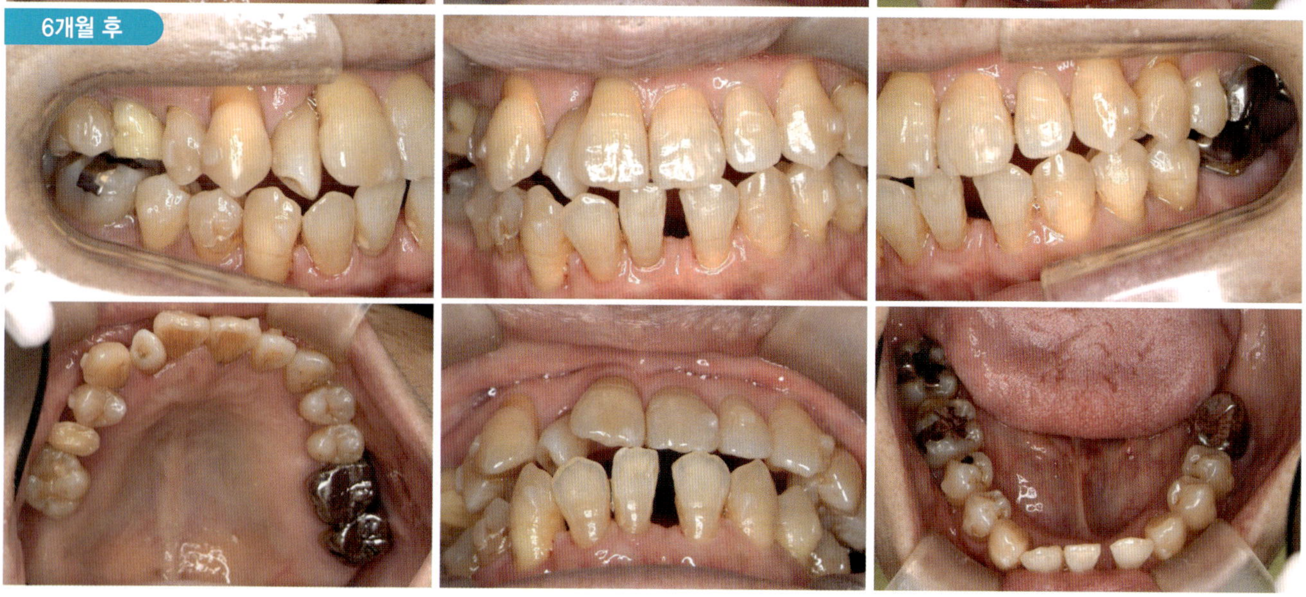

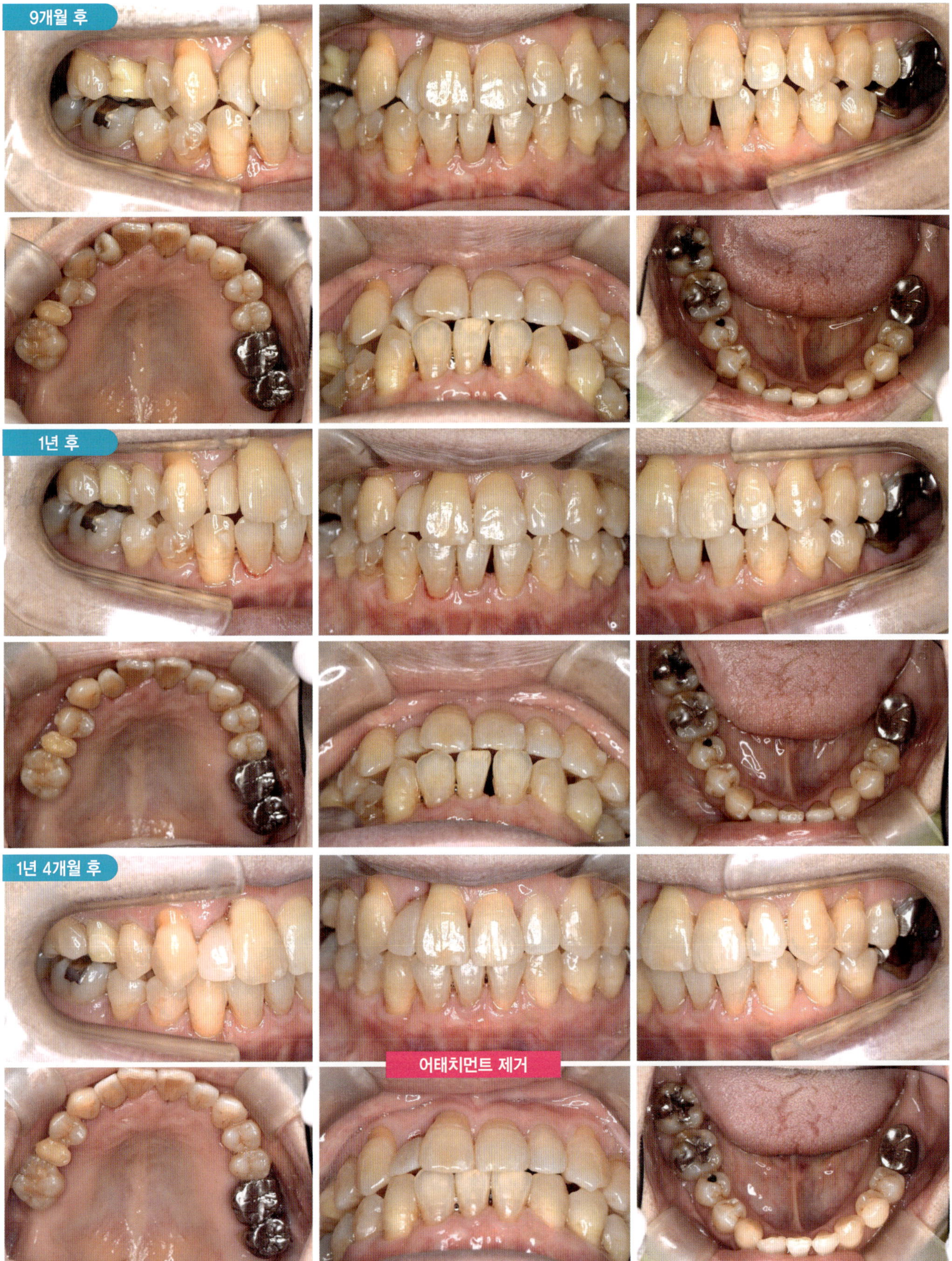

그림 9 치료경과. 얼라이너는 공간 폐쇄에 효과적이다.

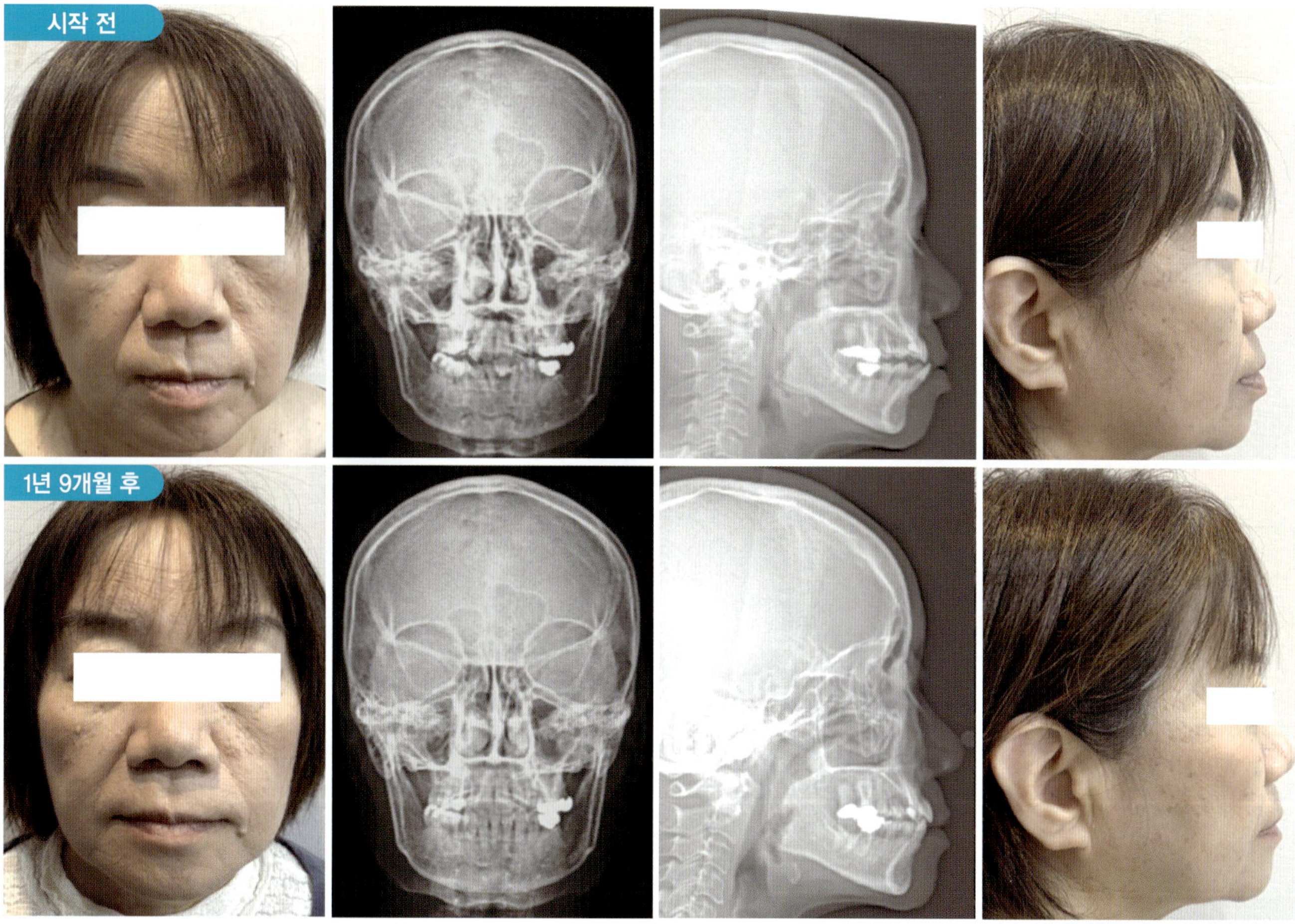

그림 10 치료 전, 치료 후의 안모 및 두부 방사선사진. 교합을 더 거상시킬 수 있었으면 더욱 좋았을 것이다.

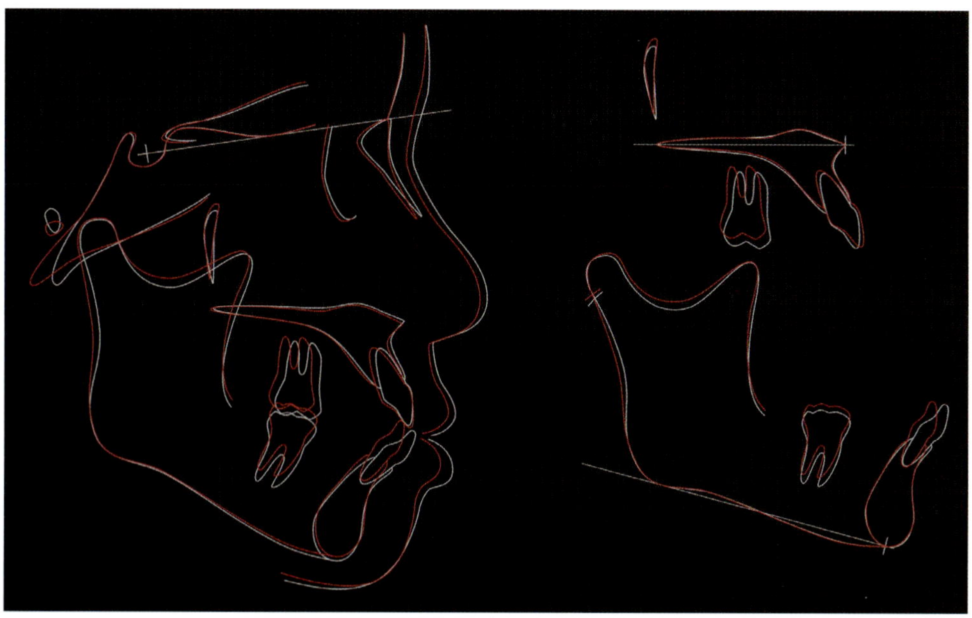

그림 11 치료 전, 치료 후의 두부 방사선사진 중첩.

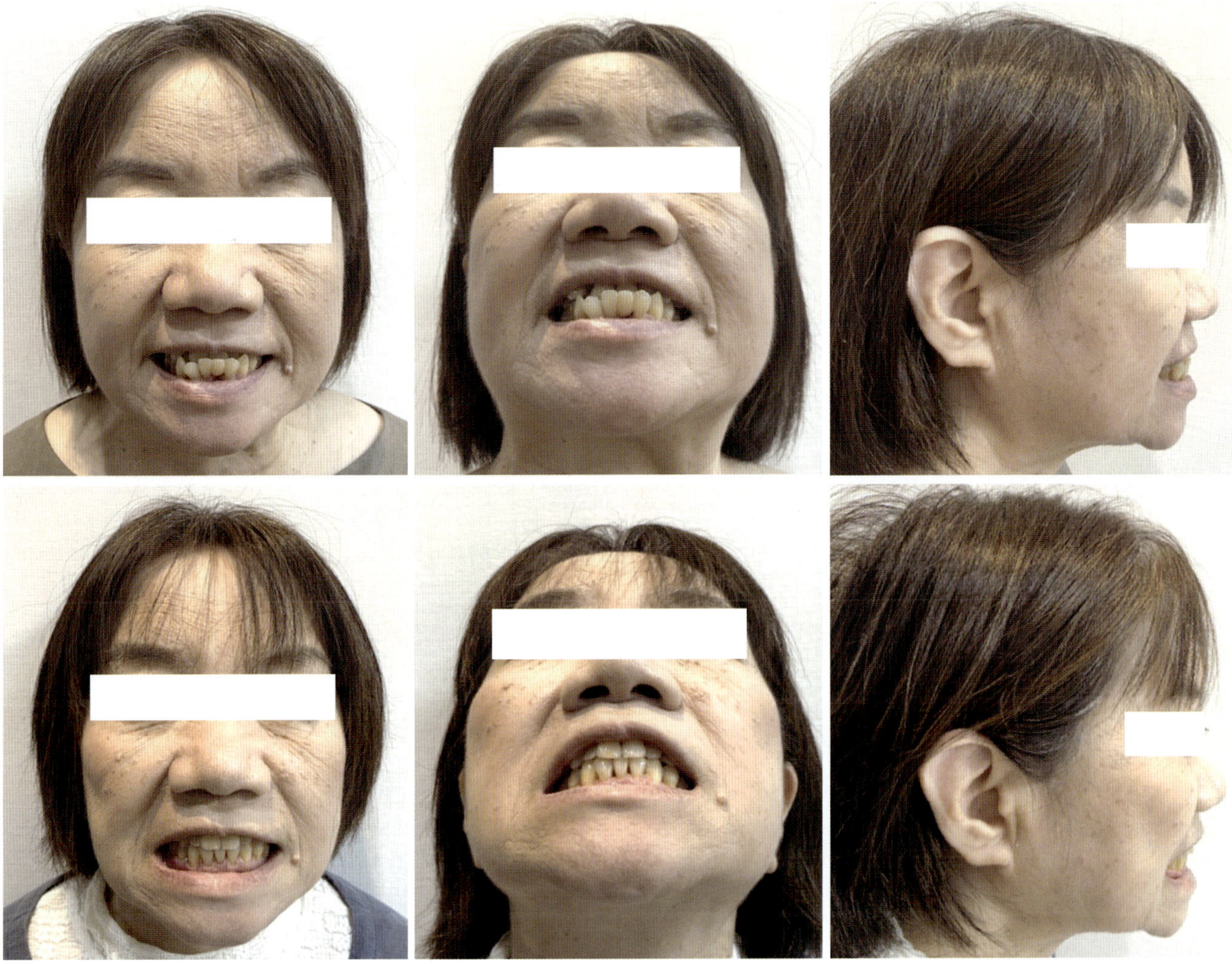

그림 12 얼라이너가 치주-교정치료에는 적합하다는 것을 실감했다. 주의할 점은 고정원 상실(anchorage loss)이다. 치주가 약한 치아는 고정원으로서의 힘이 약하기 때문에, 어떤 형태로든 보완이 필요하다.

치료 전, 치료 후의 CT 비교

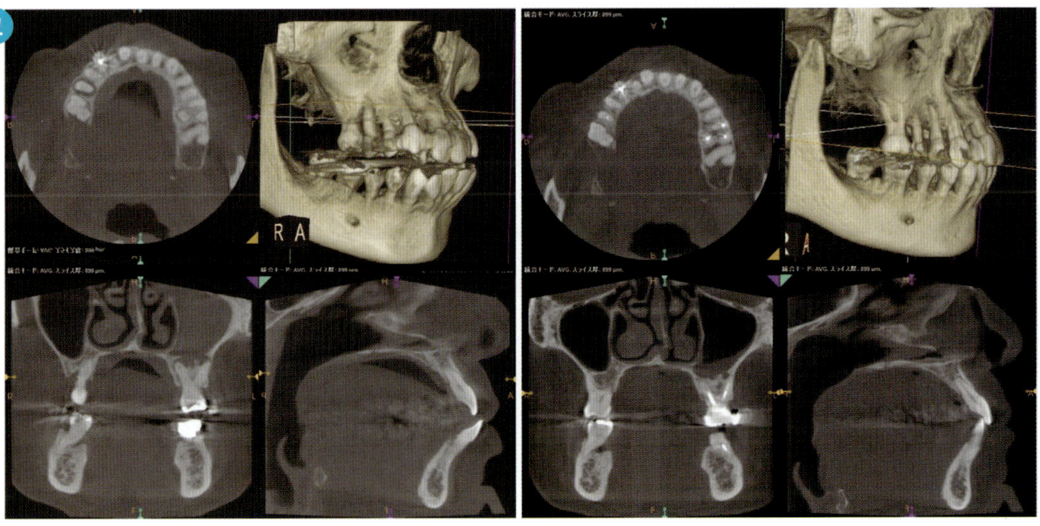

전치부의 반대교합은 개선되었고, 치근도 하우징 안에 들어가 있다.
UL6은 감염 근관이나 왼쪽 상악동염도 호전되었으며, 치주적으로는 UR5의 골결손이 개선되었다.

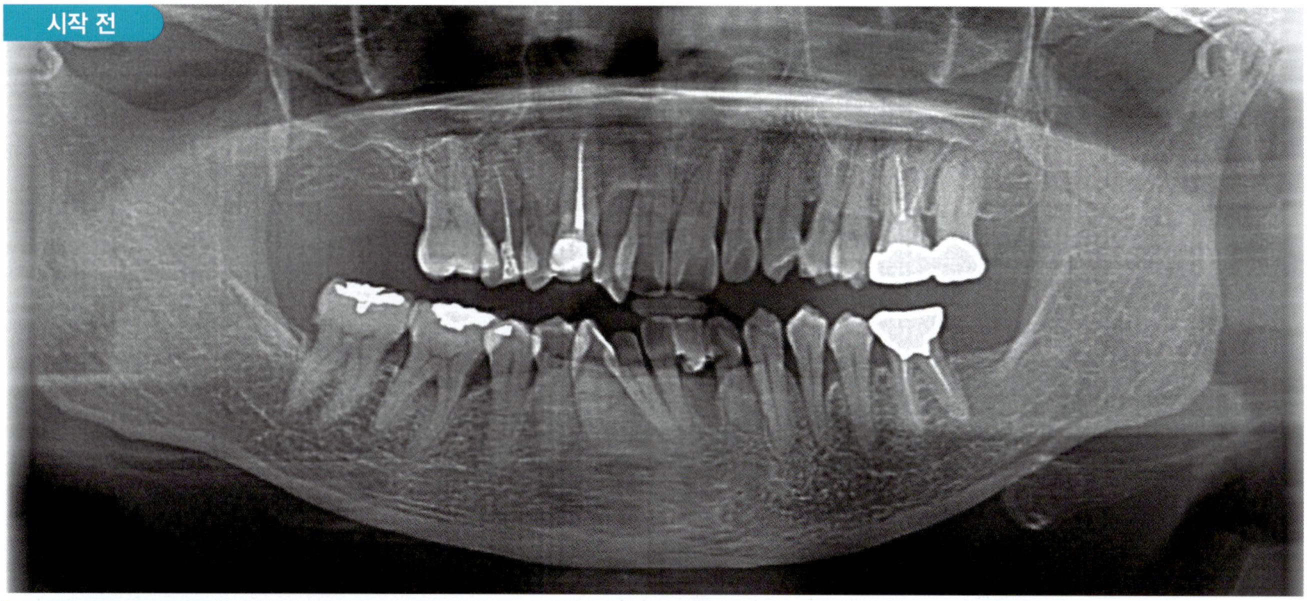

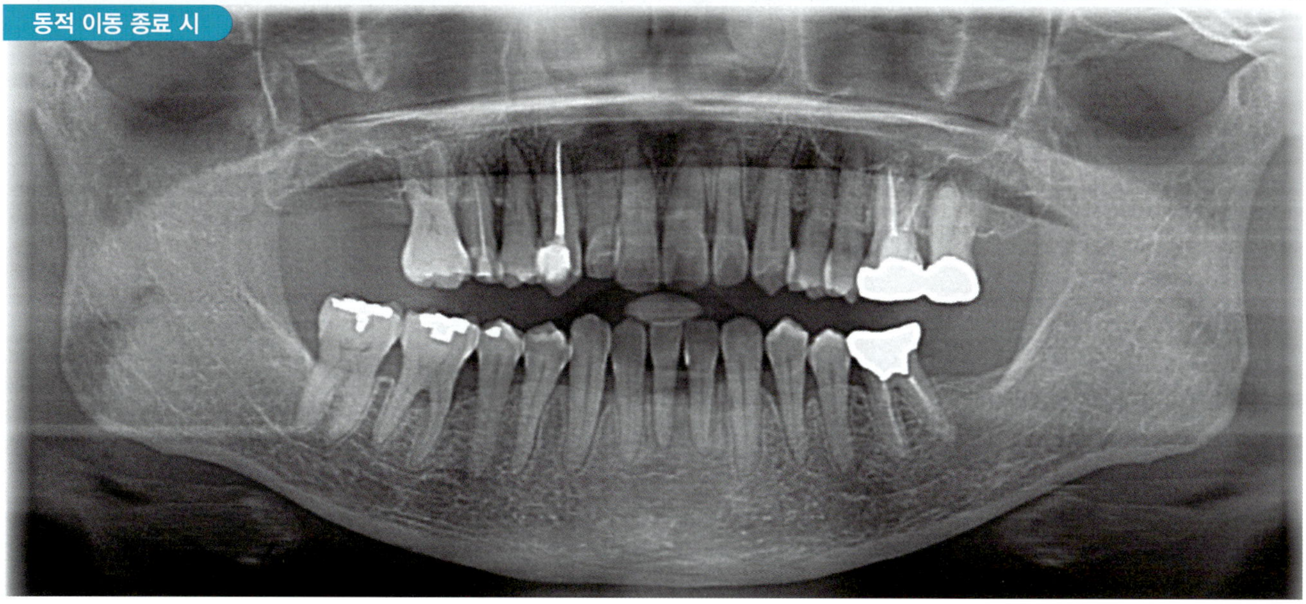

그림 13 파노라마: 치료 전·후 비교.
치주적인 문제는 LR6의 분기부 병변, LL4의 수직성 골 흡수에 국한되었다.

얼라이너는 이른바 치주–교정치료에는 적합하다는 것을 실감했다. 반대로 고정원으로 하기에는 불충분한 치아도 있으므로 anchor를 확보하기 위한 보완이 필요하다. 치주가 좋지 않은 치아는 고정원으로서의 힘이 약하므로 본 증례에서는 UL6와 UL7을 연결 고정하여 anchor로 사용하였다(그림 13, 14).

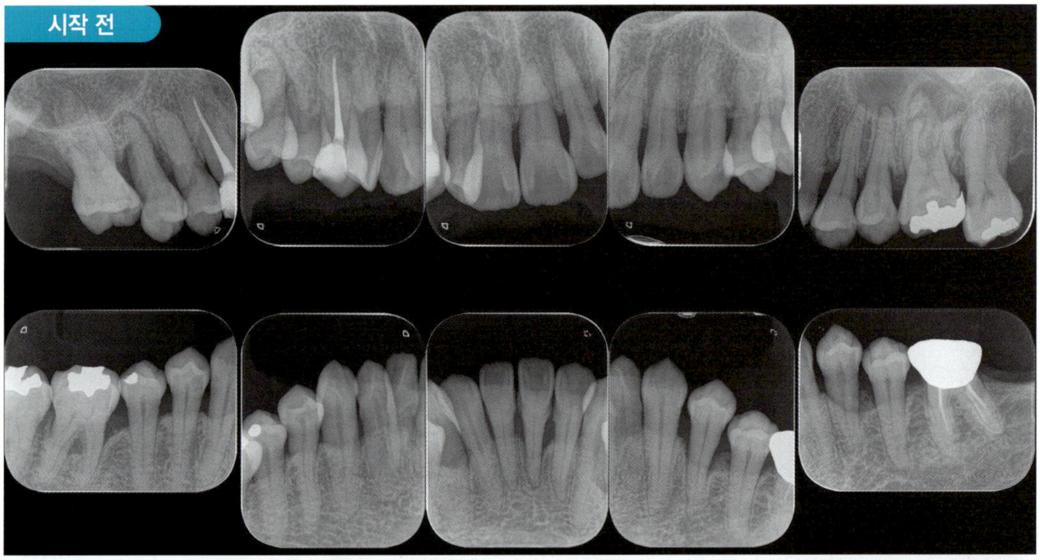

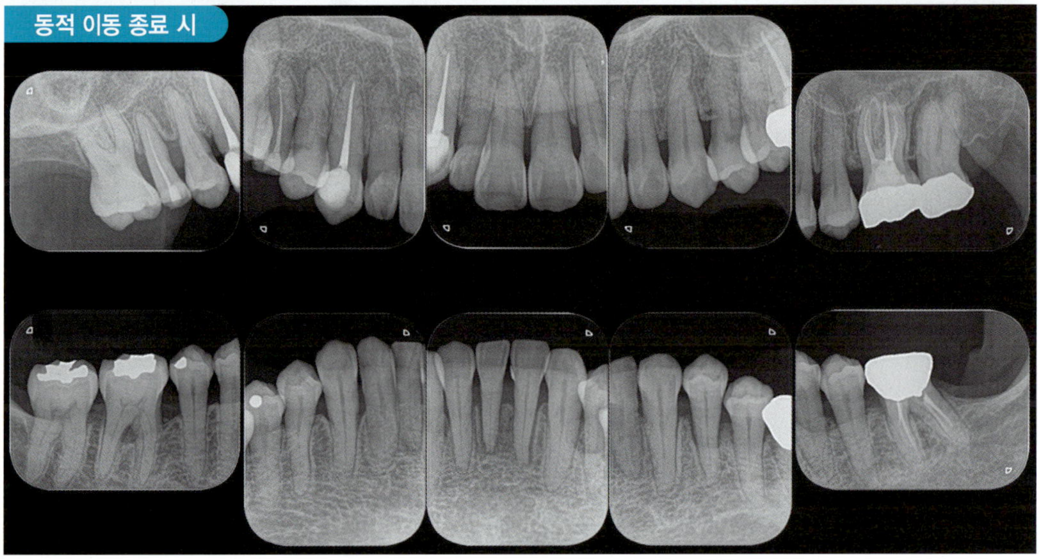

그림 14 LL은 UR5와 마찬가지로 2nd ClinCheck 시에 발수하고 정출하게 해야 했다. 교합의 기준점이었기 때문에 치수 처치를 주저하게 되었다. LL4도 발수하여 정출시키고 싶었지만, 치료 중에 씹을 수 있는 부위가 왼쪽이었으므로 전치와 오른쪽 구치부가 어느 정도 씹을 수 있는 상태가 되고 나서 치료 개입하기로 하였다. 현재 SPT(supportive periodontal treatment) 중이며, 환자와 상담하면서 치료 개입 예정이다.

Case 9의 정리

- 반대교합의 개선 여부는 구성 교합위(constructed occlusal position)를 취할 수 있는지가 하나의 기준이 된다.
- Perio 증례는 구강위생 관리면에서 얼라이너 교정이 적합하다고 느꼈다.
- Anchor loss되지 않도록 최대한의 주의를 기울였다.
- 정중선의 개선은 적극적으로는 시도하지 않았다.
- 기본 치주치료를 끝낼 수 있는지로 교정치료의 협조도를 예측할 수 있었다.
- UR5는 스캔 후에 치수 처치 및 삭제하여 자연 정출할 수 있도록 했다.
- 향후 치주질환이 진행될 경우에도 대응할 수 있도록 경제적으로 여유를 남겨두었다.

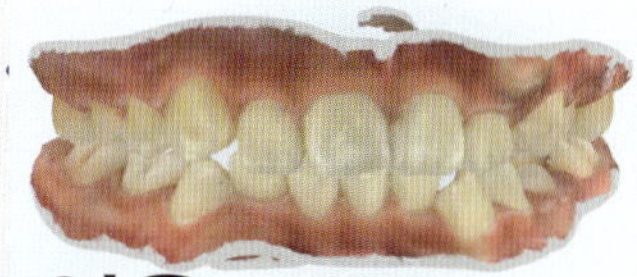

Case 10 덧니 — (영구치열 완성 직전의 증례) 하악 편위 있음

#덧니 #미맹출견치 #안면비대칭 #상·하악정중선편위 #하악편위

내원 목적

전치의 치열이 마음에 들지 않는다.
10세 여성

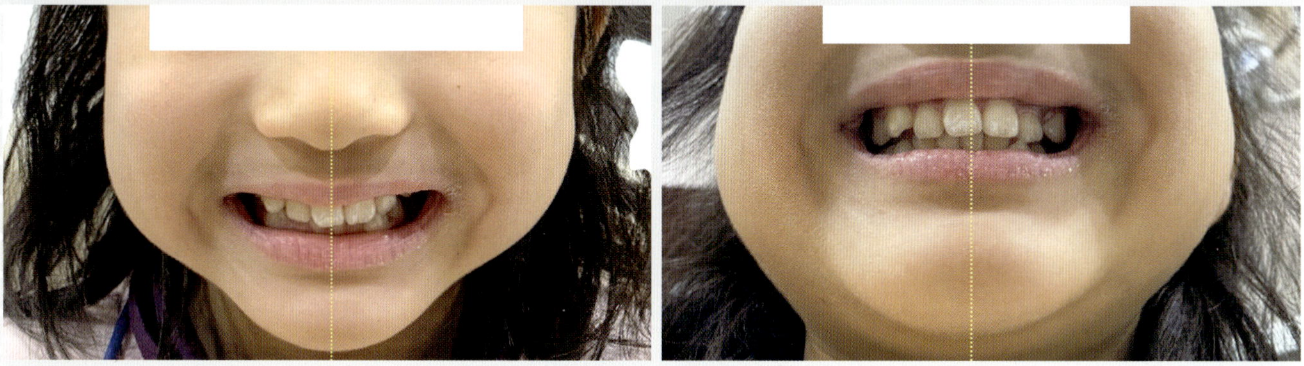

그림 1 상악 전치가 왼쪽으로 경사된 것과 정중선이 치우친 모습.

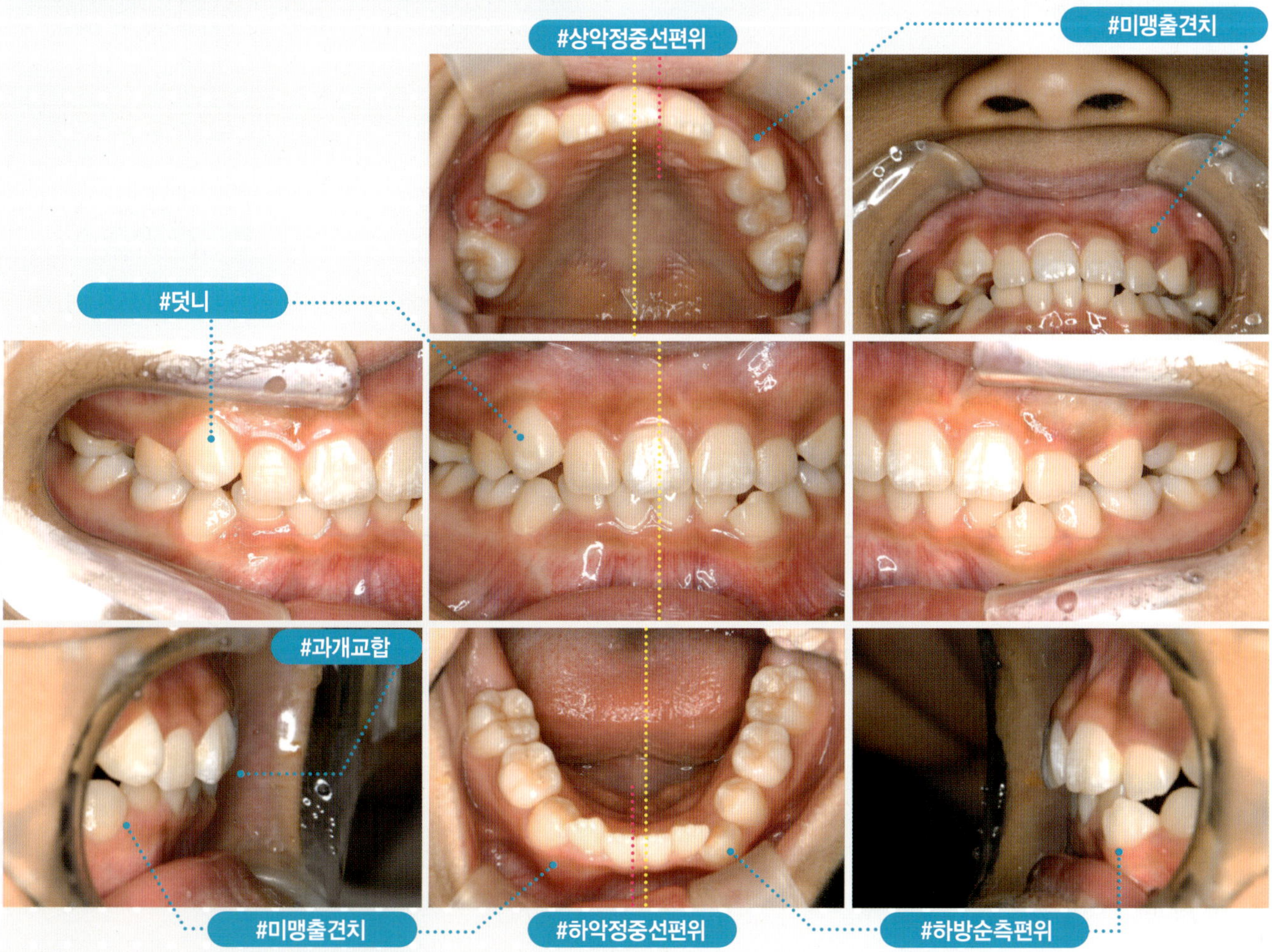

그림 2 상악 좌측과 하악 우측 견치가 미맹출이지만 맹출 공간은 없다.

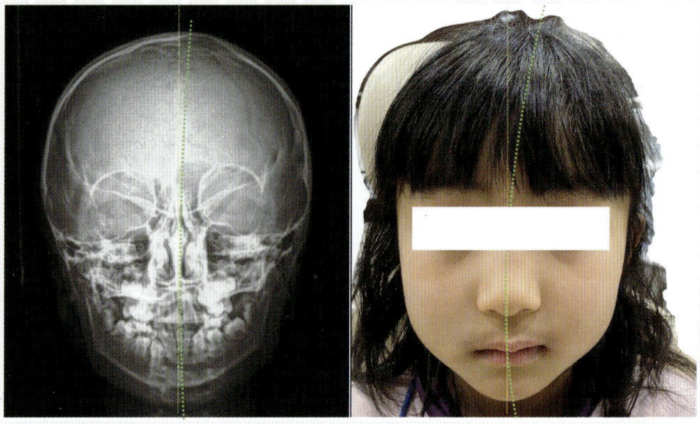

그림 3 안모 좌·우 비대칭, 하악 좌측 편위.

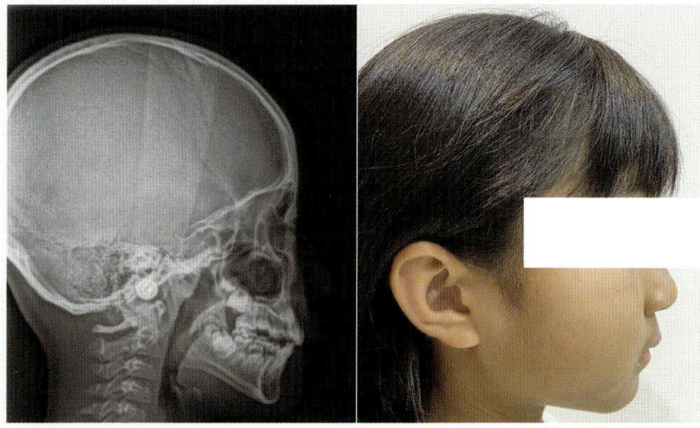

그림 4 하악은 약간 후방으로 위치해 있다.

Profile 진단

Convex Profile
Normal Angle
Mesio Facial
Normal Face
Skeletal Class I
Normal–Deep bite

본 증례의 외관

- 상악 정중선은 왼쪽으로 편위해 있다(상악 좌측 견치 매복).
- 하악 정중선은 우측으로 편위해 있다(하악 우측 견치 매복).
- 하악골은 왼쪽으로 편위해 있다.
- 매복 견치쪽으로 전치가 경사되어 있다.

상악 전치는 매복(맹출지연)된 UL3 부위를 향해 상악 정중선이 왼쪽으로 편위해 있다(그림 1). 하악골 자체가 왼쪽으로 편위되었지만, 하악 전치는 LR3이 매복되어 있어 오른쪽으로 경사되어, 그 결과 하악 정중선은 우측 편위가 되었다. 수직적으로는 경도의 과개교합으로 하악 전치는 설측경사되어 있다. 이순구(mentolabial sulcus)가 약간 함몰되어 있어 하악의 후방 편위를 예측할 수 있다(그림 2).

영구치열 완성기 직전의 증례다. 이 시기에 개입할 수 있으면 하악골의 수평적인 비대칭을 해소하여 비대칭적인 성장을 예방할 수 있을 가능성이 있다(그림 3~5). 또한 Case 1과 마찬가지로 매일의 악습관을 교정치료 기간을 통해 발견할 수 있는 경우도 있다.

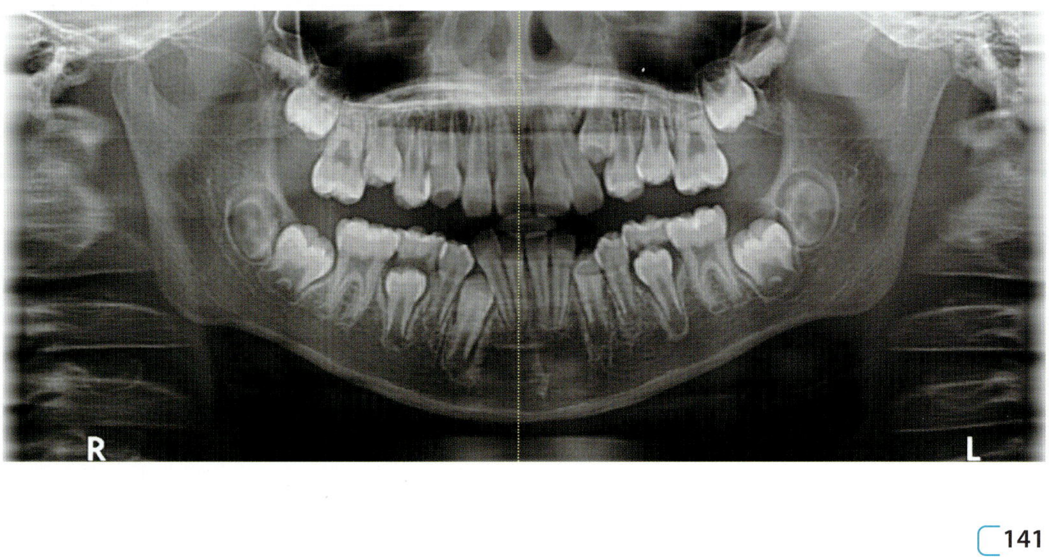

그림 5 하악골은 왼쪽으로 편위해 있다(아직 성장 중).

치아 이동계획

상·하악 모두 매복된 견치를 향해 치아가 경사되어 있으므로 치근의 중심을 기준으로 확장하는 느낌으로 이동을 계획한다.

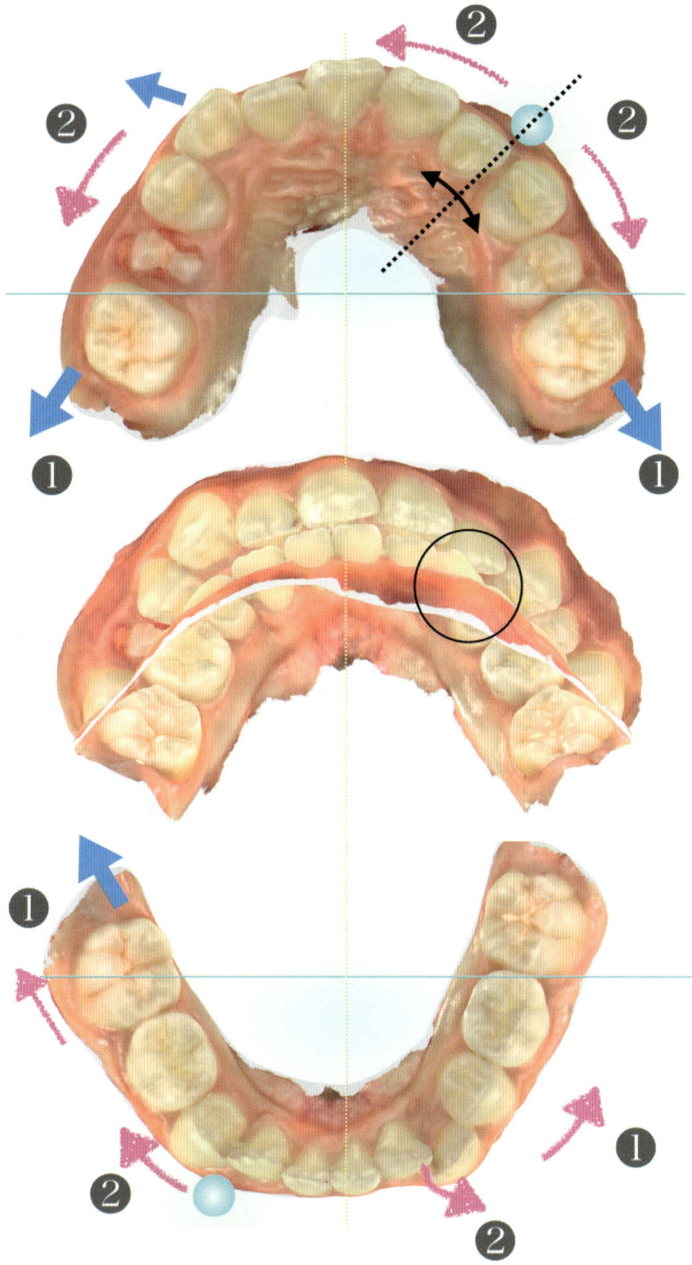

상악

양측 대구치를 원심이동
동시에 상악 전치는 일괄적으로 우측 전방으로 확대

상악 좌측 견치에 해당하는 부위를 중심으로 확장한다.
양측 소구치를 원심으로 이동

***정중선이 이동 계획대로 진행되고 있는지를 항상 관찰한다.**

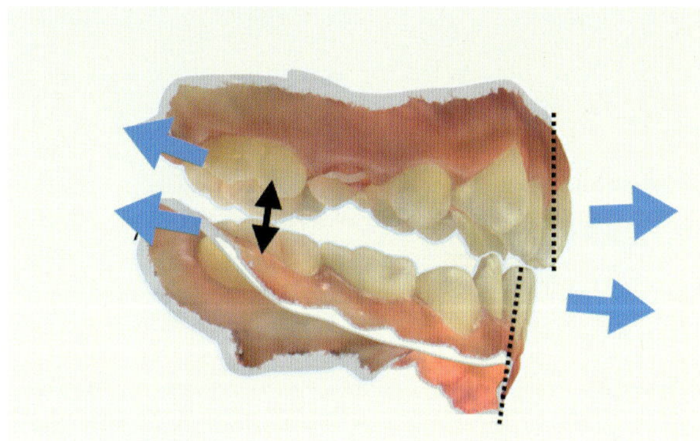

하악

하악 우측 제1대구치를 반대쪽 제1대구치 위치까지 원심이동한다.

***제1대구치의 목표 위치로 이동을 최우선**

소구치를 순차적 원심이동

정중선을 왼쪽으로 되돌리는 계획

***정중선을 하악위의 변화와 함께 면밀히 관찰한다.**

그림 6 치아 이동계획 이미지.

치아 이동계획을 그림 6, 7에 제시하였다.

제2대구치가 맹출하기 전에 제1대구치의 위치를 올바른 위치로 이동해 두었으면 좋겠다. 또한 성장 중에 하악위를 조정할 수 있는 시기이기도 하므로 영구치열 완성 직전의 이 상태는 교정치료에서 매우 귀중한 시기라고 생각하고 있다.

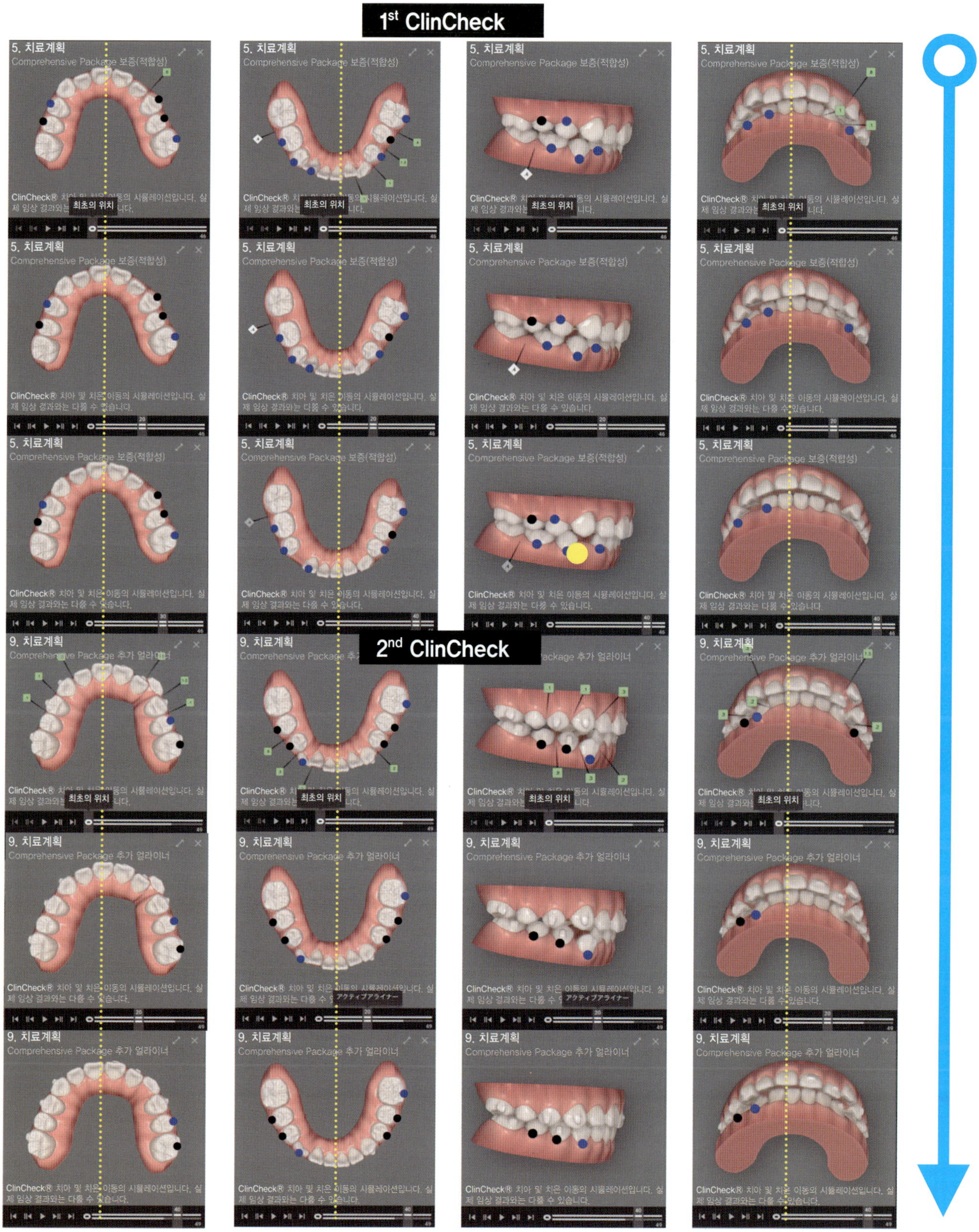

그림 7 유치의 탈락과 영구치의 맹출에 따라 추가 얼라이너를 진행해 나간다.

동영상 21

시작 전

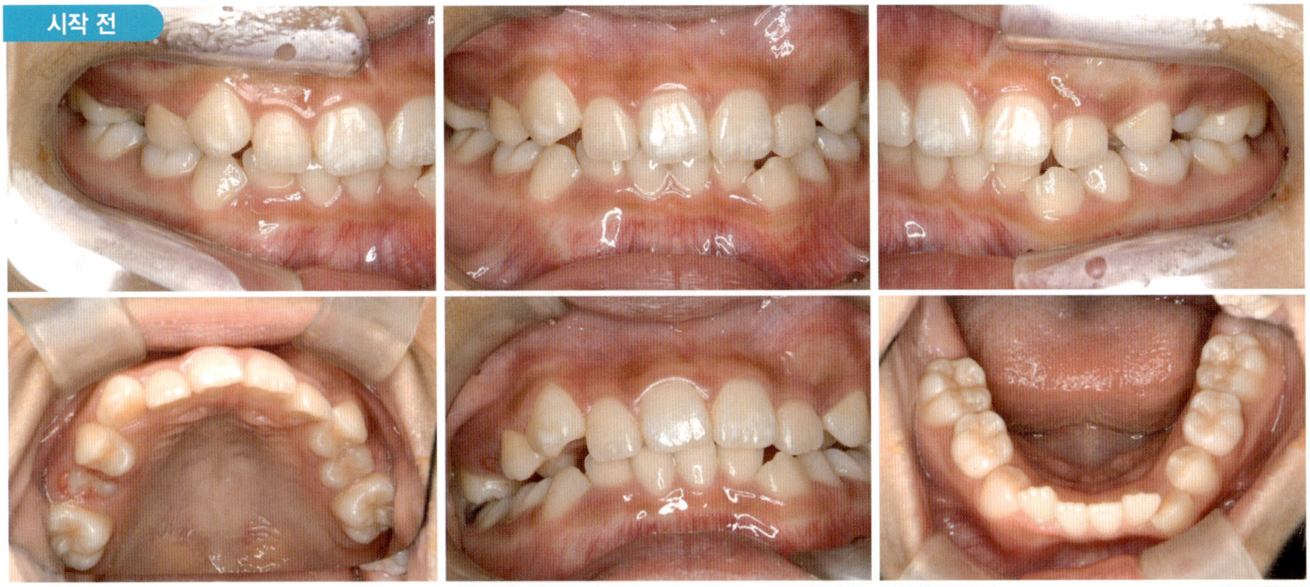

3개월 후

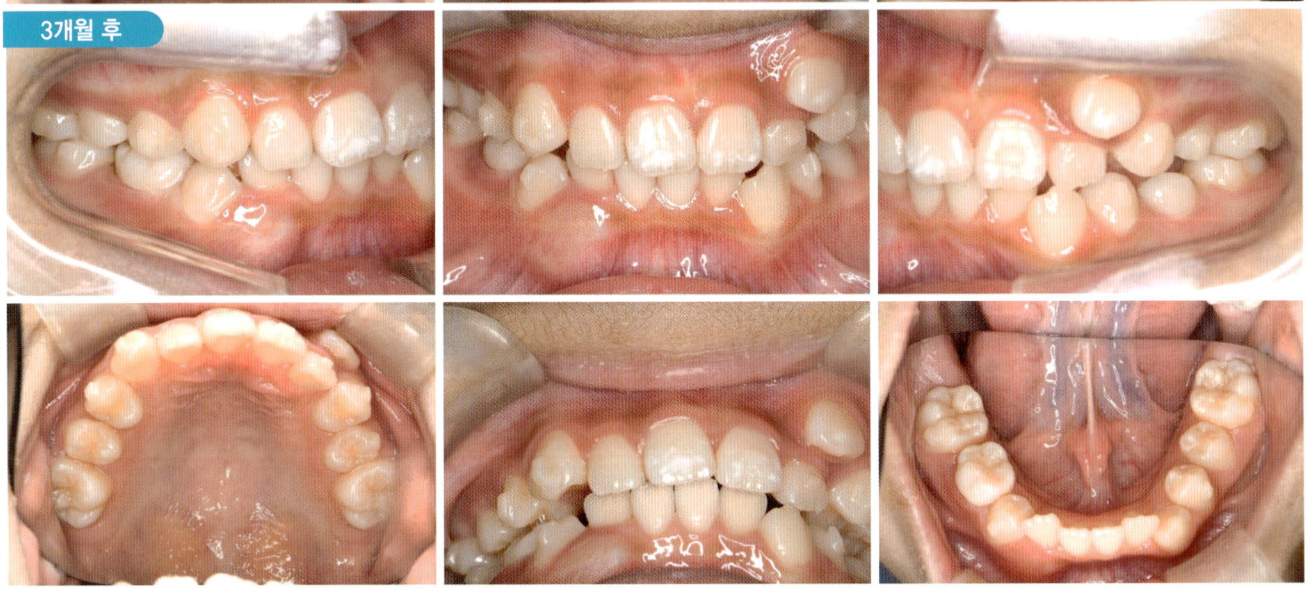

9개월 후

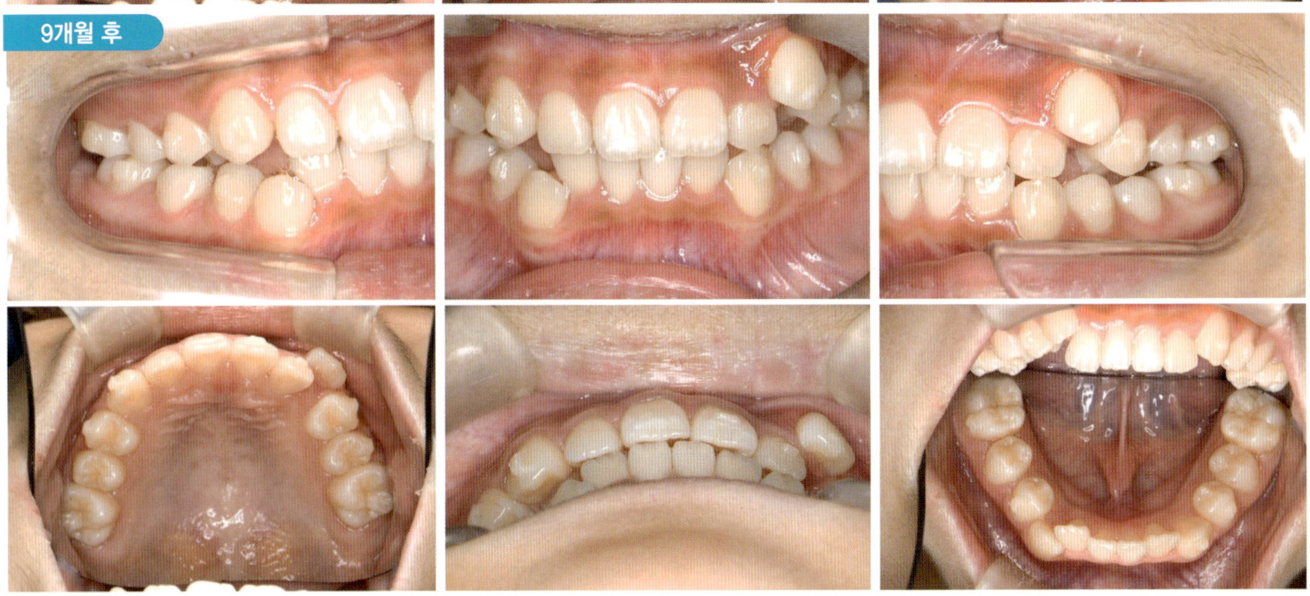

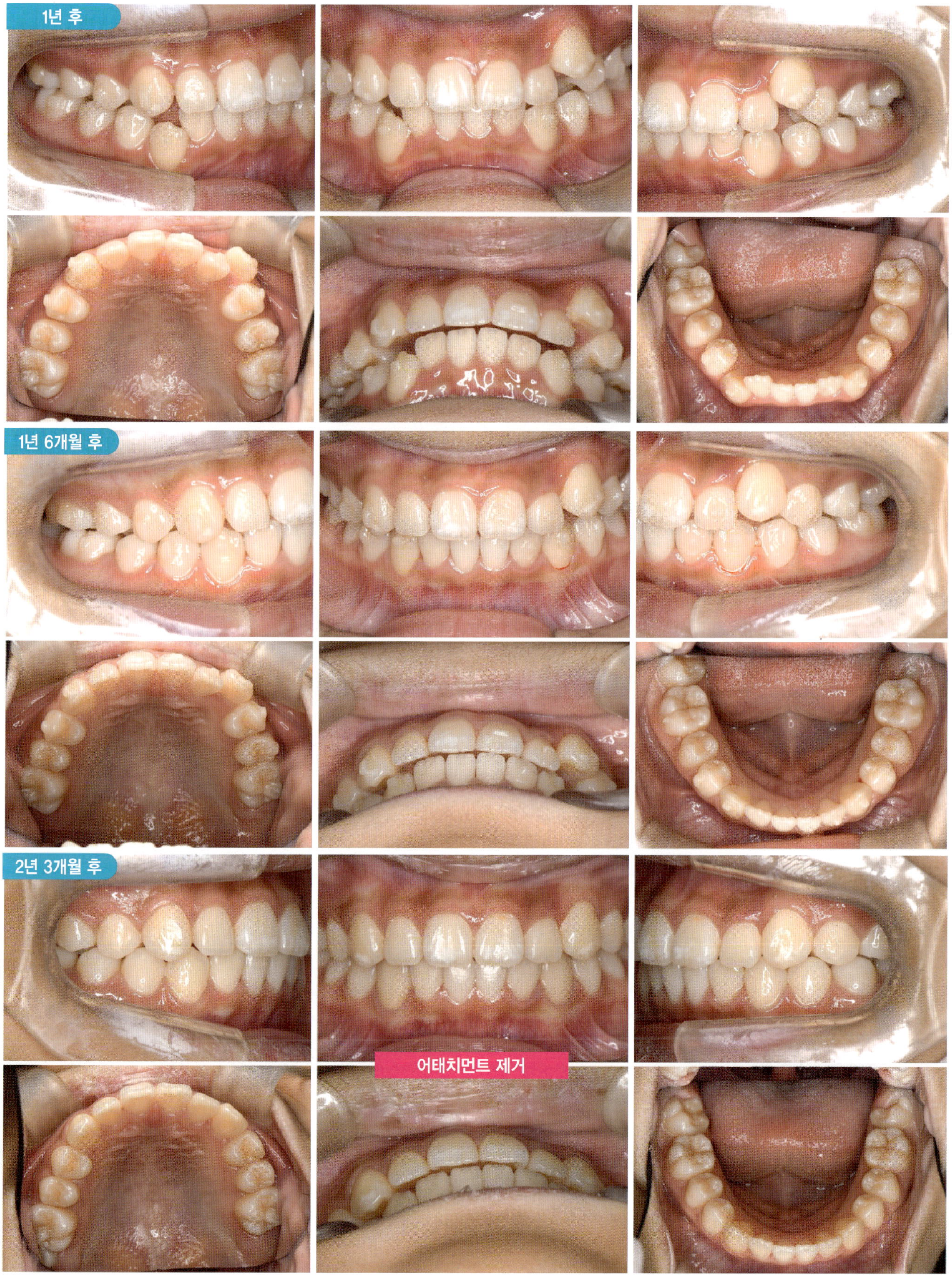

그림 8 치료경과. 견치유도를 형성했다.

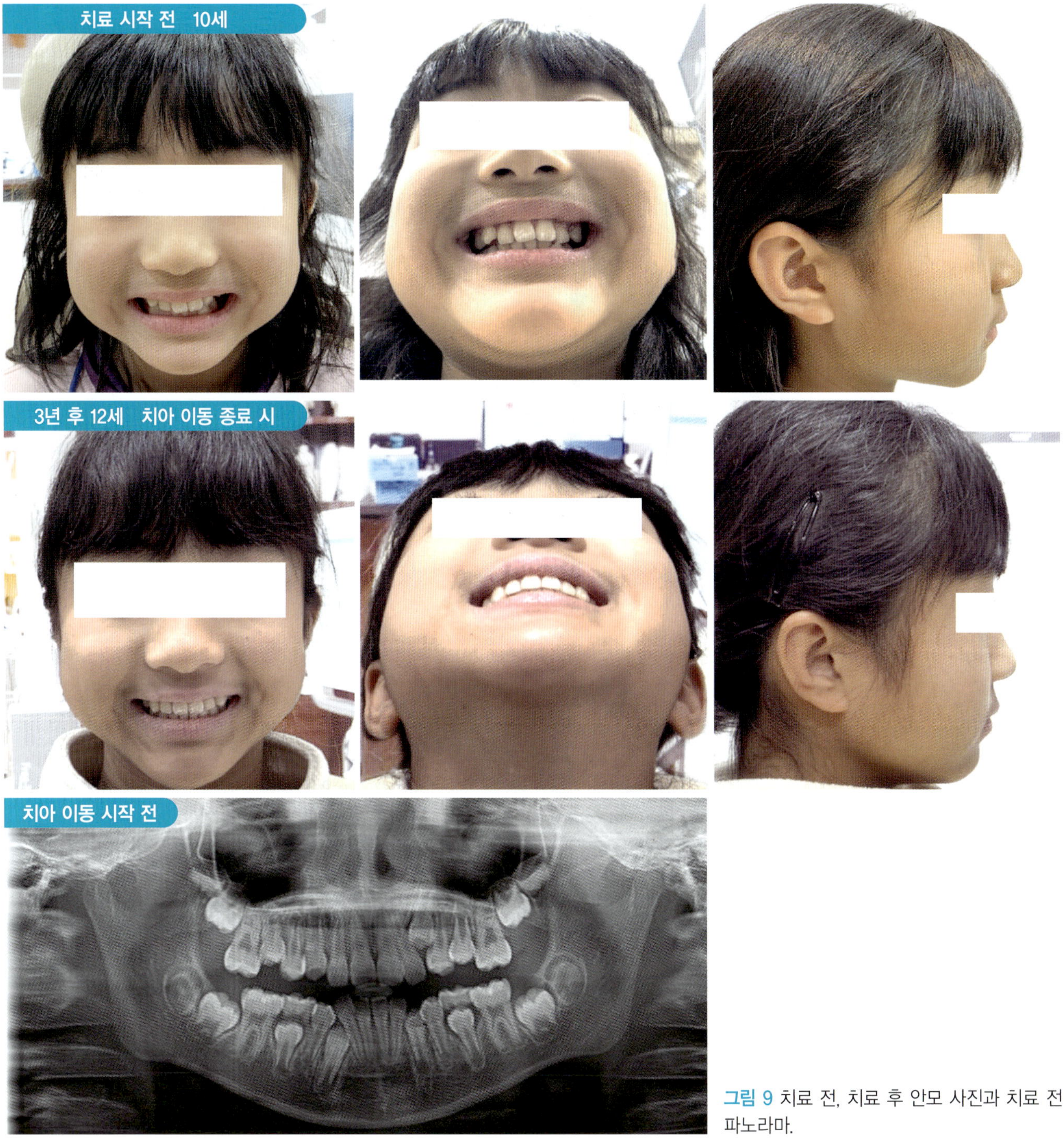

그림 9 치료 전, 치료 후 안모 사진과 치료 전 파노라마.

그림 8, 9에서 치료 전과 치료 후를 비교해보기 바란다. 매복이나 낮은 위치의 견치는 맹출 공간을 벌리는 것만으로 자연 맹출하는 경우가 많으므로, 얼라이너에 이들 치아를 포함하는 것은 치료 후반부에 이루어지는 경우가 많다. 상·하악의 정중선은 일치하며 고개를 기울이는 습관도 10세 정도에 비하여 12세가 되면서 개선되었다(그림 10). 본인도 교정치료를 통해 턱을 괴는 등의 습관을 자연스럽게 개선할 수 있었다고 한다. 또한 하악은 성장에 따라 자연스럽게 전방 및 하방으로 유도된 것으로 보인다.

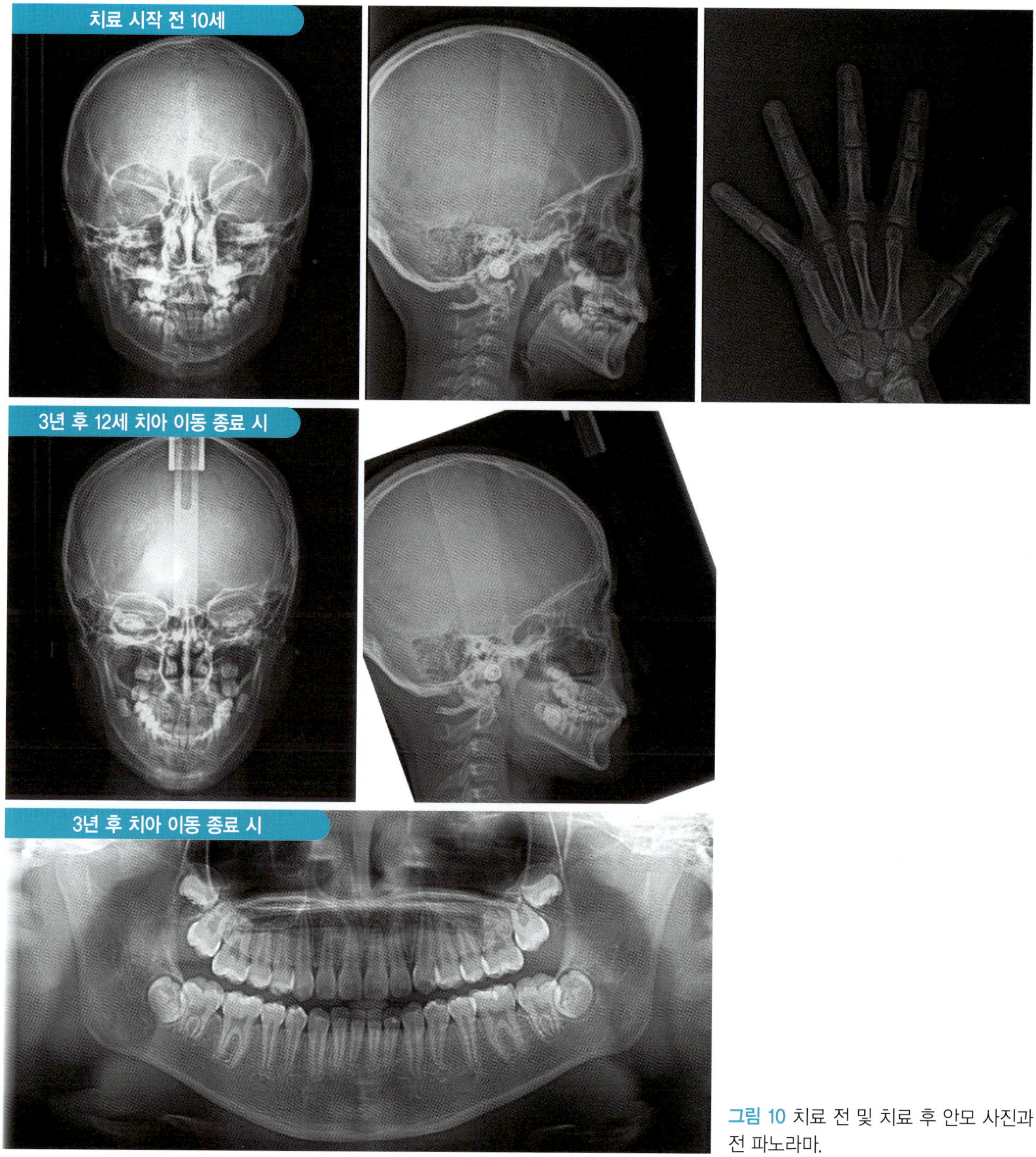

그림 10 치료 전 및 치료 후 안모 사진과 치료 전 파노라마.

Case 10 정리

- 먼저 제1대구치를 목표 위치에 두면 결과가 좋다.
- 매복치를 중심으로 쓰러진 치아를 제자리로 되돌리는 방향으로 이동을 계획한다.
- 정중선 편위 증례는 이동 상황을 항상 체크한다(정중선이 맞는 단계에서 추가 얼라이너를 만드는 경우도 있다).
- 소아청소년기 때 치료 개입으로 성장 발육을 어느 정도 유도할 수 있다.

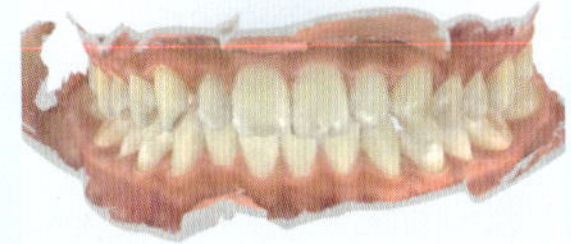

Case 11 하악 편위 증례 (치열은 나쁘지 않으나, 약한 악관절증 있음)「스플린트 효과」

#하악편위 #스플린트효과 #습관

내원 목적

전치가 틀어진 것이 마음에 들지 않는다. 입을 벌리기 어렵다.
16세 여성

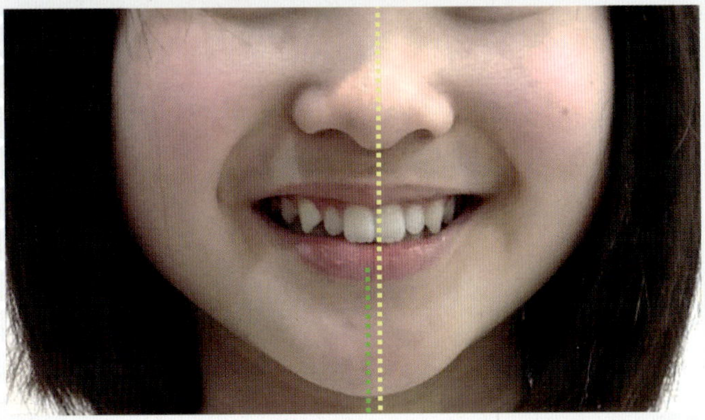

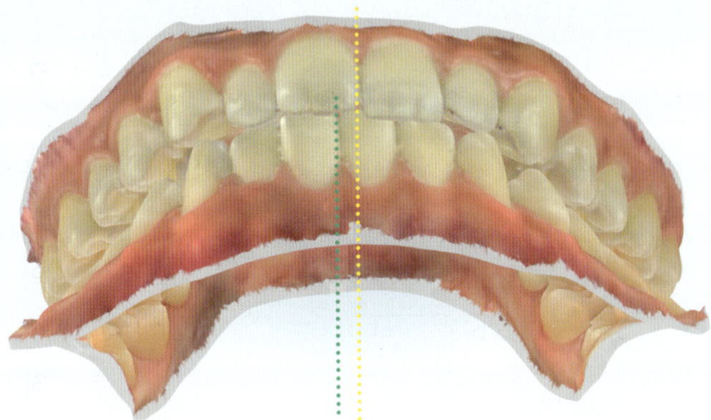

그림 1 하악이 오른쪽으로 2mm 정도 편위되어 있다. 하악골의 정중선과 하악 전치의 정중선은 거의 일치하고 있다. 입을 벌리기 어렵다.

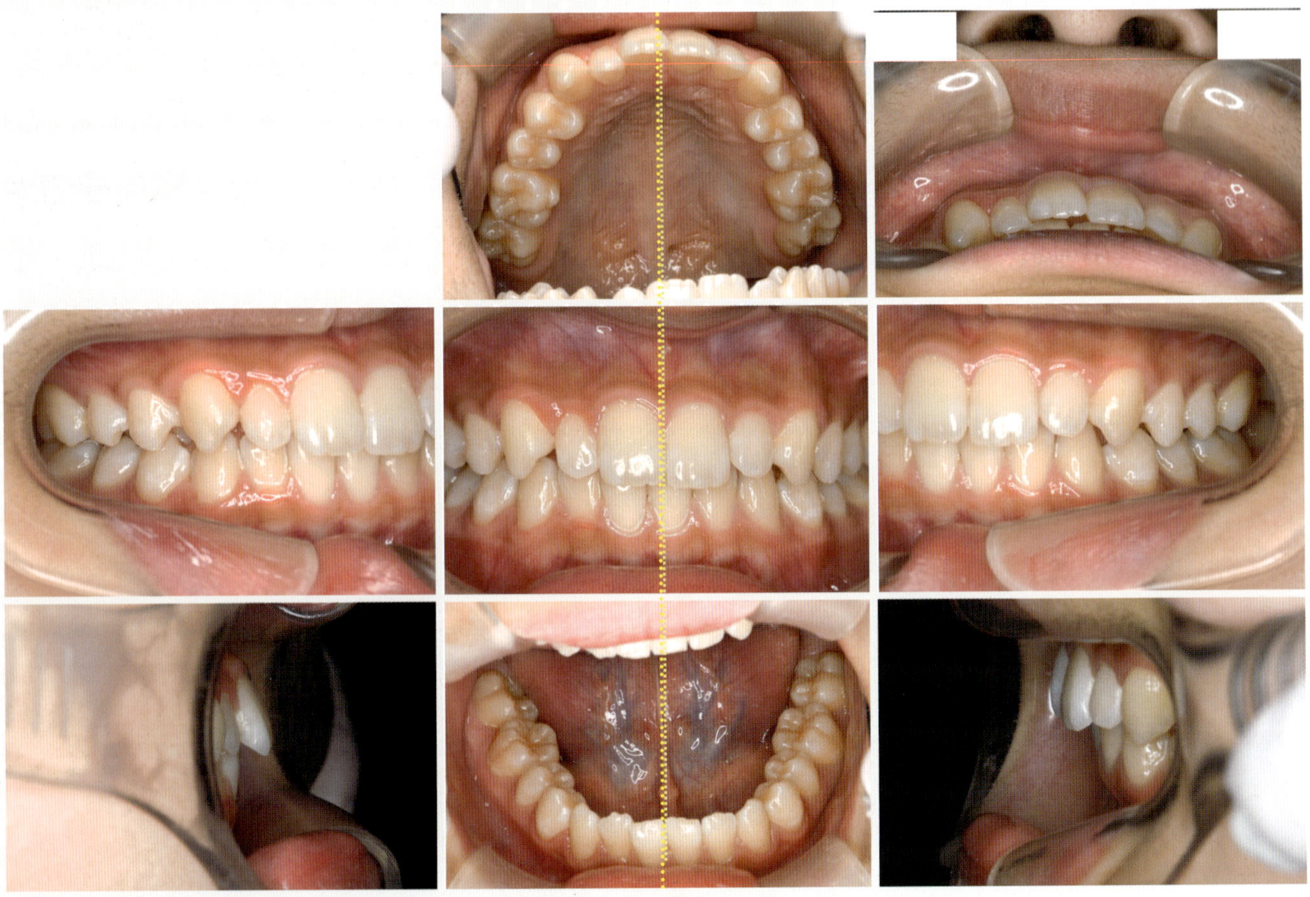

그림 2 구강 내 사진. 눈에 띄는 부정교합은 없지만 상·하 정중선의 불일치가 보인다.

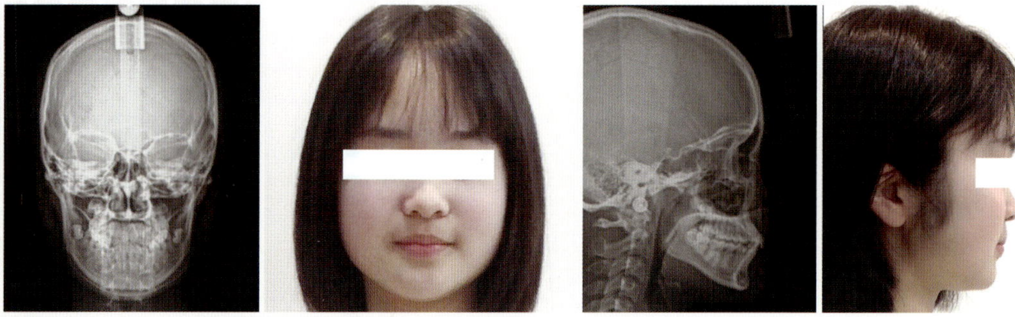

그림 3 하악이 약간 오른쪽으로 편위하고 있다.

하악이 편위되어 있는 경우, 일반적으로는 스플린트 등을 이용해 턱 위치의 안정이 확보된 후 치열을 정리하는 방식의 치료가 이루어진다.

얼라이너 교정은 상·하악의 교합면을 덮기 때문에 악위가 이동하기 쉬운 특성이 있다.

Case 10과 같이 성장기에는 한쪽으로 치우친 성장을 적정하게 유도하는 목적도 있지만, 성장이 끝나고 나서도 하악위 수정은 가능하다. 당연히 젊은 쪽이 악관절이나 근신경 골격 기구는 하악위의 수정을 허용, 적응하기 쉬우며 치료기간도 짧아진다고 생각된다. Case 11에서는 하악 편위 외에는 큰 부정교합이 없는 증례를 제시한다(그림 1~3). 이미 편위된 턱의 위치에 적응을 시작하고 있는 상태이므로, 이를 적절하게 유도하는 것이 중요하다.

하악 정중선 편위 증례에서는 우선 하악골의 정중선과 하악 전치의 정중선이 일치하고 있는지를 체크한다. 본 증례에서는 일치하고 있으며, 약간이지만 하악골 편위에 의해 상·하 정중선의 불일치가 발생하고 있다. 개방교합의 정도도 치료 시작 전에는 작았다. 습관에 관해서도 본 증례에서는 왼손으로 턱을 괴는 습관도 있고 왼쪽을 아래로 하고 자는 일이 많았다고 하는데, 이것을 고치지 않으면 교정치료도 잘 되지 않는 것을 종종 경험한다.

파노라마상에서는 상·하악 사랑니를 모두 발치를 하면 이동할 공간은 확보할 수 있을 것이다. 또한 상·하악 모두 대구치가 근심경사 경향에 있어, 경사를 동반한 원심이동이 가능해 보인다(그림 4). 필요할 경우에는 원심경사이동도 가능하다는 점에서 일종의 리스크 관리라고 할 수 있다.

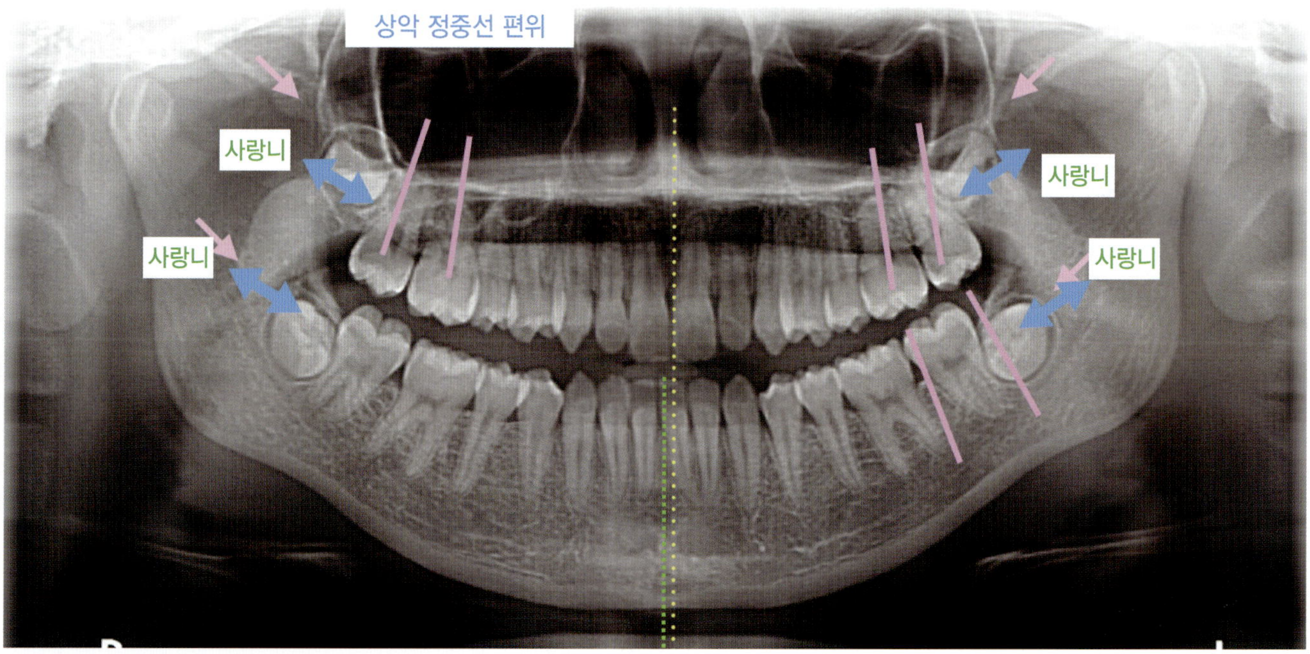

그림 4 상악골과 상악 전치의 정중선, 하악골과 하악 전치의 정중선은 일치하고 있어 하악의 편위가 의심된다.

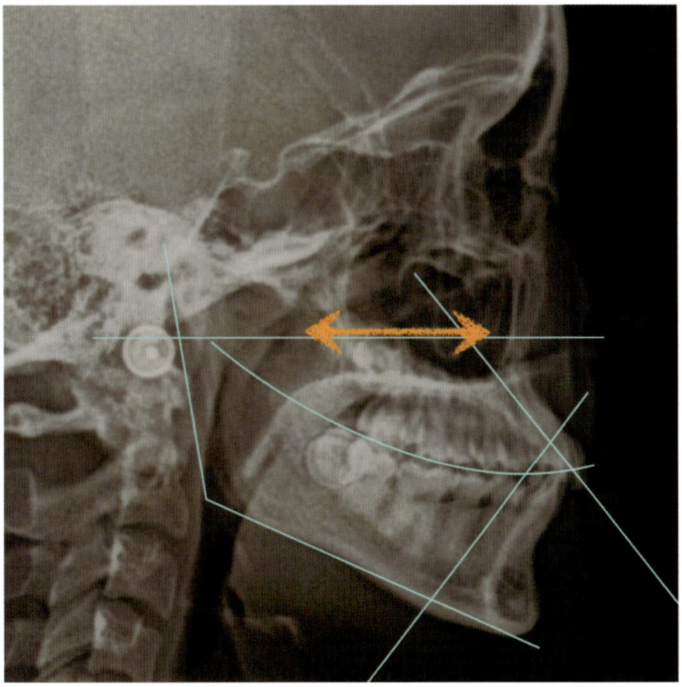

Profile 진단

Normal Profile
Normal Angle
Mesio Facial
Normal Face
Skeletal Class I–III tend.
Normal–Deep bite tend

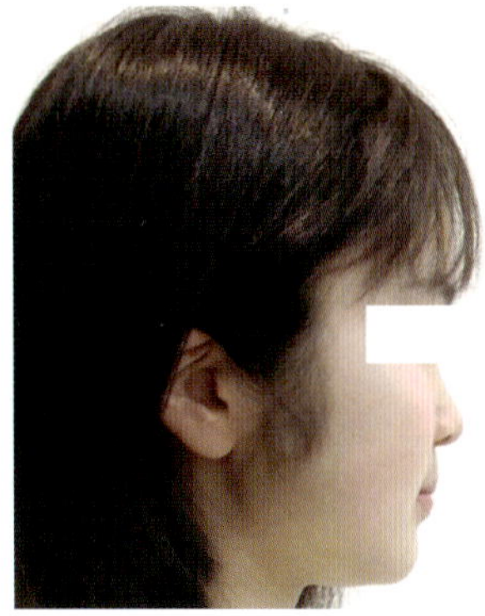

그림 5 교합평면의 만곡이 약간 심하다. 옆얼굴은 평균적이지만, 하악골이 다소 큰 것 같다.

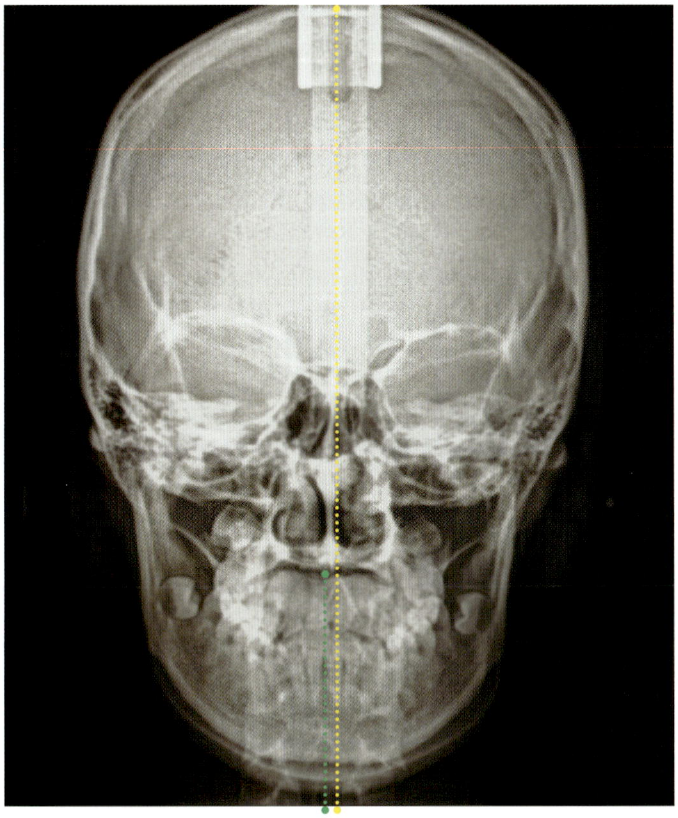

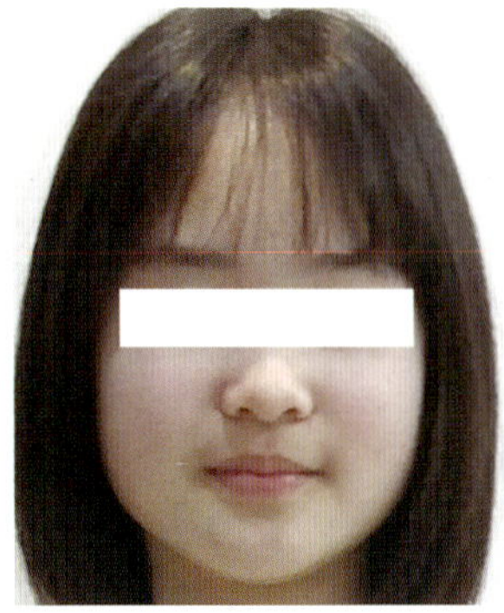

그림 6 약간이지만 하악이 오른쪽으로 편위되어 있다.
환자가 이야기하지 않으면 하악 편위는 못 보고 놓칠 수 있는 수준이지만, 이러한 상태의 사람은 악관절증 등이 발생하기 쉽다는 인상이다.

측모 두부 방사선사진에서 약간 하악이 큰 것, 정모 두부 방사선사진에서는 하악이 약간 오른쪽으로 편위되어 있는 것을 관찰할 수 있다.

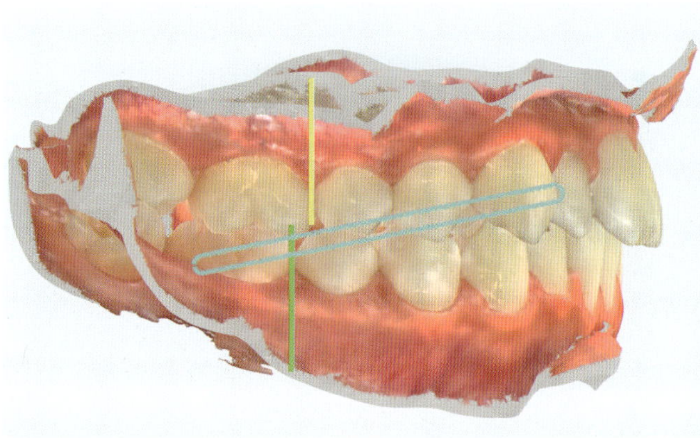

그림 7 오른쪽 Angle Class II.

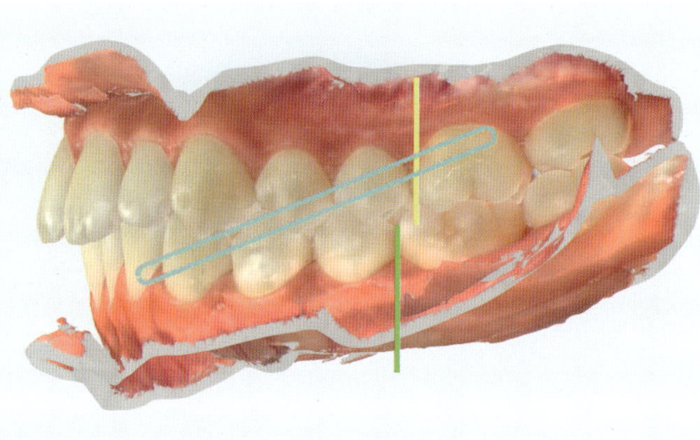

그림 8 왼쪽 Angle Class I.

문진을 해보니, 왼손으로 턱을 괴는 습관과 왼쪽 얼굴을 아래로 하고 옆으로 자는 일이 많다고 했다. 하악이 오른쪽 후방으로 편위되었을 가능성이 크다.

또한 하악 구치 설측경사와 하악 전치 정출이 관찰된다(그림 7, 8).

하악 편위를 개선하기 위한 악간 고무줄은 양쪽에 단기간 사용하게 하였다. 본 증례의 경우는 약 2주 만에 하악 편위가 똑바로 되었으므로, 그때부터 시간을 짧게 하여 사용하게 하도록 하는 등 세세하게 체크하고 조정했다. 경우에 따라서는 스플린트를 사용하여 안정된 하악 위치를 먼저 찾은 후 교정치료를 진행하기도 하지만, 어느 정도 적절해 보이는 위치로 하악을 유도하고, 그 위치에 적응해 가는 방향으로 치료를 진행한 것이다.

하악이 큰 경우는 치아가 설측경사되기 쉽지만, 가능한 범위에서 상악 구치를 측방 확대하여 하악 대구치의 치축도 바르게 세우는 것이 좋다(그림 9).

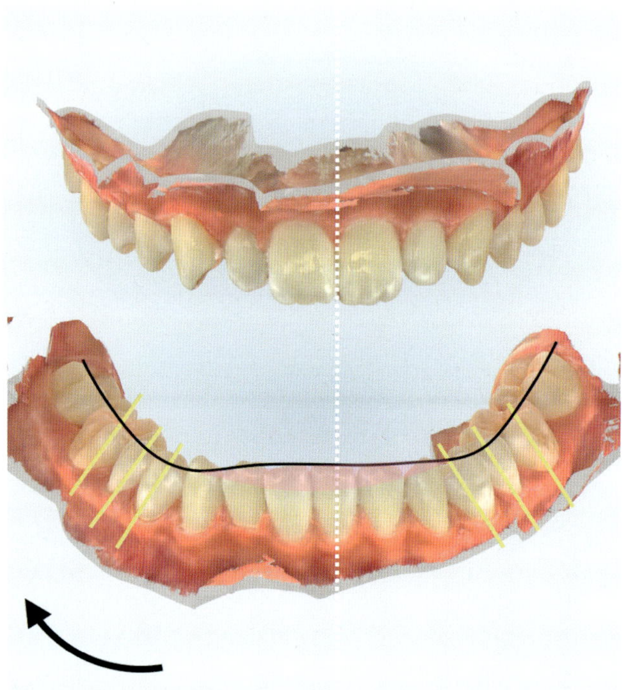

그림 9 하악을 왼쪽으로 유도하면서 설측경사된 하악 구치를 바로 세우고, 거기에서 구치의 교합을 I급으로 마무리하고자 한다.

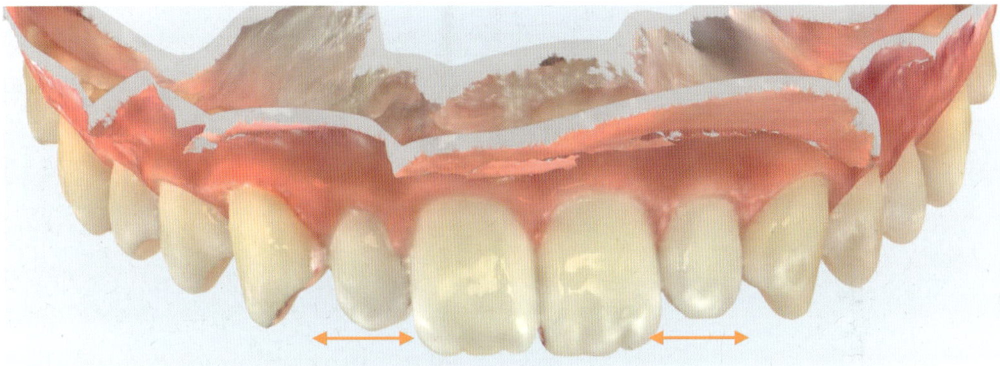

그림 10 상악 측절치가 작으면 견치를 I급으로 만들기 어렵다.

편위한 하악의 ClinCheck 제작법

인비절라인으로 하악을 3차원적으로 회전할 수 있는 설정은 아직 할 수 없다.

따라서 기본 설정 코멘트 또는 지시 코멘트에 "하악을 2mm 왼쪽으로, 1mm 전방으로 bite jump 해주세요"라는 코멘트를 넣는다.

Bite jump시킨 후에 배열하는 것이 ClinCheck에서는 하기 쉽다.

물론 하악위가 완전히 재위치되고 있는 것은 아니므로 경과를 주의 깊게 보면서, 필요하면 그때마다 추가 얼라이너를 제작할 수 있는 준비를 하여 주의 깊은 추적관찰을 한다(그림 11).

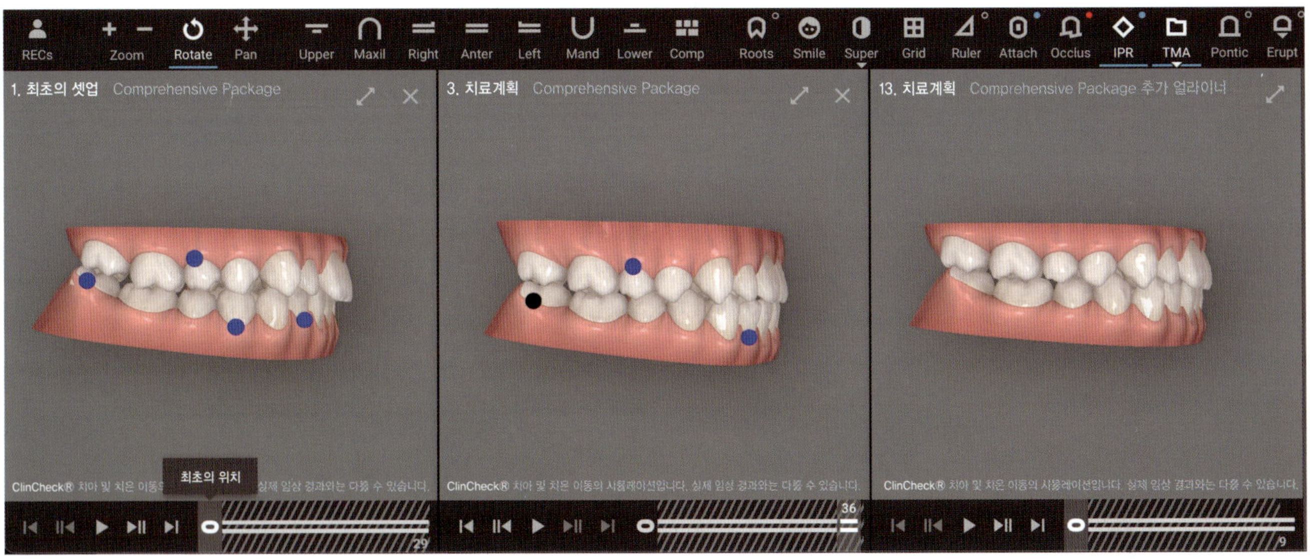

그림 11 오른쪽 제1대구치가 I급관계가 되도록 bite jump도 포함하여 이동을 한다.

추가 얼라이너를 제작하면 치료 전 및 치료계획 최종 시점과 현재도 비교할 수 있다.

우측 제1대구치가 Angle Class II로부터 Class I로 개선된 것을 확인할 수 있다.

동영상 22

1st ClinCheck로 36개의 얼라이너는 7~10일마다 교체. 정중선이 개선된 2nd ClinCheck는 14일마다 교체하였다(그림 12).

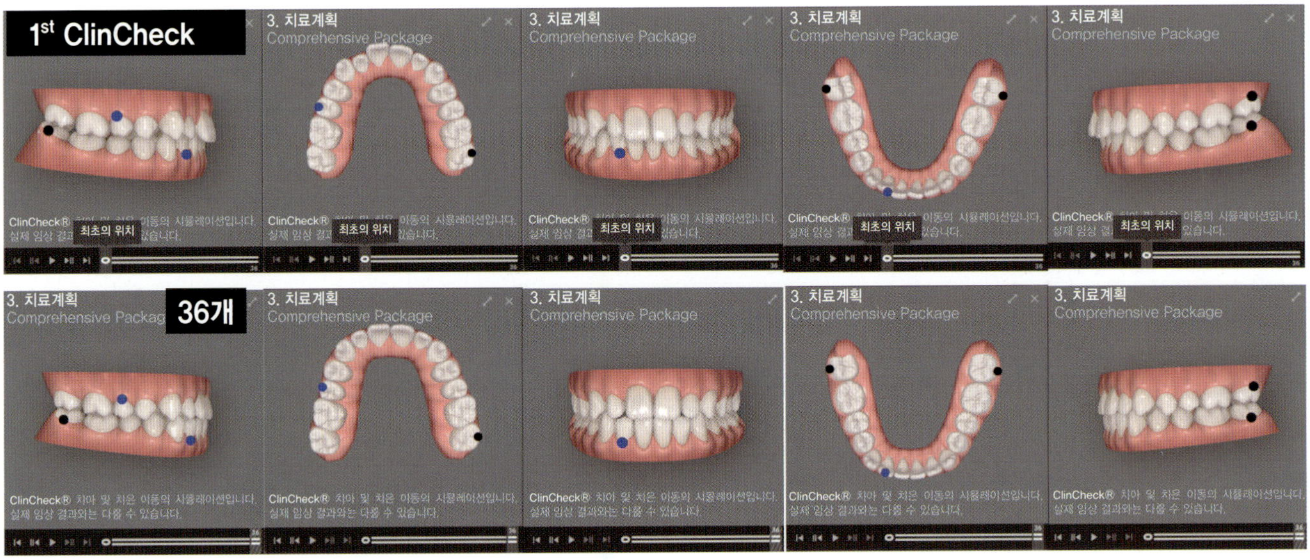

- *오른쪽은 II급 고무줄, 왼쪽은 III급 고무줄을 느슨하게 사용했다.

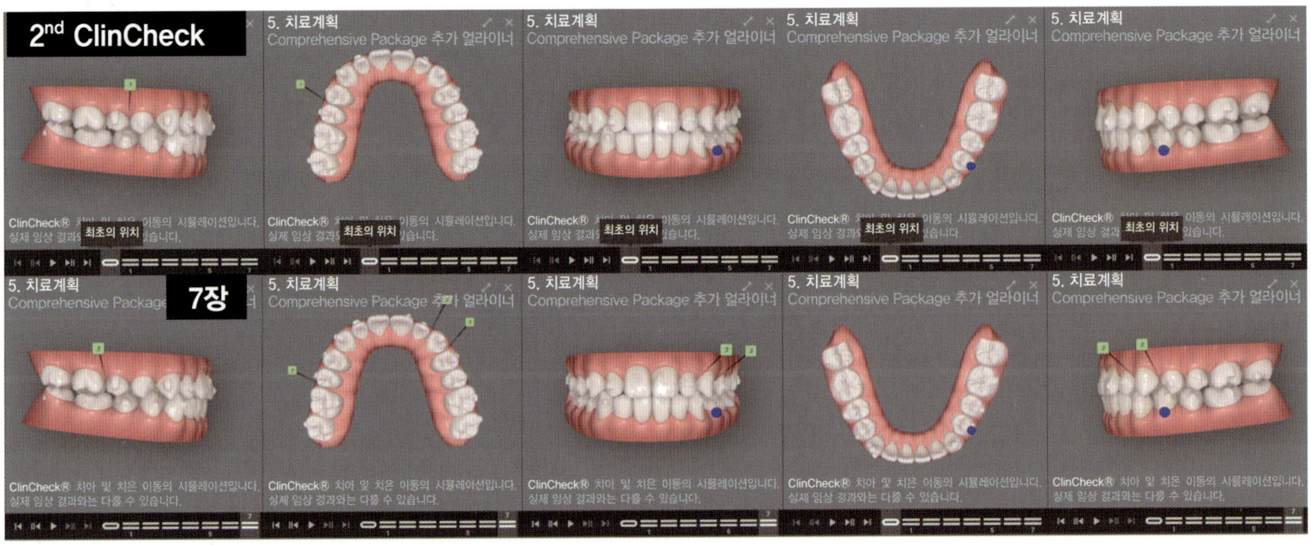

- 이 시점에서 정중선은 개선되어 있지만 구치부의 교합 접촉은 긴밀하지 않다.

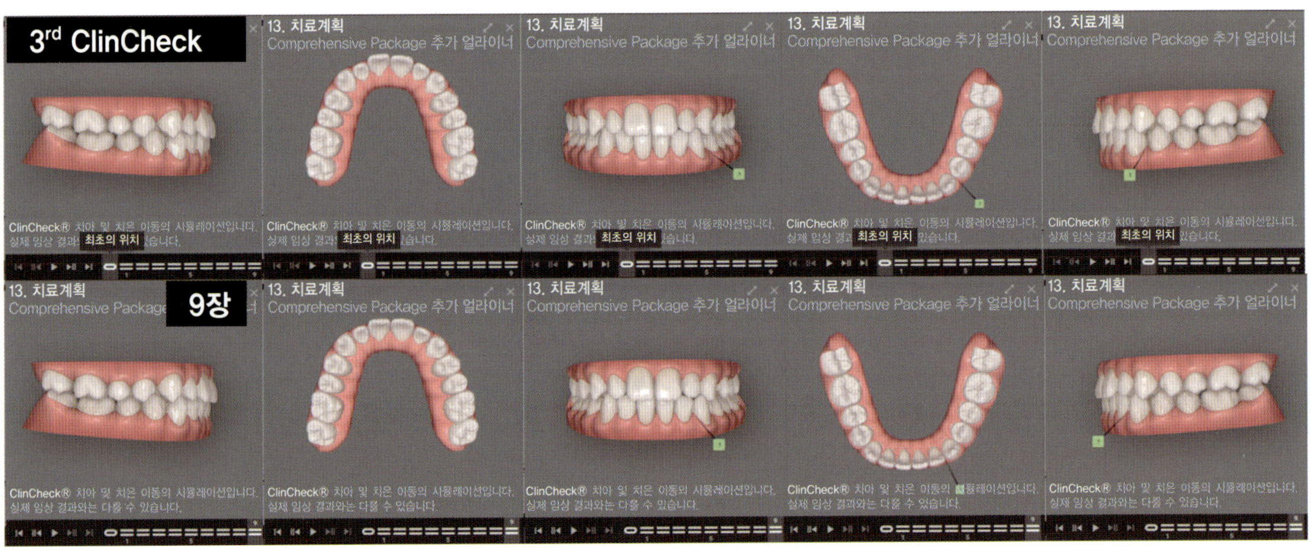

그림 12 세번째 ClinCheck. 유도되었거나 이동한 하악위에 맞추어 치아를 미세 조정하는 느낌으로 제작한다.

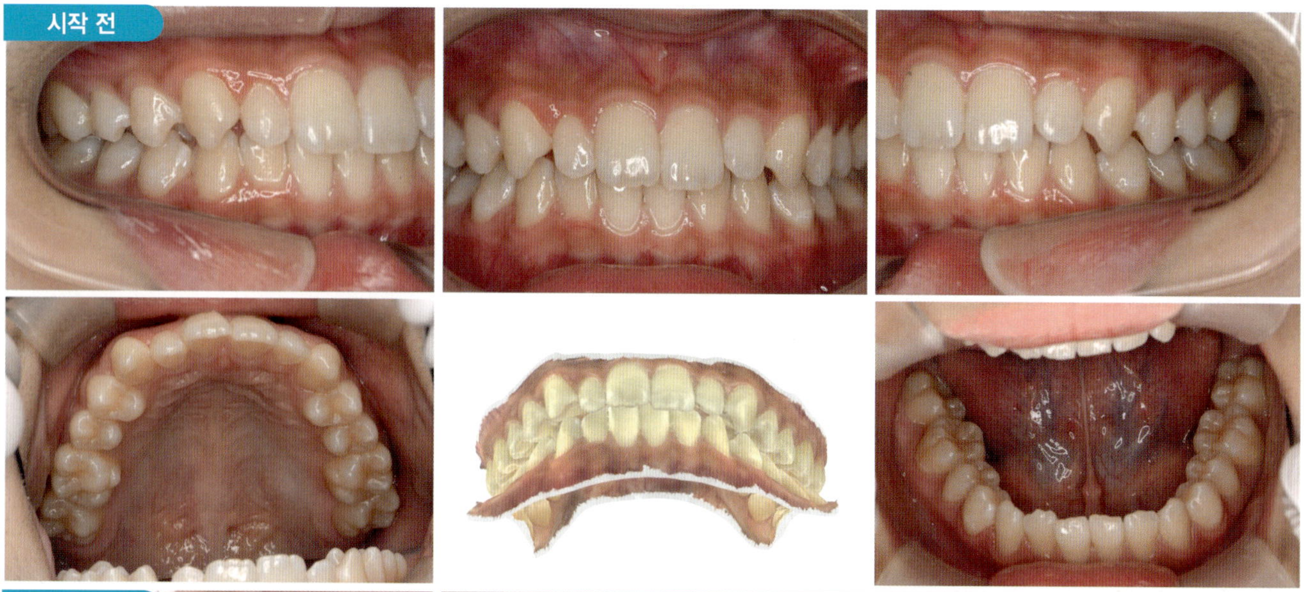
시작 전

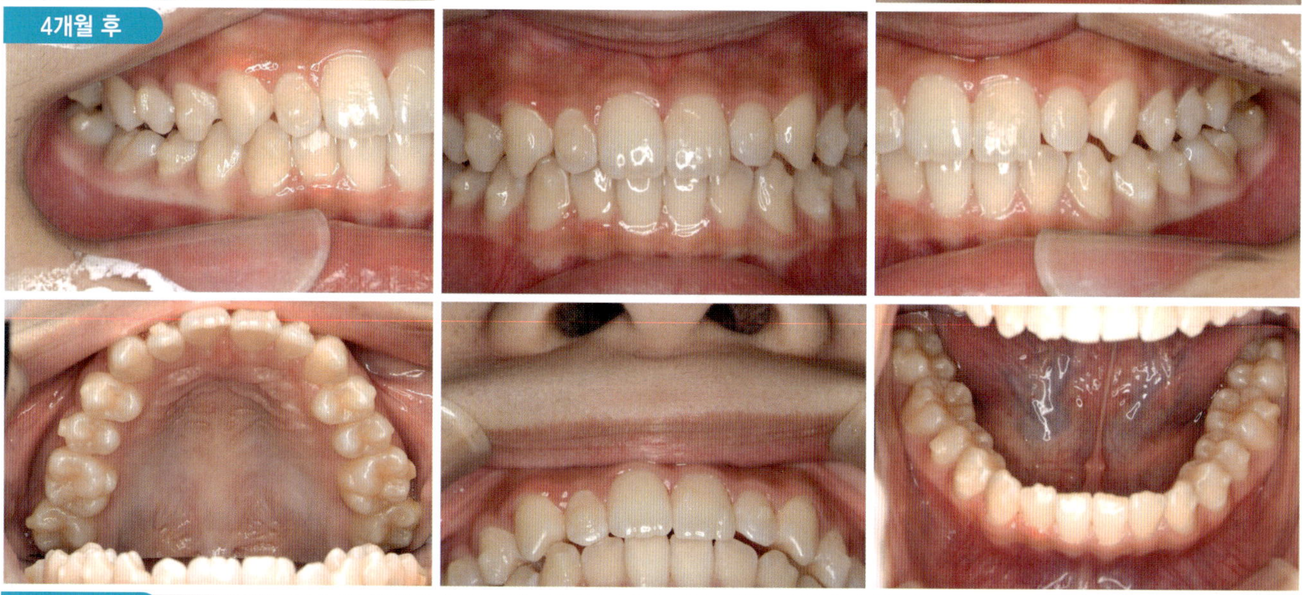
4개월 후

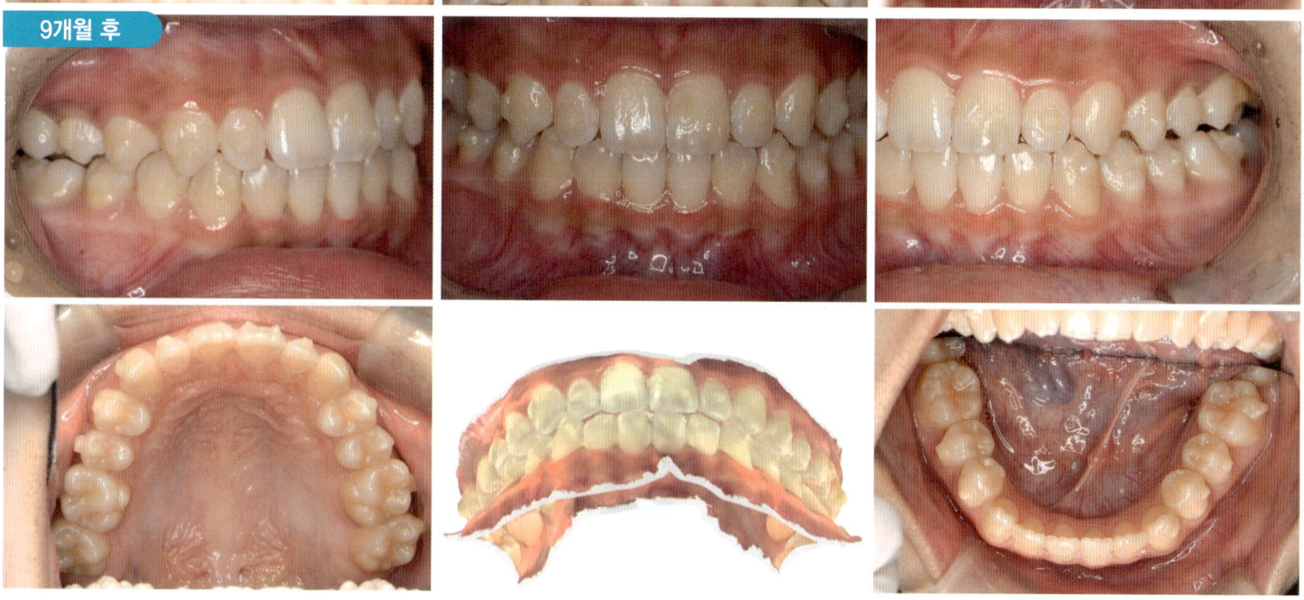
9개월 후

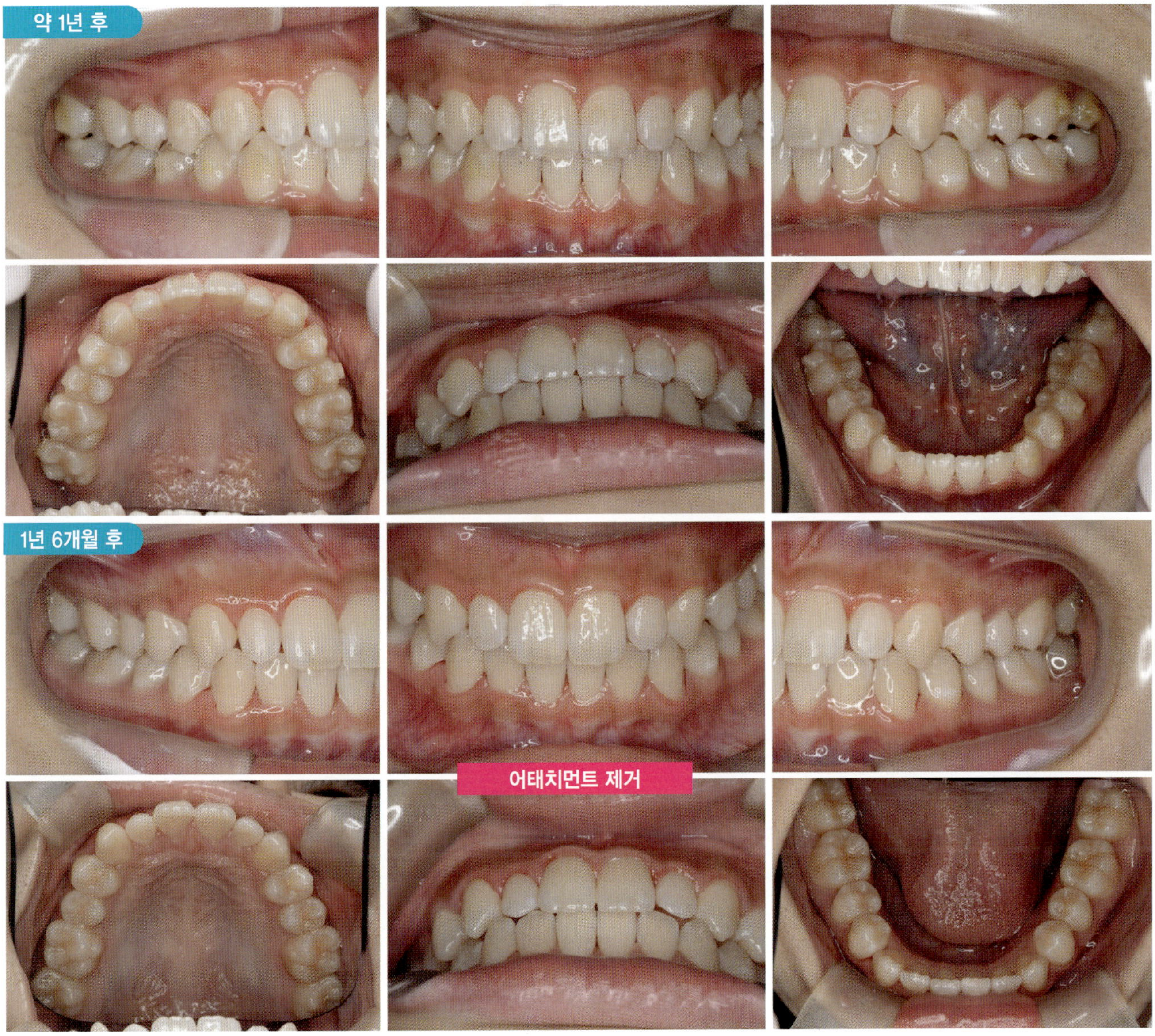

그림 13 편위를 수정한지 약 1년 후 양측 구치부가 교합하게 되었다.

치료 시작 시에는 개구량이 작았지만 점차 증가하게 되었다. 구강 내 사진 촬영이나 치과 통원 빈도가 증가한 것이 개구 연습이 되었을지도 모른다.

심미성 개선과 부정교합의 개선에 있어서도 큰 부정교합을 바로잡는 것보다 작은 문제를 더 좋게 하는 것이 어려운 경우도 있다. GP라면 심미성을 개선하는 것뿐만 아니라 악관절증 등 기능적인 개선을 요구받는 경우도 있다. 그때 스플린트와 동시에 치아 이동을 하는 느낌으로 사용하면 얼라이너 교정은 유용하다고 생각한다(그림 13).

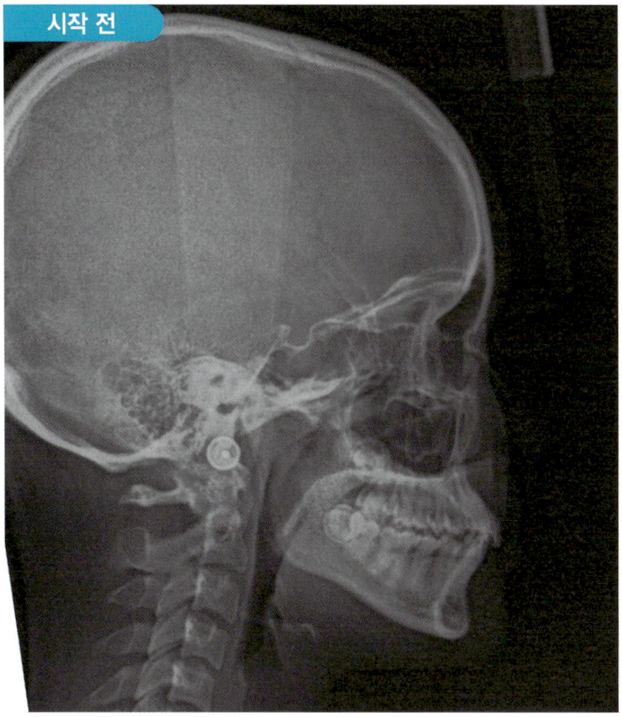

- 두부 방사선사진 측면의 치료 전, 후 비교.

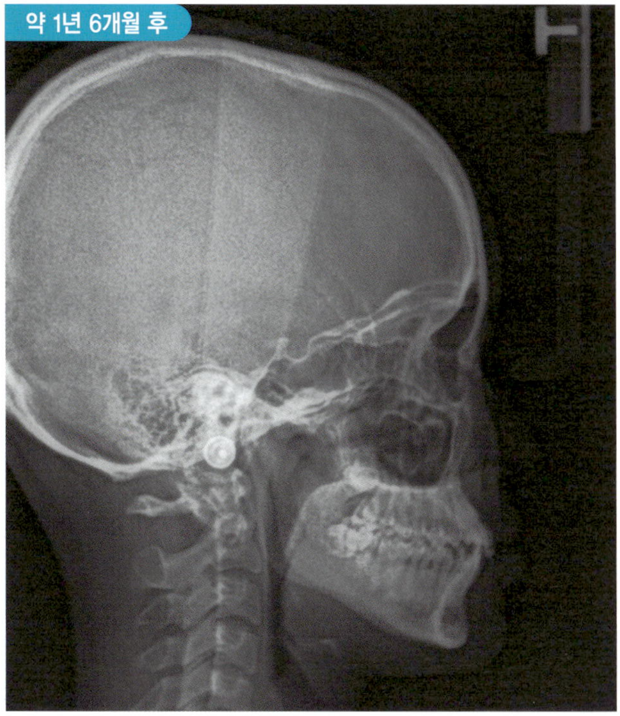

- 연령적으로도 하악의 성장 가능성이 있다.

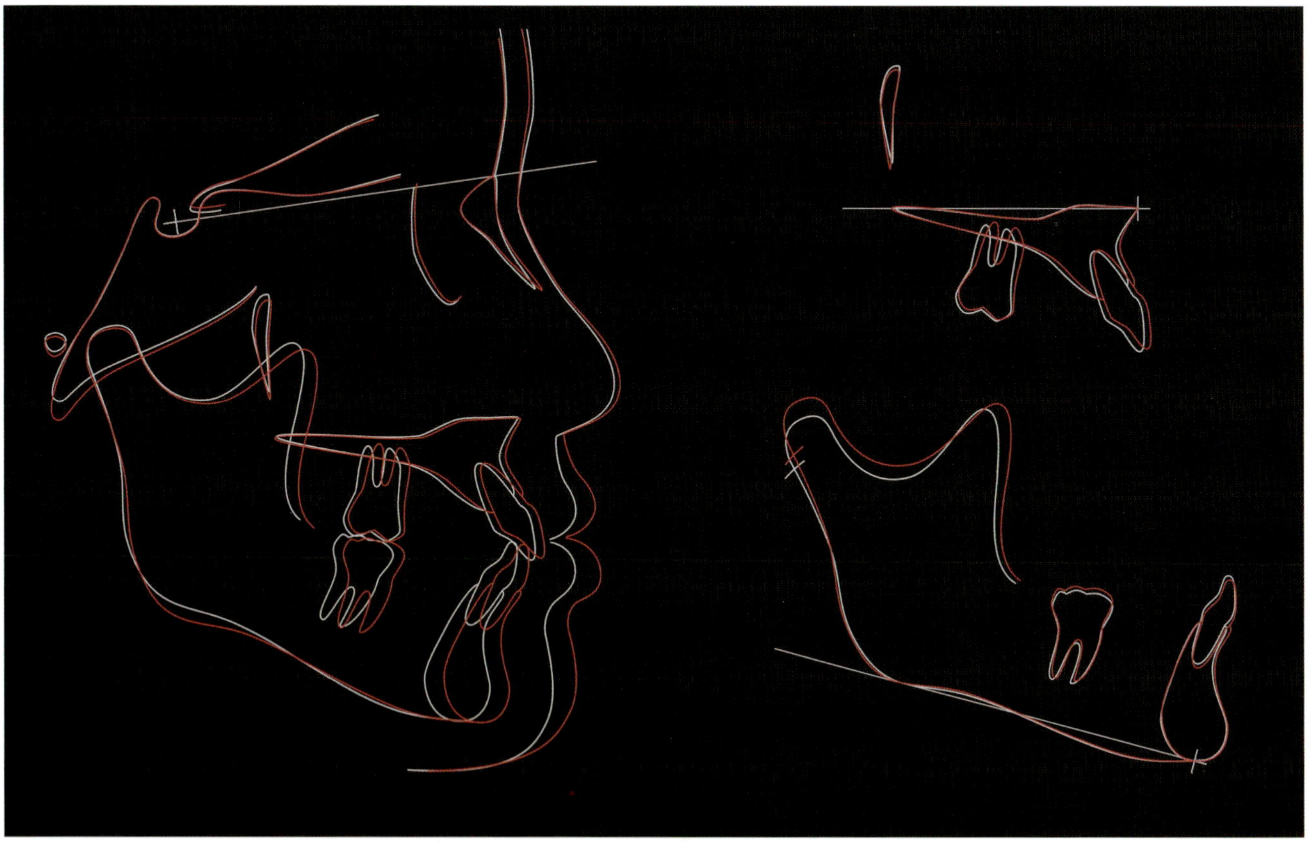

그림 14 변화량이 미미하여 눈에 띄지는 않지만, 하악의 성장도 함께 이루어져 전방으로 성장(advance)하고 있다.

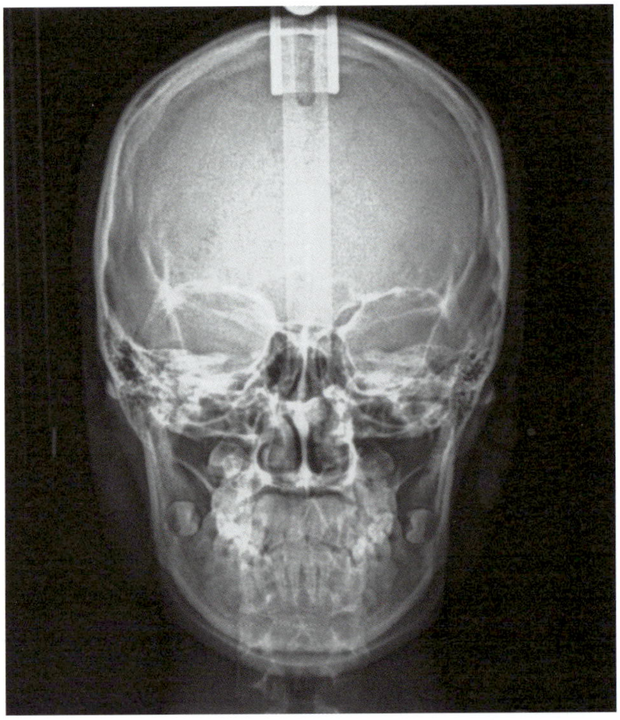

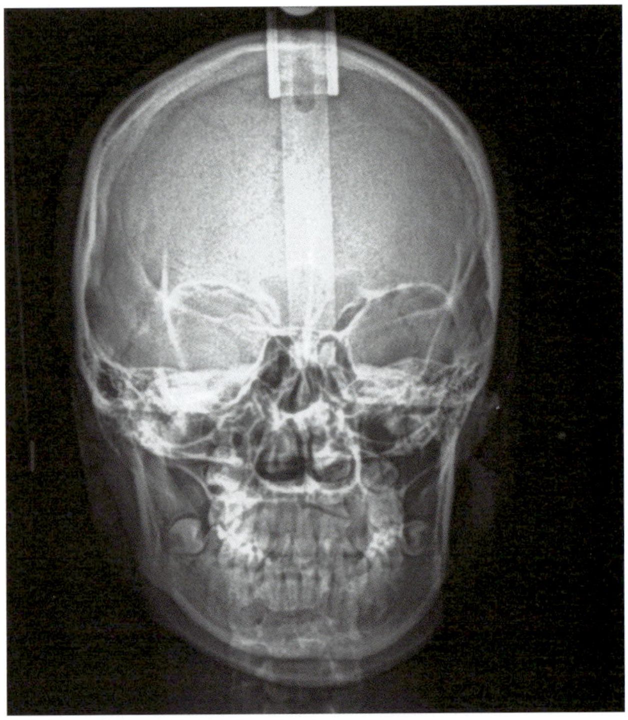

● 두부 방사선사진 정면에서는 하악의 정확한 위치를 알기 어렵지만 파노라마상에서는 정중선이 일치하는 것처럼 보였다.

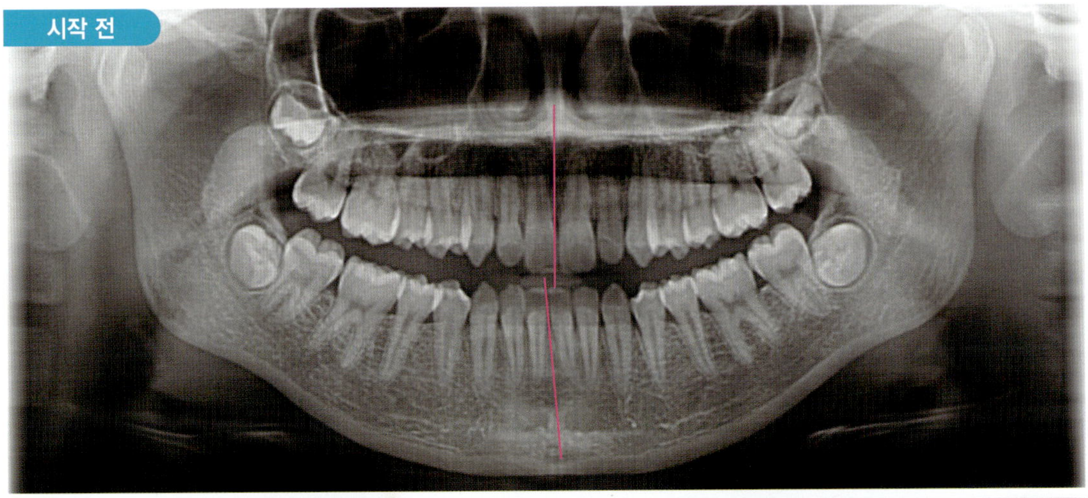

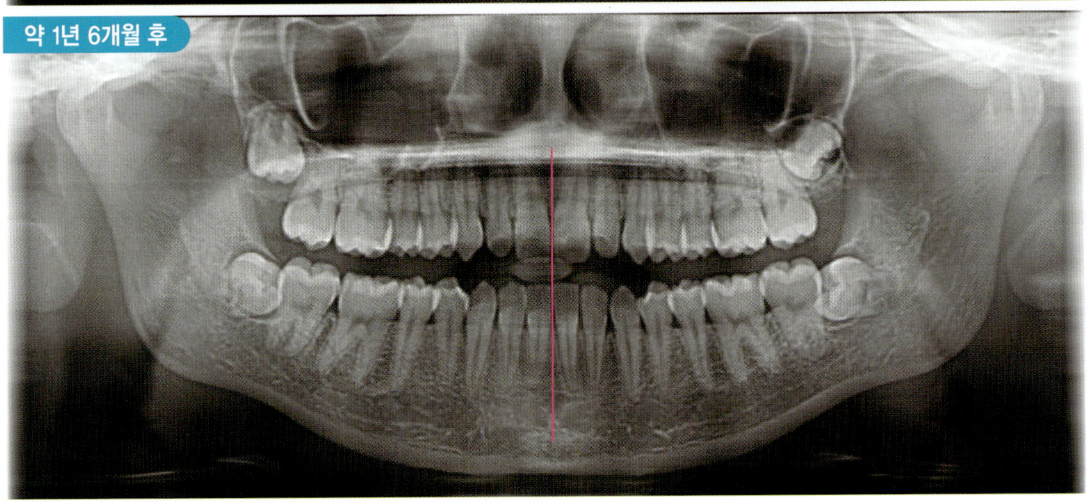

그림 15 치료 시작 전은 상·하 정중선이 불일치하고 있었지만, 치료 후에는 상·하 정중선이 일치한다.

치료 전·치료 후 안모 사진

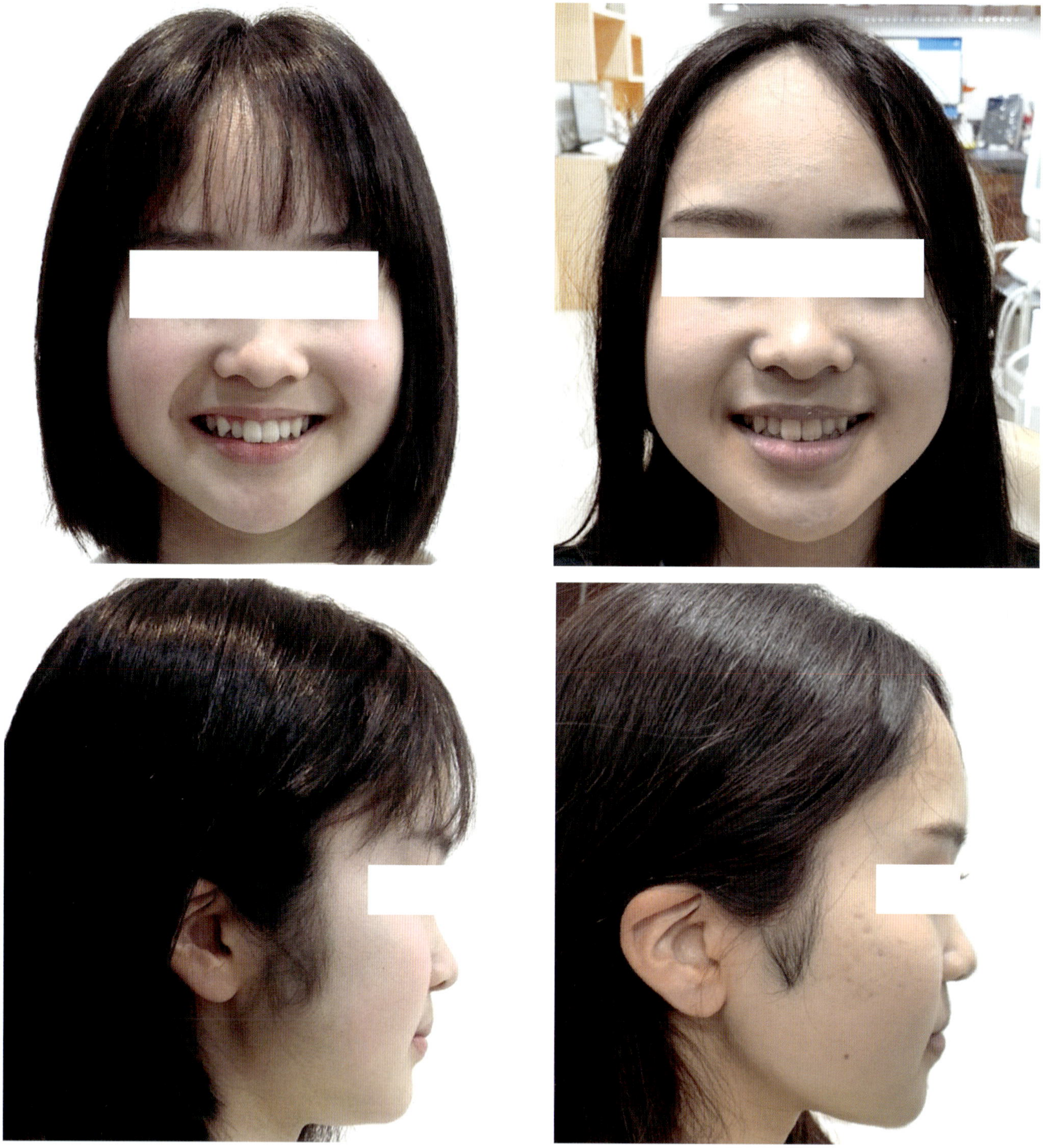

그림 16 치료 전, 후의 안모를 비교하면, 치료 전에는 하악이 후방으로 밀려 있었음을 짐작할 수 있다.

Case 11 치료의 포인트

이 증례는 일반 개원의(GP)가 턱관절 및 교합의 기능적 개선에 접근하기 위한 기본적인 사례로 제시된 것이다. 본 증례에서는 투명교정장치를 안정장치 스플린트처럼 활용하였다. 스플린트 치료 경험이 없는 선생님이라면, 가능하다면 이러한 증례를 시작하기 전에 스플린트를 이용해 턱관절장애(TMD) 치료를 경험해 본 후 진행하길 권한다.
스플린트 치료의 최종 목표는 증상이 완화된 턱 위치에서 교합을 확립하는 것이라 여겨지나, 스플린트를 통해 확인한 턱 위치를 실제 치아에 어떻게 반영할지에 대해 고민하게 되는 경우가 많다. 이번 증례는 환자의 연령이 10대였던 점도 작용하였겠지만, 적절하다고 판단되는 위치로 하악을 유도하고, 그 위치에서 턱관절 및 근골격계가 적응하도록 유도하는 것이었다. 본원에서는 턱관절장애의 중증도가 높은 경우 교정치료 전 스플린트 치료를 실시하며, 경도의 증례에서는 이처럼 투명교정장치를 활용해 볼 것을 추천한다.

이는 투명교정이 GP에게 가져다준 혜택 중 하나라고 느끼고 있다. 부정교합 치료에 대해 더 알고 싶은 선생님께는 거듭 말씀드리지만, 고이데 카오루 선생님이나 고마자와 타카시 선생님의 서적·논문 등을 참고하고, 나루히토 세이지 선생님의 세미나를 수강해 보길 바란다. 본 저서에서는 경도의 증례에 한정하여 다루고자 한다.

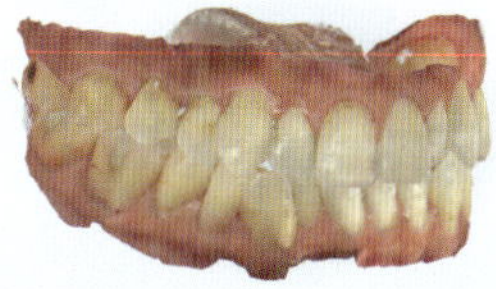

Case 12 덧니 — 하악 편위는 있지만 편위에 대한 치료 개입은 하지 않았던 증례

#덧니 #안면비대칭 #상·하악정중선편위 #하악편위 #교차교합

내원 목적

전치의 치열(오른쪽 위아래 덧니)이 마음에 들지 않는다.
43세 여성
안모의 비대칭은 신경 쓰이지 않아 그 개선은 희망하지 않는다.

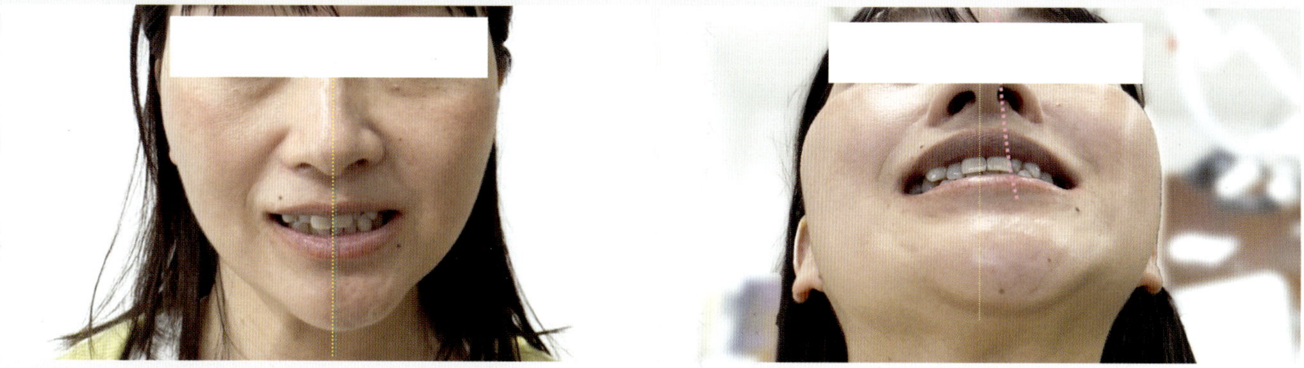

그림 1 턱끝의 중심은 뚜렷하게 왼쪽으로 편위되어 있다.

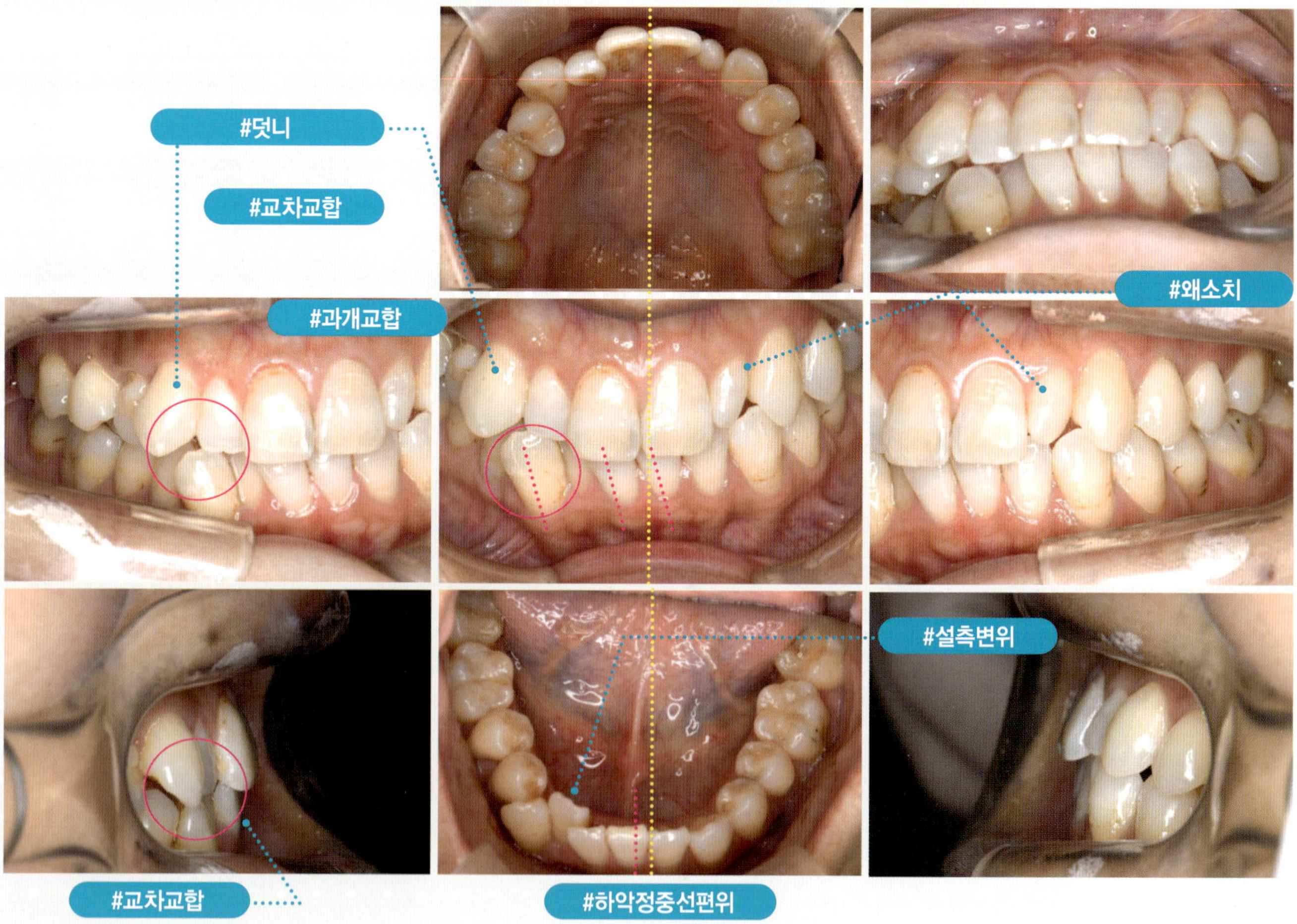

그림 2 우측 상·하 견치가 치열로부터 약간 벗어나 있으며, 하악 전치는 협측으로 경사되어 있다.

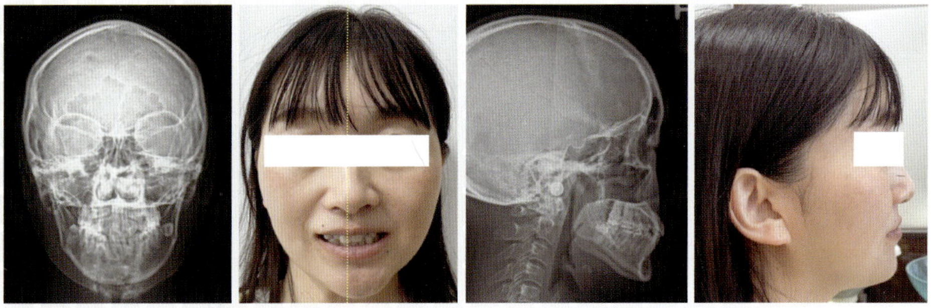

그림 3 정면 및 측면 사진에서 동공간선과 비주라인(columella line)이 수직을 이루지 않는다.

하악 편위는 치료하지 않고 환자가 희망하는 것만 부분적으로 개선한 증례다. 악관절 증상은 없었다. 하악골의 좌·우 비대칭성이 있지만 비외과적인 교정치료로 개선을 시도하는 교정치료는 오히려 위험성이 높다고 판단되었다. Case 10, 11과 같이 10대에 치료할 수 있었다면 안모 비대칭을 개선시킬 수 있었을지도 모른다.

본 증례에서는 하악 사랑니 발치의 위험을 피하고, 비교적 배열된 구치관계를 유지하는 것을 목표로 하였다(그림 1~3).

환자의 희망은 ① 상악 우측 견치의 치열 개선과 ② 상악 좌측 측절치의 형태 수정이었다. 얼라이너 교정치료에서는 기울어진 방향으로의 치아 이동은 가능한 한 피하고, 기울어진 치아를 바로 세우는 방향의 이동이 훨씬 용이하다. 다행히 환자의 안모 골격은 하악이 약간 큰 정도를 제외하면 정상 크기에 가까웠기 때문에, profile 진단은 지면 관계상 생략하였다(그림 4, 5).

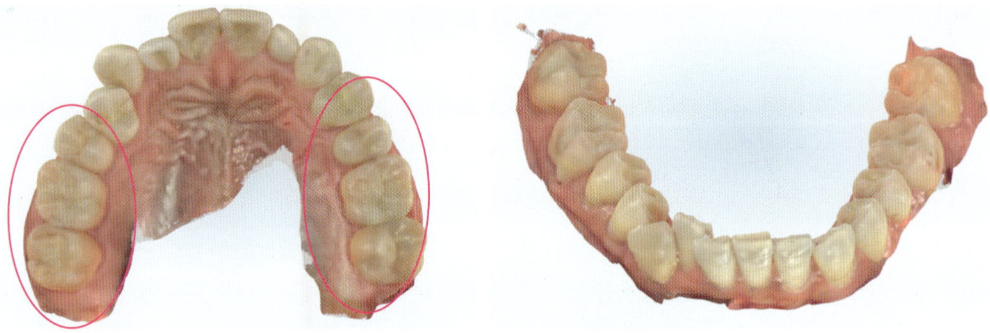

그림 4 구치관계는 UR4 이외는 양호하다.
상·하악 우측의 덧니, 왜소치, 하악 전치의 경사 개선이 환자의 주소(CC).

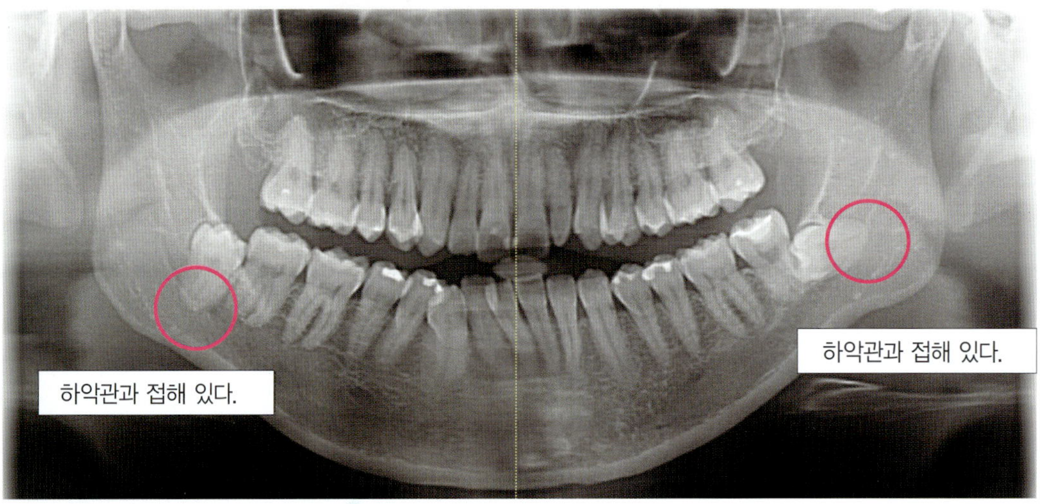

그림 5 초진 시 파노라마. 하악 우측 견치를 향해 하악 치아들이 쓰러져 있다. 하악골의 비대칭, 위험한 하악 매복 사랑니, 하악 전치의 오른쪽 경사.

치아 이동계획

이 증례에서 상악은 IPR, 하악은 전치 1개 발치로 공간을 만들었다.

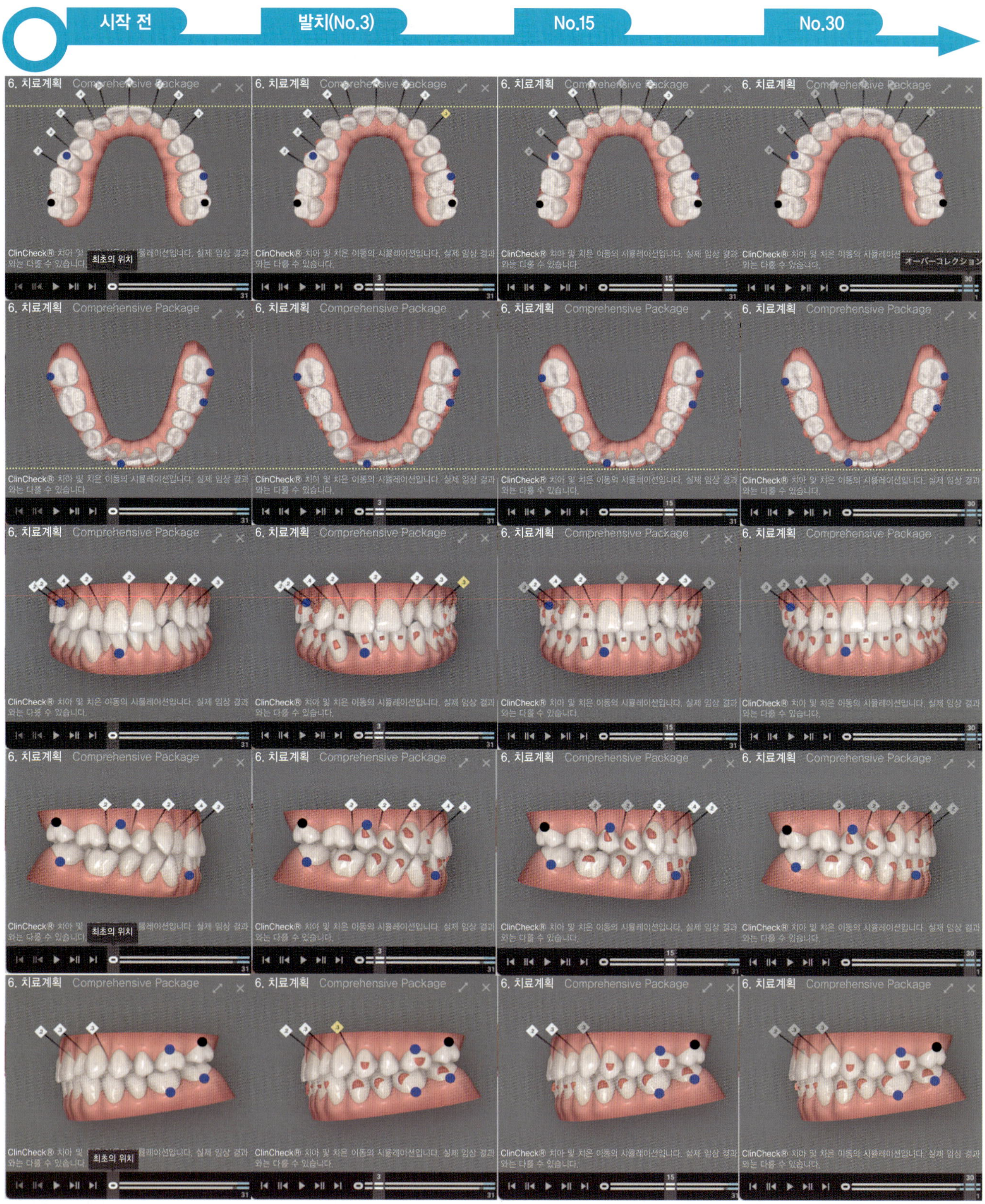

그림 6 하악 대구치가 원심이동하지 않는 것, 전치가 전방으로 이동하지 않도록 주의하여 이동계획을 세웠다.

동영상 23

교정 전·후 비교

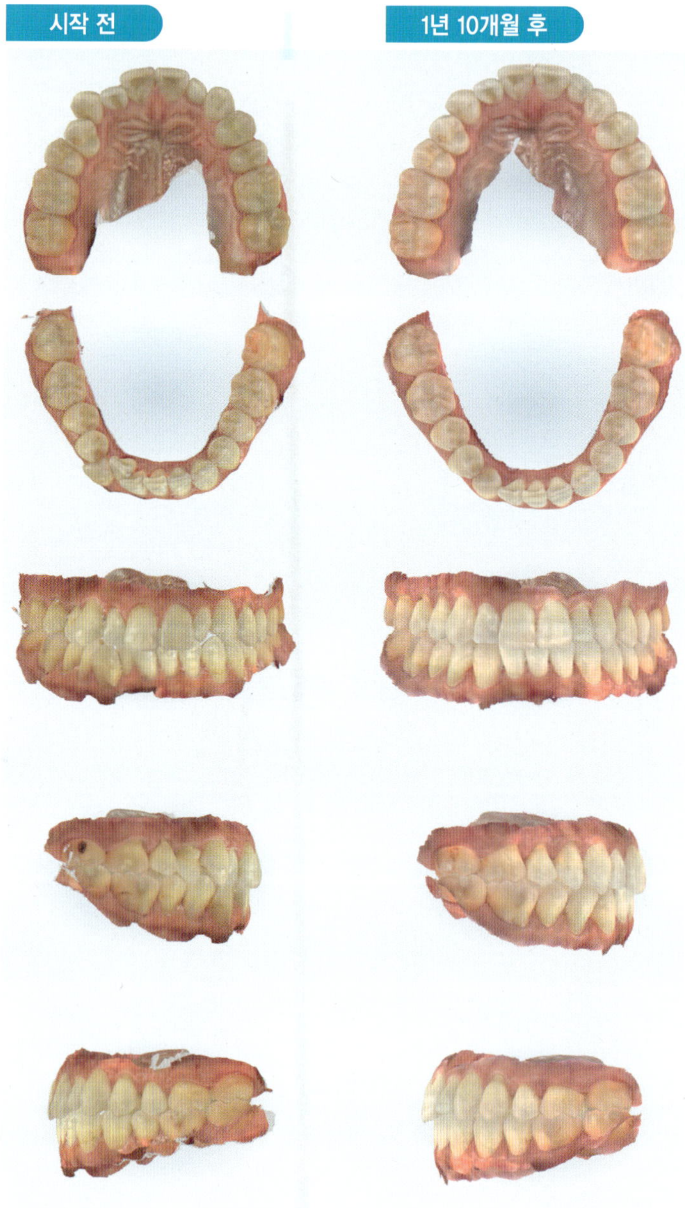

그림 7 전치는 치근을 이동할 수 있지만 하악 우측 소구치의 치근, 치축 개선은 별로 개선되지 않았다.

와이어 교정에서 말하는 「레벨링」을 하는 것과 같이 치아를 이동시키는 치료계획을 세우고 있다. 본원에서는 인비절라인 치료 중 하악 전치부의 치근을 정렬할 때, 수직 직사각형 어태치먼트를 사용하는 경우가 많다. 그러나 어태치먼트가 과도하게 걸려서 다른 치아 이동에 반작용으로 작용하지 않는지 항상 확인해야 한다.

또한, 하악 전치부의 하우징은 대개 폭이 좁고 골 두께도 얇기 때문에, 치은퇴축이나 치아동요 등의 부작용이 생기지 않도록 세심하게 체크하면서 치료를 진행해야 한다.

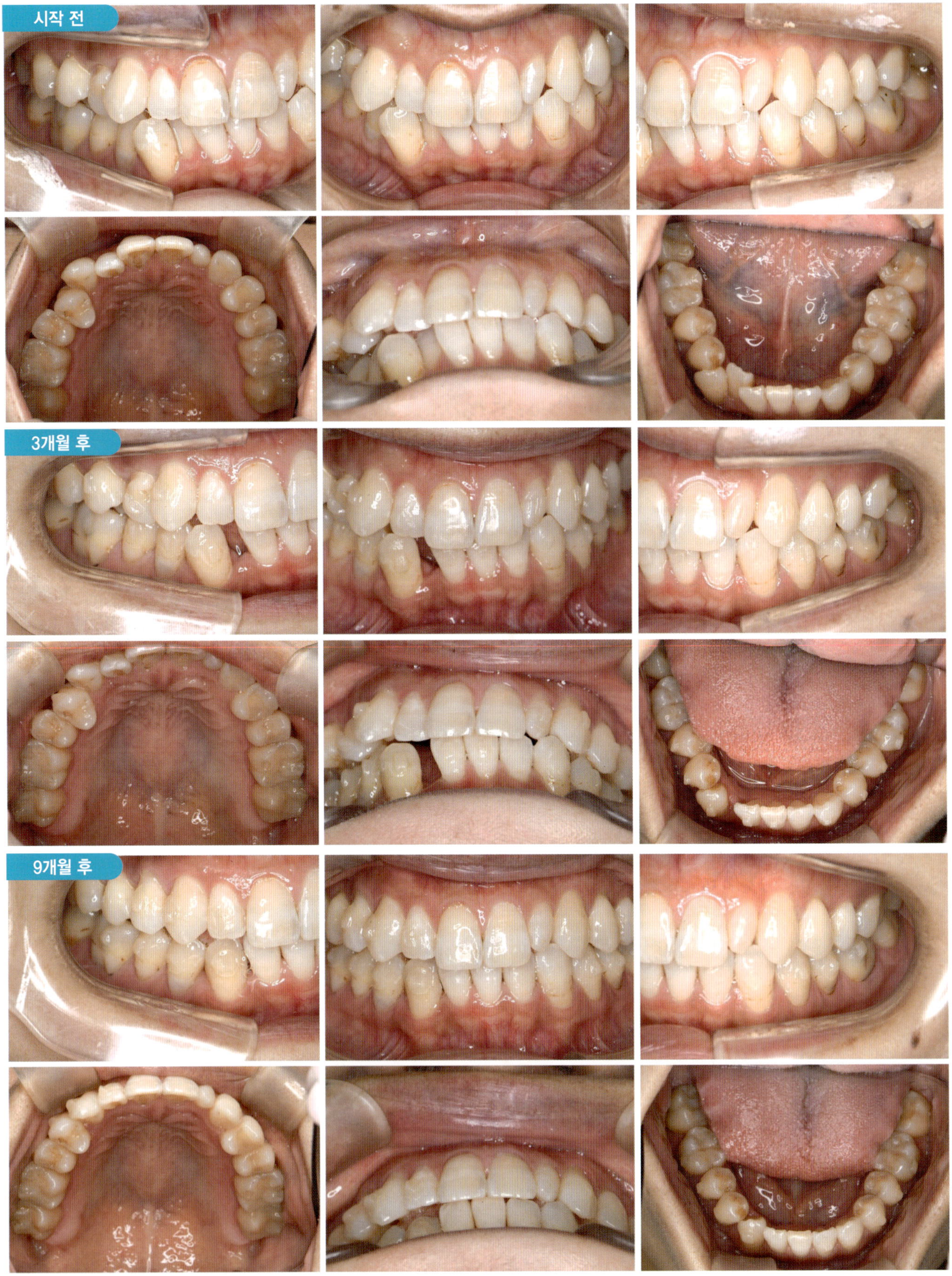

그림 8 치료경과. 발치한 LR2 부위로 하악 전치가 쓰러지지 않도록 주의했다.

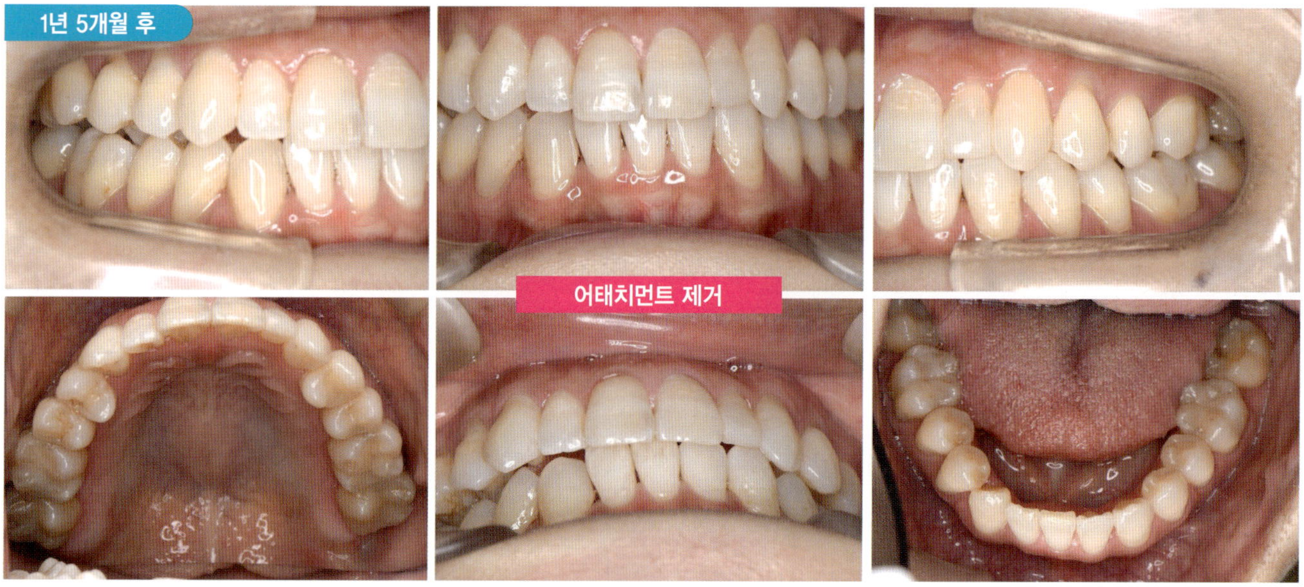

그림 9 UL2 왜소치는 레진수복으로 치료했다.

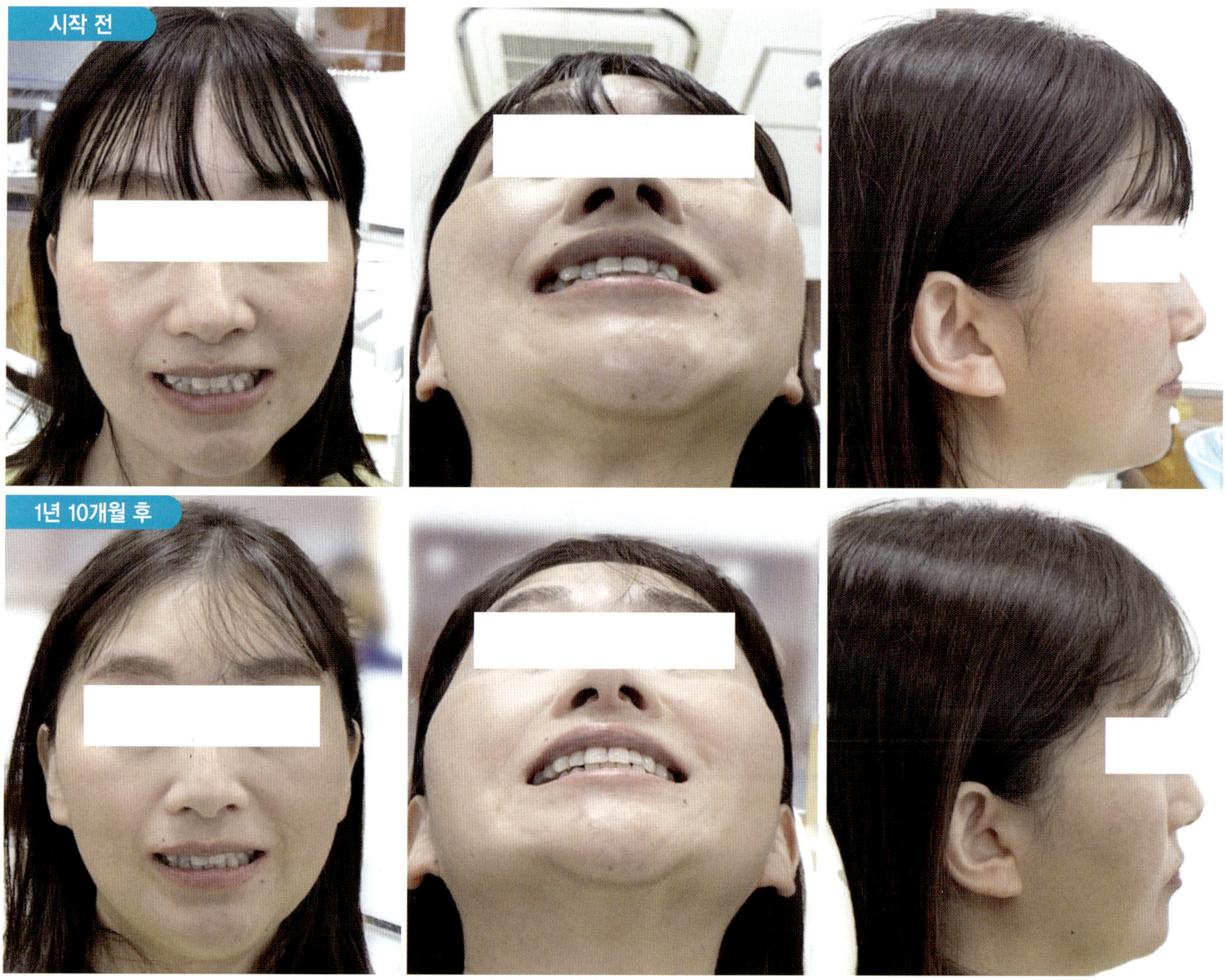

그림 10 안모 비대칭은 남았지만 「덧니를 개선하고 싶다」라는 주소(CC)는 개선되었고, UL2 왜소치의 형태 수정으로 왼쪽의 삐뚤어진 인상도 개선되었다.

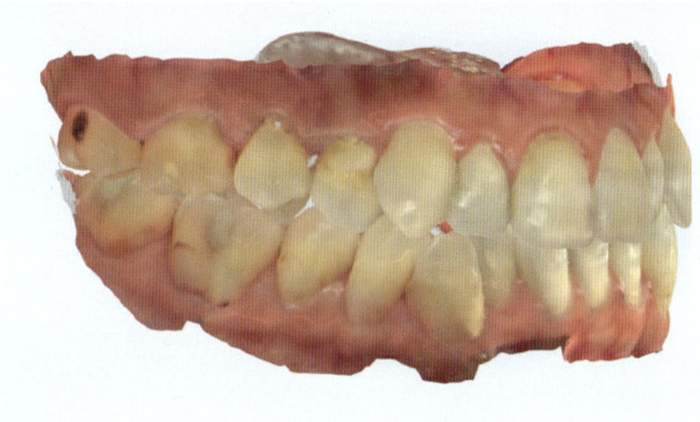

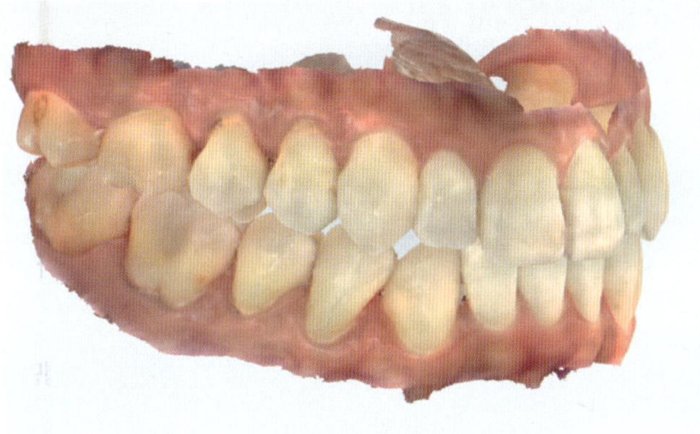

그림 11 하악 전치를 간단하고 쉽게 발치하는 것은 한 번 생각해볼 필요가 있지만, 본 증례에서는 대구치 관계에 변경은 없고, 초진 시부터 오른쪽에서는 견치 가이드할 수 없었기 때문에 3 전치가 되어도 문제없다고 생각한다.

상악 기저골이 약간 작고 하악골이 약간 커서, 왼쪽이 견치유도가 확립되어 있지는 않았으므로, LR2를 발치하여 그 공간으로 견치를 이동시키는 계획으로 하였다. 환자 고유의 안모의 곡선(facial curvature)에 맞추어 상악 중절치를 배열하고 UL2 왜소치는 콤포짓 레진으로 다이렉트 수복을 했다. 치열, 교합, 심미성의 조화 등을 정기 유지관리 시에 확인하면서, 필요하다면 추가 교정, 세라믹 수복 등을 할 예정으로 보정에 들어갔다. 현시점에서 교정치료 전·후에 악관절 증상 등도 없어 환자는 만족해했다. 하악 전치는 너무 바로 세우면 블랙 트라이앵글 문제도 생기므로 현 상태에서 종료하기로 하였다.

Case 12 정리

- 하악 전치 1개를 발치하여 총생, 교차교합, 덧니를 개선했다.
- 상악은 치은퇴축에 주의하면서 측방 확대했다.
- 전방으로 확대되지 않도록 주의했다.
- 전치 치근의 근원심적인 angulation의 개선은 비교적 쉬웠지만, 소구치는 계획대로 개선되지는 않았다.

2D 매칭

고액의 기기가 없어도 iPhone과 Keynote(Mac)가 있으면 2D 매칭은 비교적 쉽게 할 수 있다.

현재의 인비절라인은 추가 얼라이너 시에 이것이 불가능하므로, 아직 keynote를 자주 사용한다. Kubota 선생님의 「Mac Study Club」이나 Nakashima Hiroaki 선생님의 「Keynote Study Club」은 도움이 많이 되었다.

안모 좌·우 비대칭인 증례, 교합평면이 수평에서 벗어나 있는 경우 등은 2D 매칭이 특히 유용하다고 느껴진다.

1st ClinCheck 제작 시

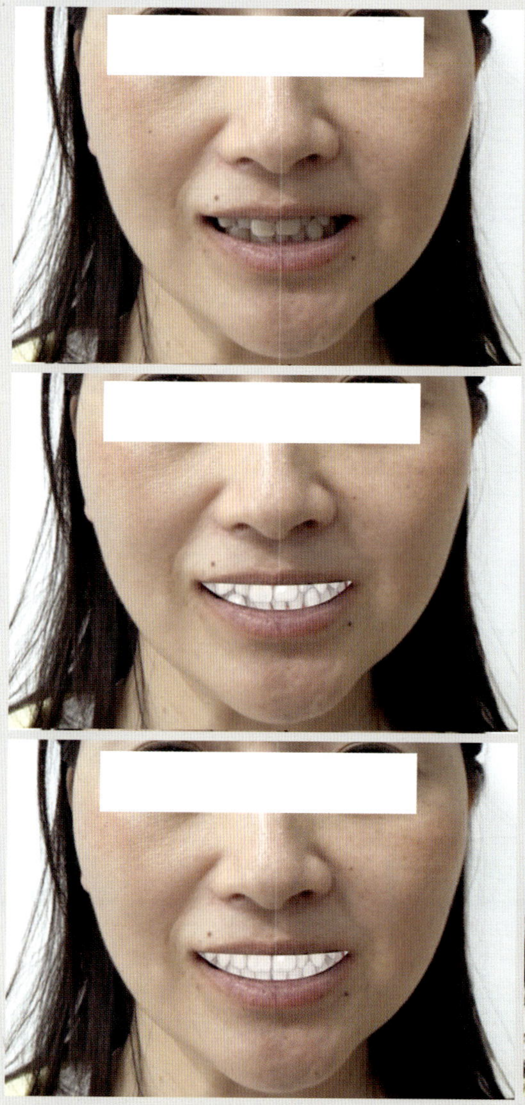

2nd ClinCheck 제작 시

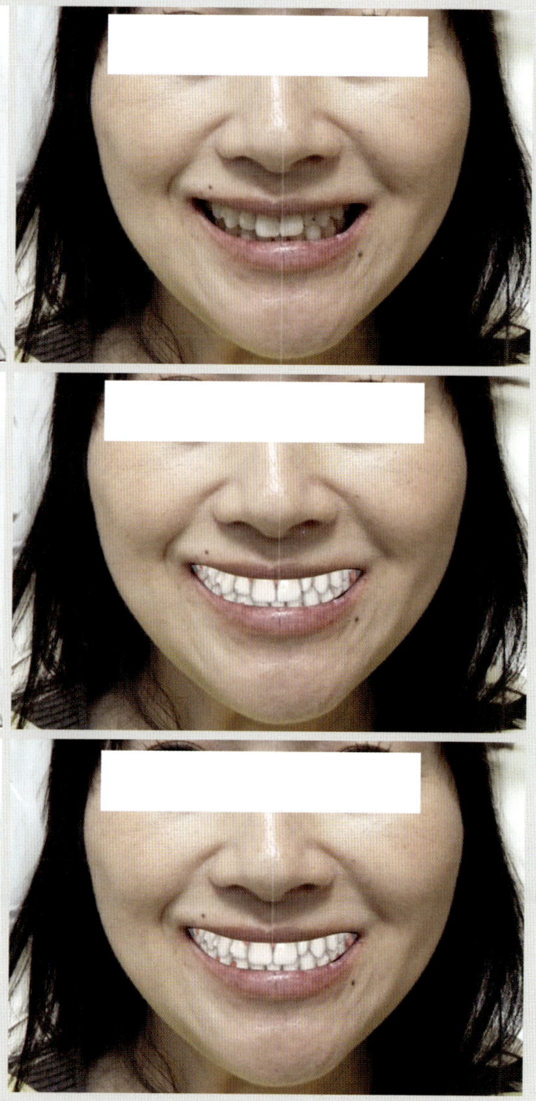